中国临床案例
ZHONGGUO LINCHUANG ANLI

临床实践与教学丛书

华西医院普通外科临床案例丛书

总主编　李　波

华西医院胃肠外科典型病例精解

主　　编　杨　烈　孟文建　杨　昆

上海科学技术文献出版社
Shanghai Scientific and Technological Literature Press

图书在版编目（CIP）数据

华西医院胃肠外科典型病例精解 / 杨烈，孟文建，杨昆主编．-- 上海：上海科学技术文献出版社，2025.
--（中国临床案例）. -- ISBN 978-7-5439-9186-6
Ⅰ. R656
中国国家版本馆 CIP 数据核字第 2024JQ6469 号

策划编辑：张 树
责任编辑：应丽春
封面设计：李 楠

华西医院胃肠外科典型病例精解
HUAXI YIYUAN WEICHANG WAIKE DIANXING BINGLI JINGJIE
主 编：杨 烈 孟文建 杨 昆
出版发行：上海科学技术文献出版社
地 址：上海市淮海中路 1329 号 4 楼
邮政编码：200031
经 销：全国新华书店
印 刷：河北朗祥印刷有限公司
开 本：787mm × 1092mm 1/16
印 张：13.5
字 数：240 000
版 次：2025 年 1 月第 1 版 2025 年 1 月第 1 次印刷
书 号：ISBN 978-7-5439-9186-6
定 价：168.00 元
http://www.sstlp.com

《华西医院胃肠外科典型病例精解》
编委会

主　编

杨　烈　四川大学华西医院

孟文建　四川大学华西医院

杨　昆　四川大学华西医院

副主编

王　永　四川大学华西医院

魏明天　四川大学华西医院

王默进　四川大学华西医院

编　委

（按姓氏笔画排序）

马　钦　四川大学华西医院

王　勇　四川大学华西医院

尹　源　四川大学华西医院

杨剑扬　四川大学华西厦门医院

汪晓东　四川大学华西医院

沈朝勇　四川大学华西医院

张贵祥　四川大学华西医院

陈　亿　四川大学华西医院

陈　鹏　四川大学华西医院
陈小龙　四川大学华西医院
周　勇　四川大学华西医院
席　刚　甘肃省酒泉市人民医院

编书秘书

张佩琳　四川大学华西医院

主编简介

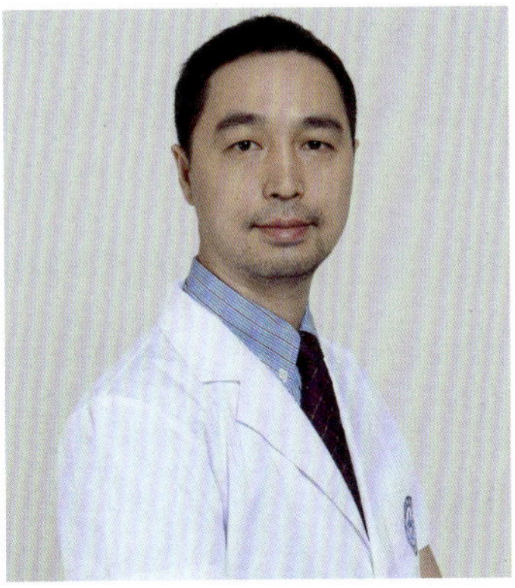

杨烈，医学博士，主任医师，教授，博士生导师。现任四川大学华西医院胃肠外科病房行政主任、肠道菌群微生态研究室主任。

兼任国家卫健委人才交流服务中心高级人才评价项目专家，中国民族卫生协会特邀培训专家，国家十三五规划教材《外科学》（第2版）编委，中国医促会结直肠病学分会第二届常务委员，中国医师协会腹腔镜外科医师委员会委员，四川省医促会胃肠外科专业委员会主任委员，四川省医师协会微创外科学组委员，四川省医师协会第四届外科医师分会副会长，四川省医学会外科专业委员会腹腔镜学组委员，四川省第一届胃肠肿瘤NOSES协作组副组长，四川省卫生健康标准化技术委员会委员。

International journal of Surgery、*Cancer letters*、*European Journal of Surgical Oncology*、*Oncotarget*、《四川医学》《中国普外基础与临床》杂志评审专家。

主要从事结直肠癌微创外科治疗及发病机制研究。创建的全腔镜结肠癌“华西U式吻合术”入选国家卫健委技术重点推广项目。先后在*Oncogene*、*Clinical Cancer Research*、*Disease of the Colon and Rectum*、*Cancer Letters*、*Internationnal Journal of Surgery*、*European Journal of Surgical Oncology*等杂志发表论著。获得国家专利4项，获得国家科技进步二等奖、四川省医学科技奖二等奖。作为负责人承担国家自然科学基金、中国博士后科学基金、四川省应用基础重点项目、吴阶平医学基金会爱惜康卓越外科基金等科研项目。

| 主编简介 |

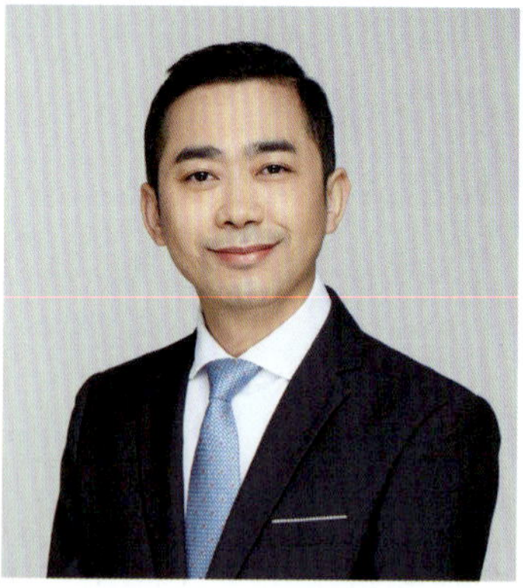

孟文建，医学博士，主任医师，硕士研究生导师。现任四川大学华西医院结直肠肿瘤中心支部书记兼副主任。四川省峨眉山市人民医院普外科学科主任，重庆市黔江中心医院普外科学科主任。2018年度达人秀腹腔镜结直肠手术视频全国总决赛冠军。

四川省学术和技术带头人后备人选，四川省卫生健康委学术带头人后备人选。兼任国家肿瘤质控中心结直肠癌质控专家委员会委员，“一带一路”医学人才培养联盟内镜（普外科）专业委员会委员，中国医师协会结直肠肿瘤专业委员会腹腔镜专业委员会委员，中国性学会结直肠肛门功能外科分会委员，四川省抗癌协会大肠癌专业委员会常务委员，四川省抗癌协会腹膜肿瘤专业委员会常务委员，成都市抗癌协会大肠癌专业委员会副主任委员。

*Precision Clinical Medicine*青年编委，《中华炎性肠病杂志》编委，《中国普外基础与临床杂志》编委。

主编简介

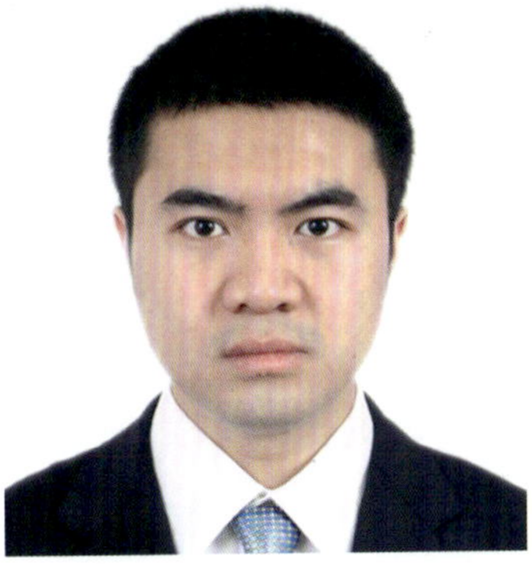

杨昆，医学博士，主任医师，教授，博士生导师。现任四川大学华西医院胃癌中心主任，兼任四川大学华西医院金堂医院胃肠外科学科主任。

主要从事胃癌的基础与临床研究。有十余年的胃肠外科临床工作经验，曾赴韩国、日本等地学习胃癌的外科治疗，擅长胃肠道肿瘤，尤其胃癌、贲门癌等的诊治及微创治疗。

现为第十三批四川省学术技术带头人后备人选、第十三批四川省卫生健康委学术技术带头人后备人选。兼任国家医学考试中心模拟虚拟技术考核专家工作组委员，俄罗斯联邦巴什科尔托斯坦共和国外科医师协会荣誉委员，中国医师协会内镜医师分会腹腔镜青年医师委员会副主任委员，中国医师协会外科医师分会微创外科医师委员会青年委员，中国抗癌协会胃部肿瘤整合康复专业委员会常务委员，中国抗癌协会手术安全与质量控制专业委员会委员，中国抗癌协会胃癌专业委员会委员，中国抗癌协会胃癌专业委员会微创学组委员，中国抗癌协会胃癌专业委员会ERAS学组委员，中国抗癌协会胃肠间质瘤专业委员会MDT学组委员，中国医药教育协会加速康复外科委员会委员，中华外科青年医师学术研究社胃肠外科研究组委员，中国西部地区胃癌外科治疗协作组委员，四川省青年科技创新研究团队骨干，四川省肿瘤学会胃癌专业委员会主任委员，四川省抗癌协会腹膜肿瘤专业委员会副主任委员，四川省国际医学交流促进会消化道肿瘤专业委员会副主任委员，四川省医师协会外科医师分会委员，四川省普外科质量控制专家委员会委员，四川省国际医学交流促进会肥胖与糖尿病外科专业委员会委员，四川省医学会器官移植专业委员会委员，四川省肿瘤学会人工智能与大数据专业委员会常务委员，四川省康复医学会加速康复外科分会委员，成都市抗癌协会胃癌专业委员会常务委员，中华消化外科金菁英荟委员。国家老年疾病临床医学研究中心专家库成员，吴阶平医学基金会爱惜康卓越外科基金评审专家。

*Plos One*编委、*Gastroenterology Research and Practice*首席客座编辑、*Archives of*

*Digestive Disorders*及*Journal of Obesity and Nutritional Disorders*编委、*Precision Clinical Medicine*青年编委、《中国组织工程研究》青年编委、《中国普通外科杂志》青年编委、《中国普外基础与临床杂志》编委、多个SCI杂志审稿人。

近年来围绕胃癌发病机制、食管胃结合部腺癌发病特点、胃周淋巴结转移及清扫，以及胃癌微创化和规范化手术治疗等多层次、多角度进行“基础–临床”研究。

以通讯/第一作者在*Cell Research*、*Signal Transduction and Targeted Therapy*、*Gastroenterology*、*Science Advance*等知名杂志发表论文60多篇，其中SCI论文40余篇，最高影响因子43.6。副主编专著1本，参编专著4本（含Springer出版社胃癌专著1本）。

目前负责国家自然科学基金面上项目1项、国家自然科学基金青年基金1项、四川省科技厅重点项目2项、四川省卫生厅课题1项、四川大学优秀学者基金1项、四川大学青年科技学术带头人培育项目1项以及Intuitive Surgical Grant 1项、四川大学教育基金1项、四川大学研究生教育教学改革研究项目1项、四川大学华西医院党建课题1项、横向课题多项，第一主研参与国家自然科学基金课题3项，另参与了包括国家863计划、国家自然科学基金、十一·五国家科技支撑计划子课题、教育部新世纪优秀人才支撑计划等多项课题；积极参与开展前瞻性临床对照研究多项；参与了Cochrane Library课题6项，获专利4项。获四川省科学技术进步三等奖、第十届“挑战杯”四川省大学生课外学术科技作品竞赛四川省一等奖、中国中青年医师胃癌手术视频大赛阳光长城奖、四川大学教学成果二等奖等。

| 前 言 |

随着临床医学的不断发展，胃肠外科也发生了日新月异的变化。近年在寻求循证医学证据、追求手术微创、胃肠道肿瘤新辅助治疗、深化多学科协作等方面出现了一系列新理念，让胃肠外科的诊疗方案更科学、精准、规范，推进了精准化及个体化治疗发展，提升了疾病治疗的疗效，改善了患者的生活质量。

作为“华西医院普通外科临床案例丛书”之一，本书收集了来自华西医院的21例具有代表性的胃肠外科真实病例。每个病例分别包含了病历摘要、病例分析、疾病介绍及病例点评四大部分。参与本书编写的专家对每一个病例做了详尽的解析，梳理诊疗思路，理清治疗脉络，启发临床思维，呈现给大家凝练的知识。同时，也邀请了相关专家对这些病例的诊治过程做出了精彩点评，指出该病例的诊治亮点和教训。希望本书能够给从事胃肠外科专业的医生提供一些治疗经验，对他们今后的临床实践有所裨益。

参与本书编写的专家在胃肠外科诊治领域长期从事临床实践工作，有丰富的一线诊疗经验。他们精益求精、刻苦钻研的精神值得我们每一位临床工作者学习！

特别感谢各位老师、同道对学术方向和内容做出的精准的把握和提升！衷心感谢参与编写的各位专家！同时，由于每一位病例提供者均承担着繁重的临床工作，时间有限，如本书有不足之处，敬请各位同道和广大读者不吝赐教。

编 者

2024年10月

目 录

病例1 胃癌专病中心的个体化综合治疗

一、病历摘要

（一）基本信息

患者男性，73岁。

主诉： 反复上腹痛伴头晕、乏力1个月。

现病史： 患者1个月前进食辛辣食物后出现上腹隐痛不适，持续1小时后症状稍缓解，伴头晕以及活动后乏力，不伴反酸、烧心、恶心、呕吐、腹泻、黑便、胸痛、胸闷、视物模糊、头痛等症状，无发热、黄疸、皮肤瘙痒、双下肢水肿等症状。患者于当地医院行胃镜检查，结果提示“贲门口溃疡，胃镜活检查见腺癌”。患者遂于我院门诊就诊，行胃镜检查，结果提示“贲门口–胃体溃疡型新生物”。病理查见腺癌，免疫组化结果：MLH1（–）、MSH2（+）、MSH6（+）、PMS2（–）、HER2（0）。患者为进一步治疗入我院。

自患病以来，患者睡眠精神可，食欲稍差，大小便正常，近期体重未见明显改变。

既往史： 一般情况良好，否认肝炎、结核或其他传染病史，既往“美尼尔综合征”40余年，近20余年未再发病；否认高血压、糖尿病病史，无过敏史，无外伤史，无手术史，无输血史，无其他特殊病史。

婚育史： 适龄结婚，配偶体健，无离异、再婚、丧偶史。育有1子，体健。

个人史： 长期居住于四川，已退休，未到过牧区及疫区，无冶游史，无吸毒史，无吸烟史，无饮酒史。

家族史： 父母已故，死因不详，二哥因“胃癌”已故，外婆因“胃癌”已故，无其他家族史及遗传病史。

（二）体格检查

生命体征正常，贫血貌，全身浅表淋巴结未扪及，腹部外形正常，腹部平坦，未见胃肠型及蠕动波，全腹软，无压痛及反跳痛，腹部未触及包块，肝脾肋下未触及，腹部叩诊无明显异常，肠鸣音3～4次/分。直肠指检未扪及确切异常，退出指套未见带血。

（三）辅助检查

实验室检查：

血常规：血红蛋白83g/L，白细胞8.58×10^9/L，血小板294×10^9/L，中性粒细胞百分比68.6%。

肝肾功能：丙氨酸氨基转氨酶9U/L，门冬氨酸氨基转移酶17U/L，总胆红素9.5mmol/L，直接胆红素3.3mmol/L，间接胆红素6.2mmol/L，肌酐79μmol/L，白蛋白36.5g/L。

电解质：Na^+ 141mmol/L，K^+ 3.78mmol/L，Cl^- 105.2mmol/L。

凝血功能：正常。

输血前全套：无异常。

肿瘤标志物：癌胚抗原3.07ng/ml，糖类抗原15-3 13.20U/ml，糖类抗原19-9＜2U/ml，糖类抗原125 10.10U/ml，糖类抗原72-4 21.40U/ml，甲胎蛋白3.86ng/ml。

无痛电子食管镜、胃镜、十二指肠镜检查（病例1图1）：食管黏膜光滑湿润，血管纹理清晰。贲门闭合良好。贲门口延伸至胃底、胃体小弯、前壁、后壁至胃体下段可见巨大溃疡型新生物，底覆浊苔，周围黏膜呈结节样、堤坎样隆起，占据胃腔1/2～3/4，胃体、胃底僵硬，胃底可见大量陈旧性血液潴留，严重影响观察，活检质脆，易出血。余胃窦：蠕动正常，黏膜红白相间，红疹样变。幽门：圆形，开闭自如，黏膜光滑，色泽淡红。十二指肠球部：黏膜光滑，未见溃疡。十二指肠降部：黏膜光滑，未见溃疡及新生物。诊断：贲门口-胃体溃疡型新生物，性质待查。

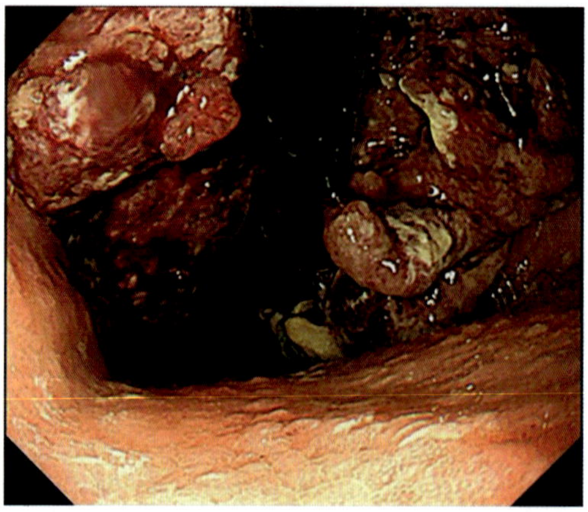

病例1图1　患者接受治疗前的胃镜检查结果

注：可见贲门口延伸至胃底、胃体小弯、前壁、后壁至胃体下段一巨大溃疡型新生物。

病理检查：胃体查见腺癌，免疫组化结果：MLH1（-）、MSH2（+）、MSH6（+）、PMS2（-）、HER2（0）。

全腹部增强CT扫描（病例1图2）：胃贲门部、胃底及胃体大小弯侧胃壁不规则增厚并软组织肿块，多系胃癌，突破浆膜面、侵及胰腺，伴食管下段周围、肝胃韧带及门腔间隙淋巴结转移，请结合临床；双侧肾上腺增粗，增生可能大，转移待排，请随访；肝脏多发囊肿，部分较小结节性质待定，请随访；门脉高压，脾脏增大；双肾囊肿，左肾下极为高密度囊肿；左侧髂总动脉瘤；盆腔少量积液。

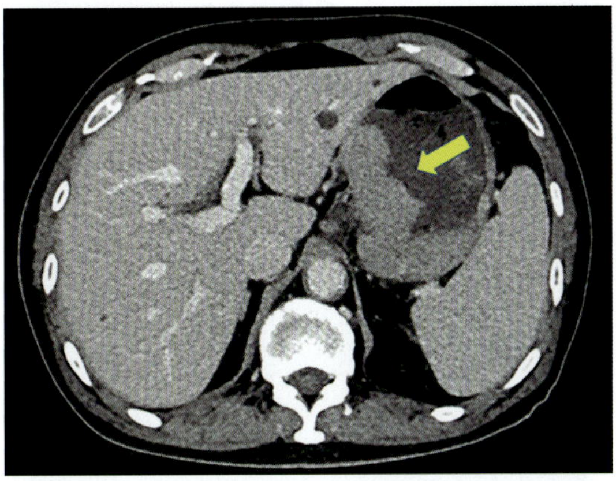

病例1图2　患者治疗前的全腹部增强CT扫描图片

注：黄色箭头所指为胃癌病灶。

胸部薄层增强CT扫描（病例1图3）：双肺散在多发小结节，多系为炎性结节，部分其他不除外，请结合临床并请随访复查；气管前腔静脉后、后纵隔淋巴结增多、增大，后纵隔淋巴结增大融合成块；双肺散在慢性炎性灶伴间质性改变，以双肺下叶为著。双肺多发肺大疱；心包增厚或少量积液；主动脉壁少量钙化；双侧胸腔少量积液；双侧胸膜局部稍增厚；扫及甲状腺双侧叶低密度影，请结合超声相关检查。

数字化X线胃十二指肠碘剂造影（病例1图4）：贲门、胃底及胃体胃壁明显不规则增厚，见不规则充盈缺损，局部呈肿块样。食管、十二指肠走行、蠕动及管腔未见异常，黏膜皱襞完整。贲门、胃底及胃体上述改变，多系恶性肿瘤病变，请结合临床及内镜检查。

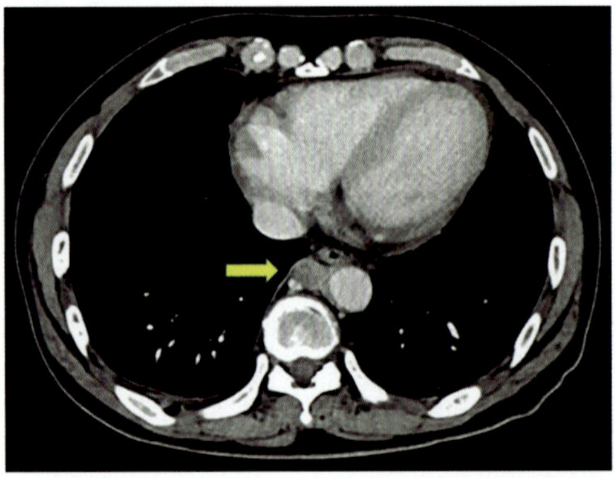

病例1图3　患者治疗前的CT胸部薄层增强扫描图片

注：黄色箭头所指为下纵隔肿大淋巴结。

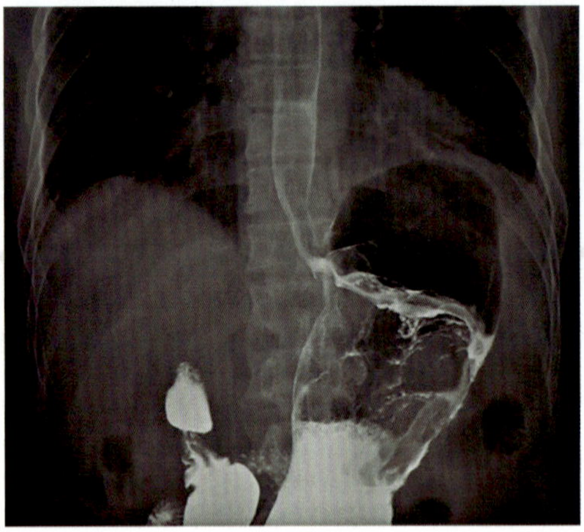

病例1图4　患者治疗前的数字化X线胃十二指肠碘剂造影结果

胃双重造影彩超（胃、十二指肠、腹腔、腹膜后）：贲门及胃底体部癌（$uT_4N_{1\sim3}$？），累及胰腺可能。肝脏囊肿，肝脏钙化灶，胆囊壁固醇沉积，脾脏长大，左肾囊肿。

常规超声心动图：左房稍大，主动脉稍增宽，主动脉瓣反流（轻度），心脏射血分数77%，左室收缩功能测值正常。

全套肺功能：肺功能轻度受损，第一秒用力呼气容积/用力肺活量71.31%。

十二导联心电图：窦性心律，心率77次/分。

（四）诊断

1．胃体腺癌（$cT_{4b}N_{1\sim3}M_0$）。

2．左侧髂总动脉瘤。

3．门脉高压。

4. 双肺小结节：炎性？其他？

5. 双肺慢性炎症。

6. 双侧胸腔少量积液。

7. 盆腔积液。

8. 双肾囊肿。

9. 双侧肾上腺增粗：增生？

10. 肝脏多发囊肿。

11. 脾脏增大。

12. 主动脉瓣反流（轻度）。

13. 肺大疱。

14. 中度贫血。

15. 美尼尔综合征。

（五）诊疗经过

患者入院后经胃癌MDT讨论，考虑到患者为局部进展期胃癌伴下纵隔淋巴结明显转移，直接手术根治性切除可能性低，且患者为dMMR状态，有进行免疫治疗获益的可能，向患方充分沟通后，进行了以下治疗。

1. 于外科组进行腹腔镜探查　全麻下行腹腔镜探查，术中分期为sT4a N+ M0 H0 P0 CYx，术中见：腹腔内无明显腹水，腹腔无粘连，探查发现双侧前腹壁散在白色纤维化结节，术中取腹壁结节送冰冻病检，结果回示腹壁结节病理诊断：送检为少许纤维组织伴慢性炎细胞浸润，最终诊断待石蜡切片。肝脏未探及明显转移灶。变换体位，探查膈顶、盆底、胆囊、脾脏、小肠、大肠、系膜无异常，探查发现小网膜挛缩明显，肿瘤位于贲门、胃底、胃体，非多发癌，胃体下段活动度尚可，胃体上段及贲门活动度差。肿瘤侵透浆膜，胃体前壁浆膜受累面积6cm × 2cm。术中未打开小网膜、胃结肠韧带及食管膈肌裂空，未确切探及胰腺、胃后壁及下纵隔淋巴结情况。探查发现No.3a、3b、7、1、2组淋巴结肿大，无融合淋巴结。手术顺利，术后患者安返病房。术后恢复顺利。

腹腔灌洗液涂片及液基病理诊断：查见较多淋巴细胞及增生间皮细胞。

腹壁结节冰冻后石蜡病理诊断：送检为少许纤维组织伴慢性炎细胞浸润。

2. 转内科组进行双免疫治疗

转入内科组行双免疫治疗，纳武利尤单抗联合伊匹木单抗，具体为：

纳武利尤单抗240mg ivgtt d1 q2w 共6次

第一次伊匹木单抗50mg ivgtt d1 q6w共2次。

治疗过程中，患者无恶心、呕吐、发热、腹痛、腹泻等不良反应。

3．双免疫治疗后复查　无痛电子食管镜、胃镜、十二指肠镜检查（病例1图5）：食管黏膜光滑湿润，血管纹理清晰。贲门闭合良好，黏膜光滑。胃底：黏膜光滑，黏液湖黄绿色。胃体：上段后壁近贲门可见一大小约3cm不规则溃疡型新生物，表面粗糙呈颗粒样，表面覆少量污苔，伴自发性渗血，活检质脆，易出血，余黏膜充血、水肿，RAC不清楚。胃角：形态完整，黏膜光滑。胃窦：蠕动正常，黏膜红白相间，红疹样变。幽门：圆形，开闭自如，黏膜光滑，色泽淡红。十二指肠球部：黏膜光滑，未见溃疡。十二指肠降部：黏膜光滑，未见溃疡及新生物。内镜诊断：胃体上段后壁溃疡型新生物，性质？慢性非萎缩性胃炎（窦、体）伴胆汁反流。

胃镜活检病理诊断：黏膜中~重度慢性炎，活动（++），部分区上皮糜烂伴纤维、血管组织增生，部分区见一些增生的梭形细胞，待免疫组化进一步评估。

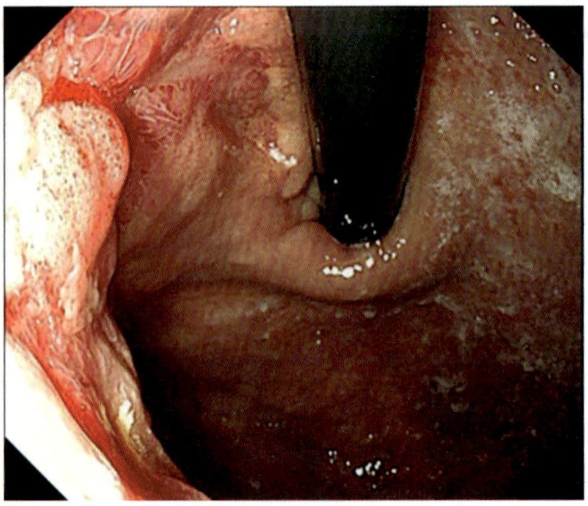

病例1图5　患者经过双免疫治疗后复查胃镜检查结果

注：显示胃癌病灶显著退缩。

全腹部增强CT扫描（病例1图6）：胃恶性肿瘤治疗后复查。对比既往CT检查结果，胃壁增厚及强化程度均降低，肝胃韧带、门腔间隙及腹主动脉旁多发淋巴结显示未见明显增大，请结合临床进行复查；双侧肾上腺增粗，增生可能大，转移待排，对比上述前片无明显变化，请随访；肝脏多发囊肿，部分较小结节性质待定，对比上述前片无明显变化，请随访；原门脉高压，此次未见明确显示；脾脏稍增大；双肾囊肿，左肾下极为高密度囊肿；左侧髂总动脉瘤。

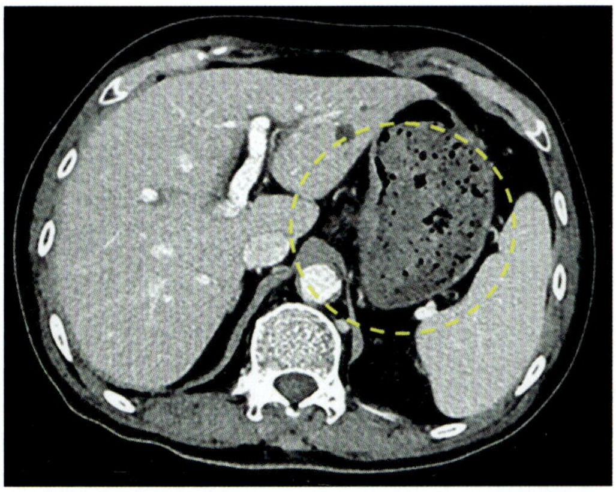

病例1图6　患者经过双免疫治疗后复查全腹部增强CT扫描

注：黄色虚线圆圈显示原发病灶较治疗前显著退缩。

常规超声心动图：左房稍大；主动脉稍增宽；室间隔基底段稍增厚；主动脉瓣反流（轻度）；射血分数 63%，左室收缩功能测值正常。

全套肺功能：肺功能稍受损，第一秒用力呼气容积/用力肺活量 71.58%。

十二导联心电图：窦性心律，左室高电压，心率67次/分。

血常规：血红蛋白127g/L，白细胞6.06×10^9/L，血小板134×10^9/L，中性粒细胞百分比47.0%。

肝肾功能：丙氨酸氨基转移酶13U/L，门冬氨酸氨基转移酶22U/L，总胆红素11.0mmol/L，直接胆红素3.0mmol/L，间接胆红素8.0mmol/L，肌酐84μmol/L，白蛋白45.3g/L。

电解质：Na^+ 141.4mmol/L，K^+ 4.04mmol/L，Cl^- 104.6mmol/L。

肿瘤标志物：癌胚抗原3.92ng/ml，糖类抗原15-3 8.80U/ml，糖类抗原19-9＜2U/ml，糖类抗原125 12.70U/ml，糖类抗原72-4＜1.50U/ml，甲胎蛋白2.63ng/ml。

心肌标志物：肌红蛋白37.84ng/ml，肌酸激酶MB同工酶质量1.15ng/ml，B型钠尿肽前体57ng/L，肌钙蛋白-T 9.5ng/L。

甲状腺功能：促甲状腺刺激激素4.2mIU/L，三碘甲状腺原氨酸2.08nmol/L，游离三碘甲状腺原氨酸5.21pmol/L，甲状腺素87.0nmol/L，游离甲状腺素12.9pmol/L。

4．双免疫治疗后效果评价　对比患者治疗前后CT及胃镜检查结果，患者胃癌病灶、胃周淋巴结及下纵隔淋巴结明显缩小（病例1图7），根据RECIST 1.1，评价患者为肿瘤部分缓解。

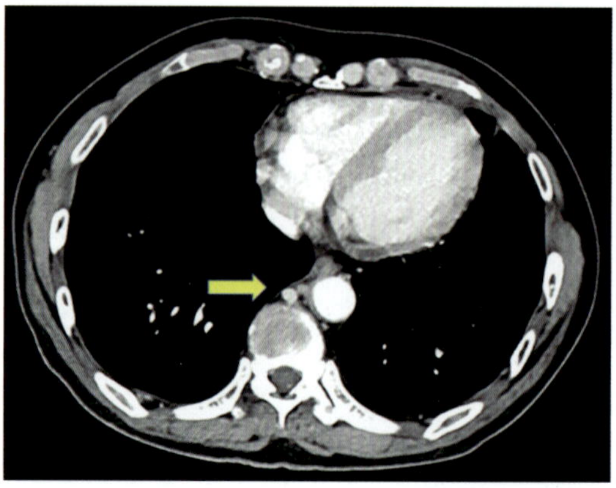

病例1图7　患者经过双免疫治疗后复查胸部增强CT扫描

注：黄色箭头所指原下纵隔肿大淋巴结较治疗前显著退缩。

5. 转回外科组进行胃癌切除术　在全麻下行腹腔镜探查、开腹根治性R0全胃切除、D2淋巴结清扫、食管-单管空肠横结肠前Roux-en-Y重建术、肠粘连松解术。

手术发现：

术中分期为ysT2 N+ M0 H0 P0 CYx。

术中见腹腔内无明显腹水，腹腔中度粘连，表现为大网膜粘连于前腹壁原戳卡孔以及升结肠，部分大网膜粘连于胆囊和左侧肝脏脏面，左侧肝脏膈面与膈肌粘连，腹膜无种植结节，腹膜转移分期为P0，PCI评分0分。肝脏未探及明显转移灶。探查膈顶、盆底、胆囊、胰腺、脾脏、小肠、大肠、系膜无异常。

病灶位于胃体小弯侧，靠近贲门口。病灶大小为5cm × 5cm × 1cm，非多发癌，活动度尚可。病灶未侵透浆膜。术中发现胃周组织轻度水肿，轻度渗出，中度纤维化，尤以胰腺上缘纤维化为主。

剖视标本，质韧，大体分型为进展期癌 Borrmann-Ⅱ局限溃疡型，边界清楚。十二指肠切缘距肿瘤下缘距离8cm，食管切缘距肿瘤上缘距离3cm。测量标本，胃大弯长度约25cm，胃小弯长度约16cm。

打开食管膈肌裂孔，清扫No.1、2、3a、3b、4sb、4sa、4d、5、6、7、8a、9、10、11p、11d、12a、19、20、110、111、112组淋巴结。No.3、7、8、110、111、112组淋巴结肿大，无融合淋巴结。术中将下纵隔的淋巴结整块彻底切除。

术中冰冻病检结果：十二指肠切缘、食管切缘均为阴性。

淋巴结清扫术野如病例1图8所示。

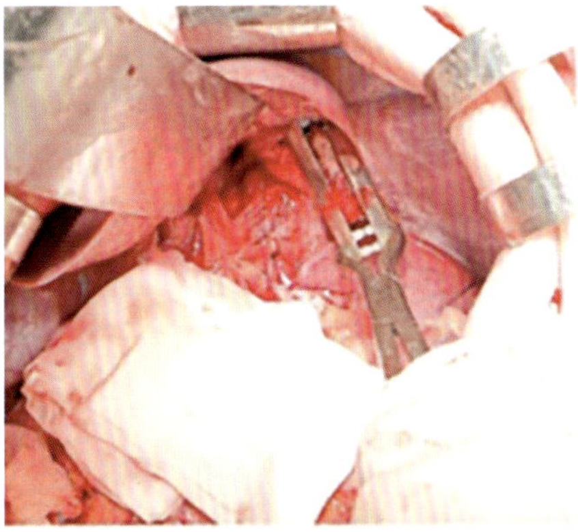

食管膈肌裂孔右侧

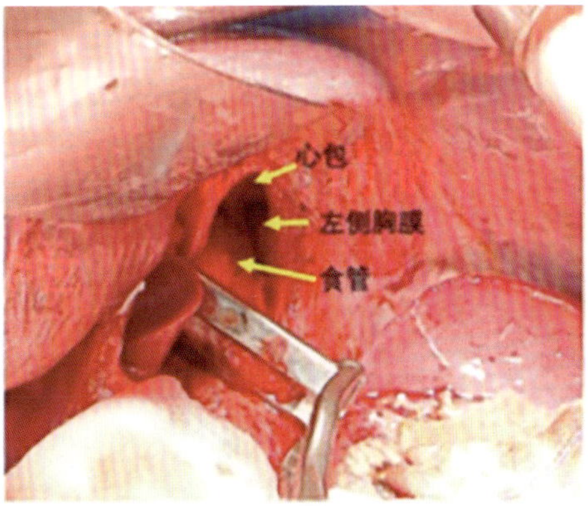

食管膈肌裂孔左侧

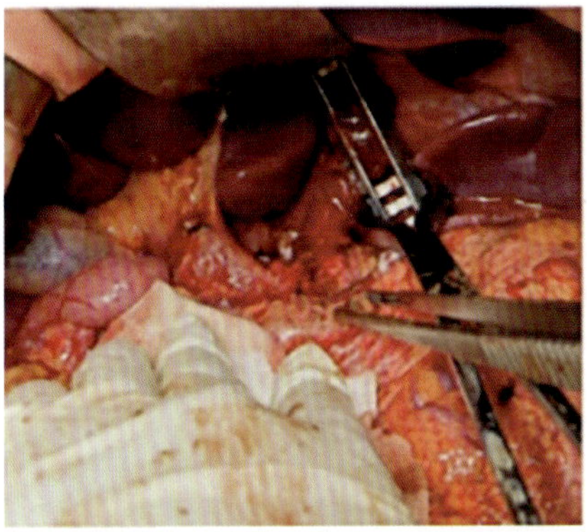

胰腺上缘右侧

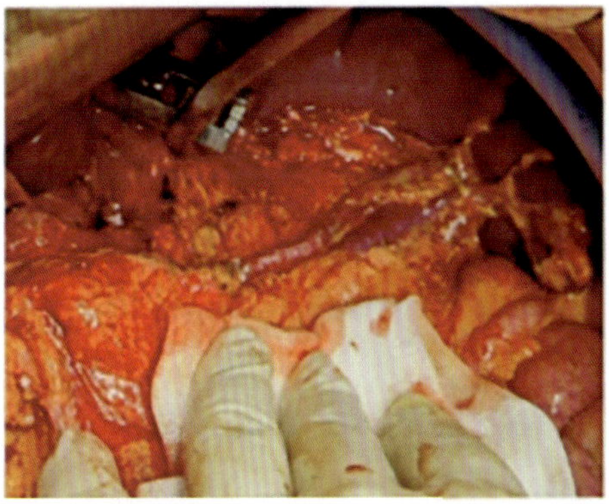

胰腺上缘左侧

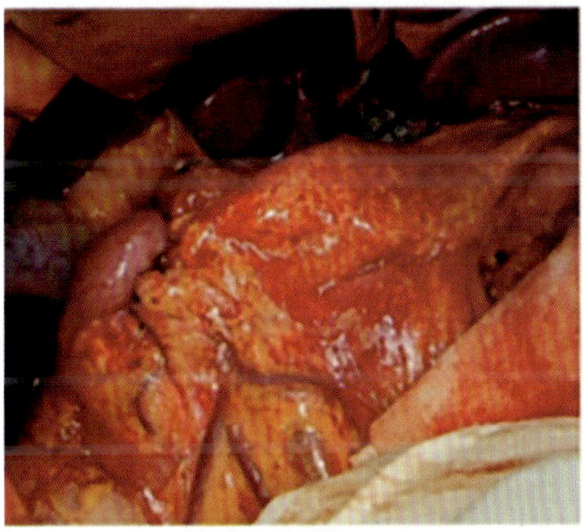

幽门下区

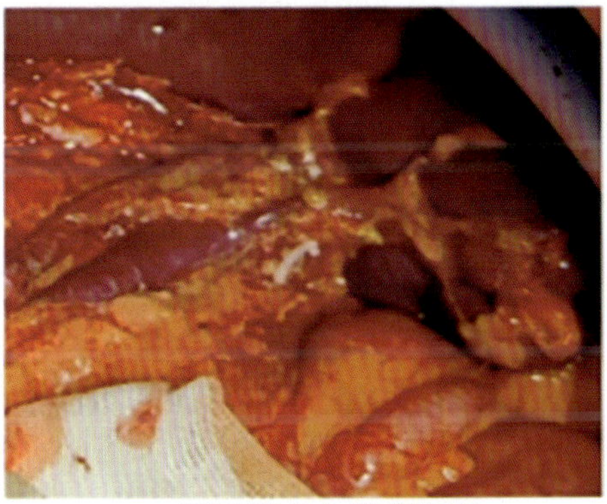

胃网膜左血管离断处

病例1图8　该患者接受胃癌根治术中的各区域淋巴结清扫术野

6．术后病理

样本来源术式：全胃切除术。

病理诊断：胃壁组织部分区域胃壁全层可见纤维组织增生，伴较多炎细胞浸润、泡沫细胞及多核巨细胞反应，符合治疗后改变，瘤床经全部送检，未见癌残余，请结合临床。

免疫组化：多个蜡块均CK示黏膜上皮，支持上述诊断。

接受新辅助化疗的癌：接受治疗。

化疗反应：未见癌残留（完全化疗反应，grade 0）。

切缘：食管切缘、十二指肠切缘均未见确切癌累及。

各组淋巴结转移情况：

“1组淋巴结”1枚，未见癌转移

“2组淋巴结”2枚，未见癌转移

“3组淋巴结”11枚，未见癌转移

“4D组淋巴结”4枚，未见癌转移

“4SA组淋巴结”1枚，未见癌转移

“4SB组淋巴结”3枚，未见癌转移

“5组淋巴结”1枚，未见癌转移

“6组淋巴结”3枚，未见癌转移

“7组淋巴结”3枚，未见癌转移

“8A组淋巴结”1枚，未见癌转移

“9组淋巴结”3枚，未见癌转移

“10组淋巴结”1枚，未见癌转移

“11D组淋巴结”1枚，未见癌转移

“11P组淋巴结”1枚，未见癌转移

“12A组淋巴结”淋巴结1枚，未见癌转移

“110组淋巴结”3枚，未见癌转移

“111组淋巴结”2枚，未见癌转移，部分淋巴结可见治疗反应

“112组淋巴结”1枚，未见癌累及

腹腔灌洗液涂片及液基病理诊断：查见少量淋巴细胞及中性粒细胞。

7. 腹腔热灌注治疗　患者术后分别接受2次腹腔热灌注治疗，方案为紫杉醇注射液135mg 43℃ 60min，治疗顺利，治疗过程中患者稍感腹胀，无腹痛，无恶心、呕吐，无心悸、气促。

8. 术后恢复　患者术后恢复顺利，进食流质半流质饮食后无不适，查体全腹软，无压痛、反跳痛，伤口敷料干燥，伤口Ⅱ/甲愈合，术后第7天按计划出院。

9. 术后诊断

（1）胃体腺癌（$ypT_0 N_0 M_0 H_0 P_0 CY_0$）。

（2）胃体腺癌新辅助免疫治疗后。

（3）左侧髂总动脉瘤。

（4）门脉高压。

（5）双肺小结节：炎性？其他？

（6）双肺慢性炎症。

（7）左侧胸腔积液。

（8）双肾囊肿。

（9）双侧肾上腺增粗：增生？

（10）肝脏多发囊肿。

（11）脾脏增大。

（12）主动脉瓣反流（轻度）。

（13）肺大疱。

（14）腹腔镜探查术后。

（15）美尼尔氏综合征病史。

10. 术后全身治疗　已进行纳武利尤单抗治疗5次，方案为240mg ivgtt d1 q2w。治疗过程中，未诉明显不适。

（六）随访

目前患者饮食基本正常，大小便正常，术后体重无明显变化。

2术后半年全腹部增强CT扫描（病例1图9）：术区未见肿瘤复发征象。

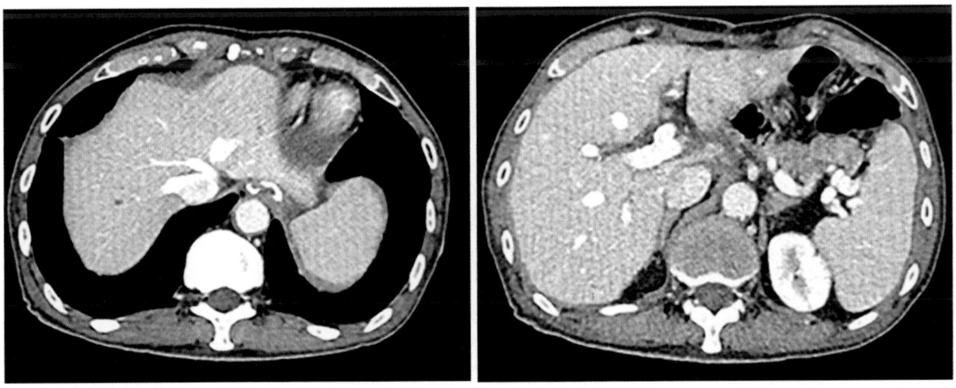

病例1图9　患者术后半年复查全腹部增强CT扫描，术区未见肿瘤复发征象

血常规：血红蛋白119g/L，白细胞63.9×10^9/L，血小板116×10^9/L，中性粒细胞百分比57.7%。

肝肾功能：丙氨酸氨基转移酶18U/L，门冬氨酸氨基转移酶19U/L，总胆红素13.8mmol/L，直接胆红素5.5mmol/L，间接胆红素8.3mmol/L，肌酐66μmol/L，白蛋白40.2g/L。

肿瘤标志物：癌胚抗原9.67ng/ml，糖类抗原15-3 7.1U/ml，糖类抗原19-9＜1U/ml，糖类抗原125 12.70U/ml，糖类抗原72-4＜0.2U/ml，甲胎蛋白1.85ng/ml。

二、病例分析

该病例是典型的局部进展期胃癌，可疑累及胰腺，伴下纵隔淋巴结肿大，多系胃癌转移可能，但是否存在腹膜转移，尚不清楚。针对此类胃癌，在初诊时若选择直接行根治性切除，其可能性较低。根据我国胃癌治疗指南针对此类分期的胃癌，建议实施新辅助治疗。同时，检查该患者碱基错配修复基因，发现系dMMR状态，文献报道，dMMR状态有较大可能从免疫治疗中获益。基于该病例的特点，经过胃癌MDT讨论，我们认为，直接手术可能无法根治性切除，考虑到患者为dMMR状态，具有较大免疫治疗获益可能性，故制订了以下治疗思路。

1. 外科组实施腹腔镜探查　明确是否存在腹膜转移，同时探查原发灶病情程度。
2. 内科组实施免疫治疗　实施针对PD1和CTLA4的双免疫治疗。
3. 外科组实施胃癌切除术　实施胃癌根治术，切除胃癌原发灶及胃周淋巴结。
4. 外科组实施腹腔热灌注治疗　巩固根治效果，预防腹膜转移。
5. 内科组实施术后全身治疗　继续单药纳武利尤单抗免疫治疗。

从该病例的治疗结果来看，通过上述综合治疗策略的实施，患者已明显获益，其长期生存值得期待。

三、疾病介绍

胃癌是我国常见的恶性肿瘤，其发病率和死亡率均位于我国恶性肿瘤第三位。胃癌的发病是一个漫长而复杂的过程，胃癌的发生发展与多种因素有关。目前认为幽门螺杆菌是重要的致病因素之一。大多数人感染幽门螺杆菌并无明显的症状，慢性感染会导致萎缩性胃炎和肠化生的发生，这与发生在远端胃的肠型胃癌密切相关。根除幽门螺杆菌可以降低细胞癌变的风险。证据表明喜食熏制、腌制、盐渍食物与胃癌的发生相关。遗传因素（约10%的病例显示有家族聚集性）、慢性疾病（如慢性萎缩性胃炎、胃溃疡等）也与胃癌的发生相关。

早期胃癌常无明显症状。随着肿瘤的进展，可能会出现上腹痛、上腹不适、消化不良、食欲不振、体重减轻等表现，这些症状并不是胃癌独有的临床表现，这就导致许多胃癌患者一经发现即为晚期。胃癌患者通常无明显阳性体征，部分患者可有上腹部的深压痛。若触及腹部肿块及左锁骨上淋巴结肿大，多提示晚期胃癌或已发生胃癌转移。

胃癌诊断的金标准是病理诊断，通过内镜检查获得组织学标本进行病理诊断是确诊胃癌的必要手段，也推荐用于胃癌的筛查。超声内镜是判断肿瘤浸润深度的重要方法，多用于判断分期及新辅助治疗效果。胃癌的影像学检查包括CT和X线，CT多用于判断胃癌分期、胃周淋巴结转移情况及是否合并远处转移；X线检查如气钡双重造影适用于观察胃癌病变范围及胃壁的伸展性。胃癌暂缺乏特异性的肿瘤标志物，现有肿瘤标志物如CEA、CA19-9、CA72-4等的动态变化可用于肿瘤复发及转移的辅助监测手段。

在治疗方面，主要根据胃癌的分期制订不同的治疗策略：

1. 早期胃癌　早期胃癌预后良好，5年生存率>95%。针对无淋巴结转移的早期胃癌可采用内镜黏膜切除（EMR）或内镜黏膜下层切除（ESD），也可以选择根治性手术切除。对于有淋巴结转移的早期胃癌推荐根治手术。

2. 进展期胃癌　对于进展期胃癌常采用手术为主的综合治疗方案，其中手术占据主导地位，结合化疗、放疗、免疫治疗等术前新辅助治疗和术后辅助治疗等，提高进展期胃癌生存率和生活质量。

3. 晚期胃癌　晚期胃癌可采用转化治疗、姑息性手术、化疗、靶向治疗、免疫治疗、中医中药治疗。通过这些治疗以期获得转化治疗机会，提高生活质量，延长生存时间。

四、病例点评

该病例为局部进展期胃癌，肿瘤负荷较大，累及范围较广，胃周肿大淋巴结较多，且合并下纵隔淋巴结肿大，对于此阶段的胃癌患者，直接试图实施根治性切除的可能性较低。按照国际NCCN指南及我国胃癌治疗指南，该病期胃癌患者推荐术前新辅助治疗。该患者胃镜病理结果提示贲门-胃体腺癌，dMMR状态，参考国际研究结果Neoadjuvant Nivolumab Plus Ipilimumab and Adjuvant Nivolumab in Localized Deficient Mismatch Repair/Microsatellite Instability-High Gastric or Esophagogastric Junction Adenocarcinoma：The GERCOR NEONIPIGA Phase Ⅱ Study［J Clin Oncol，2023，41（2）：255-265］，使用了针对PD1和CTLA4的双免疫治疗，并成功地接受了胃癌根治术，一并清扫了患者下纵隔淋巴结。该病人从影像学和病理学层面均获得非常好的治疗效果，达到肿瘤完全退缩。

该病例是使用双免疫治疗策略治疗局部进展期肿瘤的成功案例，该病例提示我们术前需准确检测和评估胃癌分子特征，制订合理的治疗方案，及时评估治疗效果，规范实施胃癌根治术。该患者的长期生存结局值得期待。

（病例提供：杨　昆　陈小龙　四川大学华西医院）

（点评专家：赵高平　四川省人民医院）

参考文献

[1]Thierry André，David Tougeron，Guillaume Piessen，et al.Neoadjuvant Nivolumab Plus Ipilimumab and Adjuvant Nivolumab in Localized Deficient Mismatch Repair/Microsatellite Instability-High Gastric or Esophagogastric Junction Adenocarcinoma：The GERCOR NEONIPIGA Phase Ⅱ Study[J]. J Clin Oncol，2023，41（2）：255-265.

病例 2 胃十二指肠溃疡

例1　胃窦溃疡

一、病历摘要

（一）基本信息

患者男性，41岁。

主诉：间断上腹痛4^+个月，加重10^+小时。

现病史：入院前4^+个月患者无明显诱因出现上腹部间歇性隐痛，偶伴黑便，无放射痛，不伴停止排气排便、发热、黄疸、恶心、呕吐等不适，于当地医院就诊，考虑“胃炎”，予以药物治疗（具体不详），症状稍缓解。10^+个小时前患者食用羊肉后突发上腹痛，呈进行性加重，逐渐为全腹疼痛，不伴恶心、呕吐、便血等不适，患者遂至当地医院就诊，完善腹部CT提示“消化道穿孔？”，患者为求进一步诊治于我院急诊就诊，急诊以“消化道穿孔”收入院。

既往史：既往7^+年前诊断慢性浅表性胃炎，平素未规律口服药物治疗。

患者患病以来，精神、睡眠差、食欲差，小便正常，大便如上述。近期体重无明显变化。

既往史：一般情况良好，否认高血压、糖尿病、冠心病等病史，无过敏史，无外伤史，无手术史，无输血史，无特殊病史。

个人史：企业管理人员，吸烟史10^+年，每日10支，未戒烟；饮酒史10^+年，每日100g，未戒酒。

家族史：父母健在，无家族史及遗传病史。

（二）体格检查

生命体征：心率90次/分，呼吸23次/分，体温36.2℃，血压140/83mmHg，SpO_2 98%。

专科查体：神志清楚，痛苦面容，全腹稍膨隆，未见肠型蠕动波及腹壁静脉曲张。全腹压痛，伴反跳痛及肌紧张，肝脾肋下未触及，未触及腹部包块，移动性浊音阴性，肠鸣音减弱。

（三）辅助检查

实验室检查：红细胞计数4.99 × 10^{12}/L，血红蛋白106g/L，血小板计数317 × 10^{9}/L，白细胞计数13.17 × 10^{9}/L，中性粒细胞百分率87.5%，丙氨酸氨基转移酶9U/L，门冬氨酸氨基转移酶14U/L，总蛋白68.0g/L，白蛋白40.9g/L，肌酐82.00 μ mol/L，钙2.00mmol/L，钠138.1mmol/L，钾3.85mmol/L，D–二聚体0.29mg/L FEU，凝血酶原时间14.1秒，国际标准化比值1.23，活化部分凝血活酶时间28.5秒，纤维蛋白原1.93g/L，C–反应蛋白20.20mg/L，白细胞介素–6 79.96pg/ml，降钙素原0.24ng/ml。

12导联心电图：窦性心律，正常心电图。

CT全腹部增强扫描（病例2图1）：腹盆腔脂肪间隙模糊，盆腔少量积液，腹腔散在游离积气，部分小肠聚集，肠间隙显示不清，上述提示空腔脏器穿孔可能。肝脏小钙化灶。前列腺钙化灶。骶1隐裂。右股骨头低密度结节伴硬化边，多系退变。双肺少许慢性炎症，伴双肺下叶胸膜下轻度间质性改变。双肺多发肺大疱。心脏未见增大。扫及甲状腺左侧叶低密度结节影，请结合超声检查。

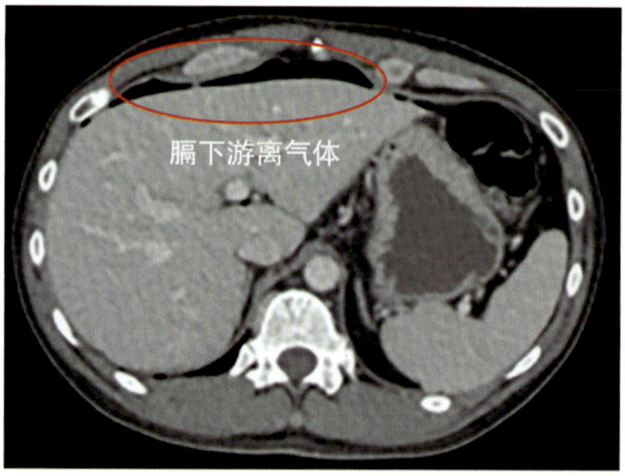

病例2图1　CT全腹部增强扫描

（四）诊断

1. 急性弥漫性腹膜炎。
2. 空腔脏器穿孔。
3. 慢性浅表性胃炎。
4. 轻度贫血。

5. 肺大疱。

6. 甲状腺结节。

（五）诊疗经过

患者入院后完善查血、心电图等检查后，排除手术禁忌，急诊行全麻下“腹腔镜下胃穿孔修补＋穿孔周组织活检＋腹腔脓肿引流”，术中见（病例2图2）：大网膜与肝脏下缘粘连，腹腔内可见100ml脓性腹水，伴有恶臭，主要集中于肝肾隐窝及胃窦周围、盆腔，胃窦前壁可见一0.5cm×0.5cm穿孔，周围胃壁未触及肿块，穿孔周围附着脓苔，穿孔处可见胃内容物溢出，穿孔周围胃壁水肿充血；探查其余脏器未见异常。手术后经抗感染、营养支持、抑酸、维持内环境等治疗，患者顺利出院。

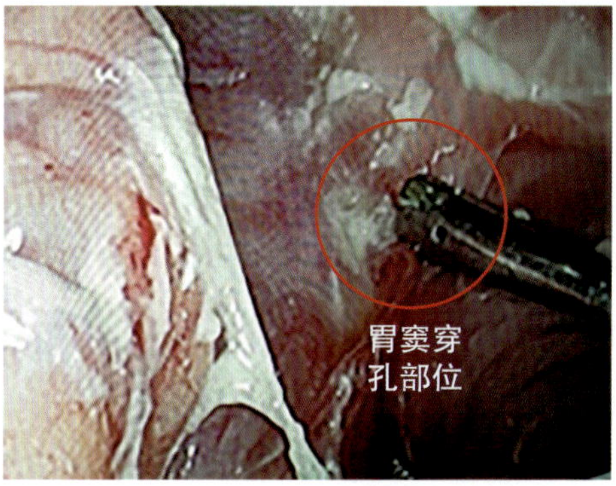

病例2图2　腹腔镜探查术中情况

（六）随访

术后病检为炎症，术后1个月门诊复查，无腹痛、反酸、恶心、呕吐等症状。继续正规抗溃疡治疗。术后4个月复查胃镜（病例2图3）：胃窦黏膜红白相间，红疹样变。十二指肠球部见大小约0.5cm黏膜隆起，表面光滑，另见白色瘢痕，其余部位未见溃疡及新生物。

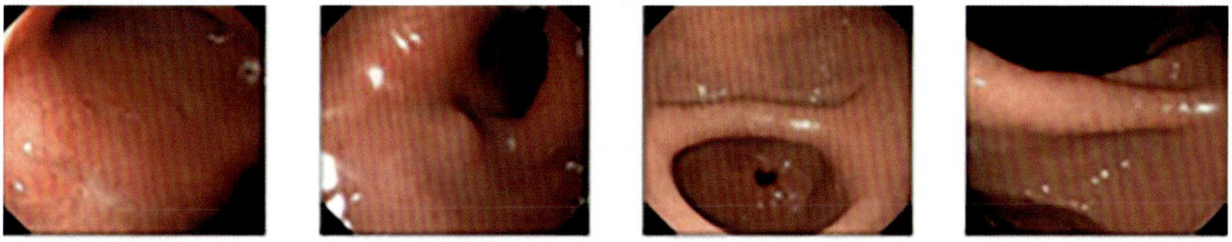

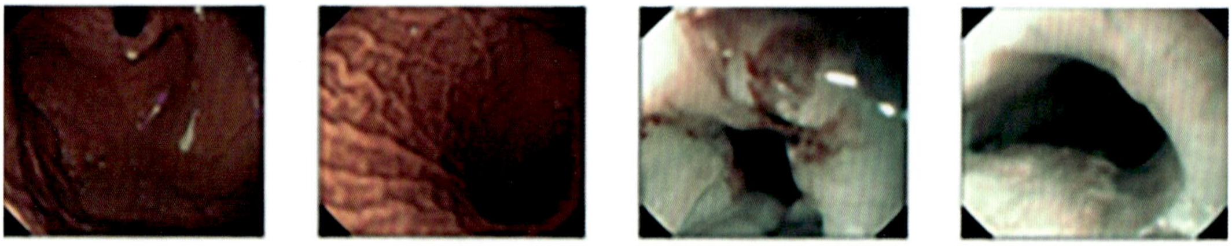

胃底　胃体　贲门　食管

病例2图3　术后4个月复查胃镜

二、病例分析

患者为中年男性，起病缓，病程长，主要症状为反复上腹部疼痛，伴急性进行性加重，查体见全腹压痛，伴反跳痛及肌紧张，腹膜刺激征明显，查血见白细胞计数及炎症指标明显升高，轻度贫血，影像学检查见腹腔散在游离积气，考虑空腔脏器穿孔引起弥漫性腹膜炎，患者原发腹痛部位位于上腹部，上消化道穿孔可能性大。结合患者病史、查体及辅助检查结果，该患者空腔脏器穿孔、弥漫性腹膜炎诊断明确，需进一步明确穿孔部位、穿孔大小及穿孔原因。患者既往有长期慢性胃炎病史且未规律治疗，有长期吸烟、饮酒史，上消化道溃疡穿孔可能性大，鉴别诊断包括胃癌穿孔、消化道异物穿孔、急性阑尾炎穿孔、急性胰腺炎、急性胆囊炎等。患者进食食物后突发上腹痛进行性加重，症状重，且腹部体征明显，有明确急诊手术探查指征，且无明显手术禁忌，遂行手术探查，术中探查胃窦前壁可见一0.5cm×0.5cm穿孔，患者为中年男性，全身情况好，腹腔渗液不多，遂行腹腔镜胃穿孔修补术。患者术后恢复良好，出院后规律抗溃疡治疗。术后4个月复查胃镜见胃窦黏膜红白相间，红疹样变。十二指肠球部见大小约0.5cm黏膜隆起，表面光滑，另见白色瘢痕，其余部位未见溃疡及新生物。指导患者继续规律抗溃疡治疗，定期复查胃镜。该病例提示：①对于消化道穿孔，应结合病史进行病变部位预判；②胃窦病变应该常规活检，以排除肿瘤；③腹腔镜探查和修补对于消化道穿孔的诊治具有很好的应用价值，视野好、创伤小；④胃溃疡术后应叮嘱患者尽快进行胃镜复查。

例2　疑诊为食管穿孔的十二指肠球部溃疡穿孔

一、病历摘要

（一）基本信息

患者男性，74岁。

主诉：反复剑突下疼痛3天，加重9小时。

现病史：入院前3天患者无明显诱因出现腹痛，为剑突下隐痛不适，与进食、活动无明显关系，不伴放射痛，无发热，无恶心、呕吐，无停止排气排便，于当地诊所就诊治疗后腹痛缓解（具体用药不详）。入院前9小时患者感腹痛较前明显加重，为剑突下持续性胀痛，逐渐为全腹部疼痛，不向周围放射，伴有恶心、呕吐，呕吐胃内容物3次，呕吐后腹痛无缓解，无呕血、黑便，无心悸、胸闷、胸痛，无发热、气促，无头晕、黑矇、晕厥等不适。于外院完善胸腹部CT检查示“食管下段右侧旁少许游离小积气，可见气液平，局部与邻近食管壁分界模糊，考虑空腔脏器穿孔？”。查血示“PCT 13.11ng/ml，钾3.06mmol/L”，具体治疗不详，患者腹痛无缓解，转诊至我院急诊科，予以胃肠减压、补钾、抗感染治疗，以“腹痛：空腔脏器穿孔？”收住院。

起病以来，精神、睡眠、饮食差，大小便正常，体重无明显变化。

既往史：一般情况稍差，否认高血压、糖尿病、冠心病病史，10年前行右前臂骨折固定术，2年前行右侧腹股沟疝修补术，10天前摔倒致肋骨骨折，未治疗。

个人史：农民，无吸烟史，无饮酒史。

家族史：父母已故，无家族史及遗传病史。

（二）体格检查

生命体征：心率106次/分，呼吸20次/分，体温36.5℃，血压103/57mmHg，SpO_2 96%。

专科查体：神志清楚，痛苦面容，全腹部膨隆，右侧腹股沟区可见长约8cm陈旧手术瘢痕，全腹压痛、反跳痛及肌紧张，剑突下为著，腹部未触及包块，肝脾肋下未触及，移动性浊音（+），肠鸣音弱，1～2次/分。

（三）辅助检查

实验室检查：红细胞计数4.02×10^{12}/L，血红蛋白130g/L，血小板计数171×10^{9}/L，

白细胞计数3.46×10^9/L，中性粒细胞百分率86.6%，降钙素原18.86ng/ml，C-反应蛋白76.90mg/L，白介素-6＞5000.00pg/ml，总蛋白56.3g/L，白蛋白31.9g/L，葡萄糖6.03mmol/L，肌酐60.00μmol/L，胆固醇2.71mmol/L，脂肪酶936U/L，胰淀粉酶848U/L，钠132.4mmol/L，钾2.98mmol/L，氯97.3mmol/L，钙1.84mmol/L，镁0.68mmol/L，pro-BNP1944ng/L，肌钙蛋白-T 19.1ng/L。

12导联心电图：窦性心律，正常心电图。

影像学检查（病例2图4）：CT胸部、全腹部扫描：后纵隔、右侧膈下、左上腹腔前份、盆腔可见少许游离气体，以后纵隔食管下段右旁较多，食管下段近贲门部食管壁稍薄，局部稍欠连续，上述食管下段管壁穿孔待排。腹盆腔大量积液，小肠壁增厚、肿胀，明显强化，网膜、肠系膜肿胀，腹盆壁皮下水肿，请结合临床。肝内轻度淋巴瘀滞征象。胆囊结石或囊壁钙化灶。右肾囊肿。腹主动脉壁及其分支壁钙化。双肺散在炎症，合并其他待排，请结合临床及复查。双肺数个结节，部分钙化，多系炎性，请随诊。双侧胸腔少量积液，双肺下叶部分不张。心脏稍大，升主动脉增粗，二尖瓣及主动脉壁钙化。心包少量积液。右侧多支肋骨骨折、部分断端稍错位，局部软组织稍肿胀。左侧第3肋骨密度欠均匀。

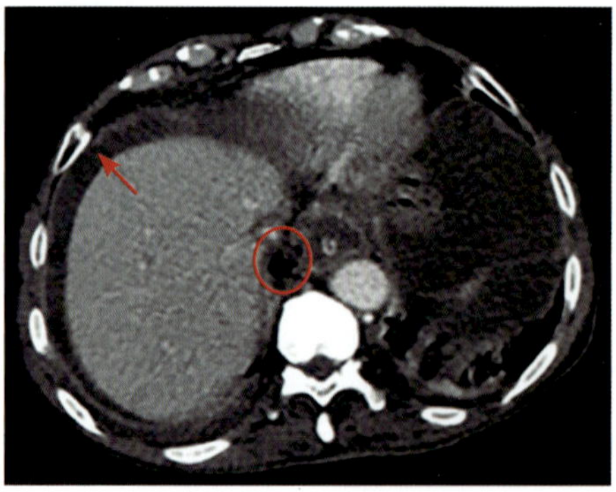

病例2图4 腹部CT影像

注：箭头为腹腔积液，红圈里为食管周围腹腔游离气体。

（四）诊断

1．急性弥漫性腹膜炎。

2．食管下段穿孔？

3．低钾血症。

4．腹腔积液。

5. 肺部感染。

6. 右侧多支肋骨骨折。

7. 右前臂骨折固定术后。

8. 右侧腹股沟疝术后。

（五）诊疗经过

患者入院后完善查血、心电图等检查后，排除手术禁忌，急诊行全麻下“剖腹探查＋十二指肠穿孔修补＋穿孔周围组织活检”，术中发现（病例2图5）：腹腔见大量淡黄色腹水，约2000ml，按顺序逐一探查胃肠道，在十二指肠球部前壁查见一穿孔，大小约0.6cm，穿孔处及周围胃壁显著增厚，脓苔附着，术中取十二指肠穿孔处组织并送活检。小肠及系膜表面可见较多脓苔附着。探查其余肠管未见明显异常。

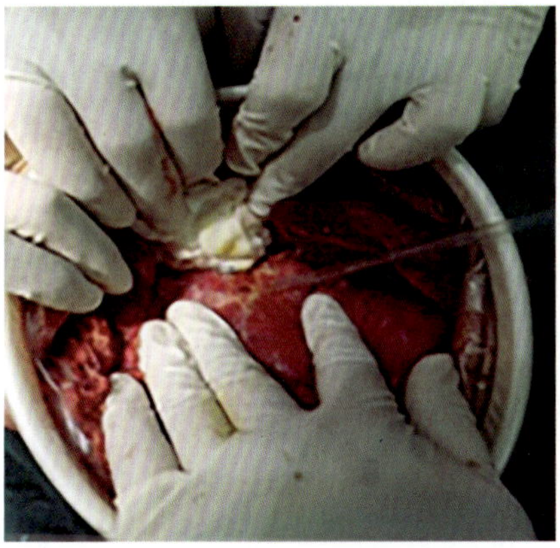

病例2图5　剖腹探查术中情况

术中胃镜检查提示：贲门及食管未见确切穿孔征象，胃窦可见黏膜红白相间，红疹样变，十二指肠球部前壁见一深凹溃疡，大小约1.5cm，溃疡中央可见一大小约0.6cm穿孔。胃内及十二指肠球部、降部未见异物。

术后修正诊断：①急性弥漫性腹膜炎；②十二指肠球部前壁穿孔；③腹腔积液；④肺部感染；⑤右侧多支肋骨骨折；⑥右前臂骨折；⑦右侧腹股沟疝术后；⑧低钾血症；⑨电解质紊乱；⑩低蛋白血症。手术后经抗感染、营养支持、抑酸、维持内环境等治疗，患者顺利出院。

（六）随访

术后1个月门诊复查，无腹痛、反酸、恶心、呕吐等症状。复查胸、腹部CT：腹膜炎征象减轻，腹盆腔积液基本吸收，腹壁、大腿软组织肿胀明显吸收。双肺病灶明显吸收，双肺已复张，双侧胸腔积液吸收。继续正规抗溃疡治疗。

二、病例分析

患者老年男性，起病急，病程短，主要症状为反复剑突下疼痛，伴急性加重，查体见全腹肌紧张，全腹压痛、反跳痛，腹膜刺激征明显，查血见炎症指标明显升高，影像学检查见腹腔游离气体，考虑空腔脏器穿孔引起弥漫性腹膜炎，腹痛部位以剑突下明显，结合影像学检查，穿孔部位考虑位于食管下段管壁。结合患者病史、查体及辅助检查结果，该患者空腔脏器穿孔、弥漫性腹膜炎诊断明确，需进一步鉴别穿孔具体部位、穿孔大小及穿孔原因，鉴别诊断包括胃癌穿孔、消化道异物穿孔、外伤致胃肠道破裂、急性阑尾炎穿孔、急性胰腺炎、急性胆囊炎等。患者腹痛症状重，腹部体征明显，有明确急诊手术探查指征，且无明显手术禁忌，遂行剖腹探查。术中探查十二指肠球部前壁查见一大小约0.6cm穿孔，与术前影像学检查怀疑穿孔位置不完全一致，遂请消化内科会诊行术中胃镜检查进一步明确穿孔部位，术中胃镜示贲门及食管未见确切穿孔征象，十二指肠球部前壁见一深凹溃疡，大小约1.5cm，溃疡中央可见一大小约0.6cm穿孔，术中胃镜所见与探查结果一致，遂行十二指肠穿孔修补术，并行穿孔周围组织活检术以明确溃疡性质。患者术后恢复良好，出院后规律抗溃疡治疗，复查影像学检查见腹膜炎征象减轻，肺部感染病灶明显吸收，恢复顺利。穿孔周围组织活检病理结果为炎性坏死组织，考虑为良性消化道溃疡，指导患者继续规律抗溃疡治疗，定期复查胃镜。

三、疾病介绍

（一）概述

胃十二指肠溃疡是一种椭圆形或圆形的局限性黏膜缺损，累及黏膜、黏膜下层及肌层。因溃疡的形成与胃酸-蛋白酶的消化作用有关，也称为消化性溃疡（peptic ulcer，PU）。胃溃疡好发于胃小弯，尤其是胃角处。十二指肠溃疡好发于球部，约占95%，直径一般＜1cm。球部以下者称为球后溃疡（约占5%）。胃溃疡根据其部位和胃酸分泌量可分为以下四型（病例2表1）。

病例2表1　胃溃疡根据其部位和胃酸分泌量分型

分型	发生率	部位	胃酸分泌量
I	50% ~ 60%	胃小弯切迹附近	低胃酸

续表

分型	发生率	部位	胃酸分泌量
Ⅱ	20%	胃溃疡合并十二指肠溃疡	高胃酸
Ⅲ	20%	幽门管或幽门前	高胃酸
Ⅳ	5%	胃上部 1/3 或胃小弯接近贲门处	低胃酸

流行病学：胃溃疡多发于50～60岁，十二指肠溃疡多发于35～45岁，男性发病率高于女性。

（二）病因及发病机制

消化性溃疡病因和发病机制是多因素的，损伤与防御修复不足是发病机制的两方面。胃酸、胃蛋白酶对胃黏膜的侵袭作用过强、幽门螺杆菌感染、长期服用非体抗炎药等药物、黏膜防御与修复异常及遗传等多种因素均与胃十二指肠溃疡的发生有关。

（三）临床特点/临床表现

1．症状　长期性、周期性和节律性上腹疼痛为胃十二指肠溃疡共有的特点。

（1）胃溃疡：主要症状为上腹痛，部位主要在上腹部剑突和脐正中间或偏左，时间多发生在餐后半小时到1小时，规律性腹痛不如十二指肠明显，进食对腹痛缓解效果不明显。抗酸药物效果也不佳。其他表现为恶心、食欲缺乏，常表现因进食后饱胀感和因拒绝进食而引起体重减轻。

（2）十二指肠溃疡：典型表现为饥饿痛和夜间痛，部位主要为上腹部， 多为烧灼样，可以发射到背部，有明显的节律性，且因进食或服用抗酸药物而缓解。

2．并发症　胃和十二指肠溃疡均可并发穿孔、出血和幽门梗阻。胃溃疡可发生恶变，而十二指肠溃疡一般不会恶变。

（1）穿孔：病人在穿孔发生前常有溃疡症状加重或有过度疲劳 精神紧张等诱发因素 病人突发上腹部剧痛，呈“刀割样”，腹痛迅速波及全腹。病人面色苍白、出冷汗。常伴有恶心、呕吐。严重时可伴有血压下降病人的临床表现与其穿孔的大小、时间、部位，是否空腹以及年龄和全身状况密切相关。

（2）出血：临床表现与出血量及速度相关。出血少者可仅有黑便，大且速度快者可伴呕血，且色泽红，便血色泽可由黑色转呈紫色，便血前有头晕，眼前发黑，心慌、乏力。如出血更甚者可出现晕厥和休克症状。

（3）幽门梗阻：主要表现为腹痛和反复呕吐，病人初期症状表现为上腹部胀和不适，阵发性上腹部痛，同时伴有嗳气、恶心，随着症状加重，出现腹痛和呕吐，呕吐物为宿食，有腐败酸臭味，不含胆汁。

3. 体征　胃十二指肠溃疡发作时剑突下、上腹部或右上腹部可有局限性压痛，缓解后可无明显体征。发生穿孔时查体见病人表情痛苦，取屈曲体位，不敢移动。腹式呼吸减弱或消失，全腹压痛，但以穿孔处最重，腹肌紧张呈“板状腹”，反跳痛明显，肠鸣音减弱或消失，叩诊肝浊音界缩小或消失，可闻移动性浊音。发生溃疡出血时病人通常无明显腹部体征，由于肠腔内积血，刺激肠蠕动增加，可能出现肠鸣音增强。发生幽门梗阻时出现脱水时，可见皮肤干燥、皱缩、弹性降低，眼眶凹陷；尿量减少，尿液浓缩，色泽变深。上腹部可见胃型，晃动上腹部可闻“振水声”。

（四）辅助检查

腹部X线平片可发现腹腔游离气体和肠管扩张积液，但是诊断价值有限。全腹部CT是首先诊断，条件允许行增强CT最佳，不仅可发现游离气体和腹腔积液，还可发现病变部位。实验室检查除血常规和血生化检查外，可行腹腔诊断性穿刺，可抽出带有消化液特性的腹水，并可送腹水淀粉酶检查，可以简捷高效地对消化道穿孔进行诊断。

（五）诊断

慢性病程，周期性发作，节律性上腹痛，NSAIDS 服药史等是疑诊消化性溃疡的重要病史。胃镜检查可以确诊，且可内镜下取组织活检明确溃疡性质。不能接受胃镜检查者，上消化道钡剂发现龛影，可以诊断溃疡，但难以区分其良恶性。怀疑发生消化性溃疡穿孔时，结合既往溃疡病史，突发上腹部刀割样剧痛，加上典型的“板状腹”腹部体征和X线检查的膈下游离气体，可以确定诊断。当出现溃疡出血时，根据典型的溃疡病病史、呕血、黑便症状以及胃镜检查，多可做出正确诊断。但在确诊前需注意出血是否来自上消化道、是否属胃十二指肠溃疡出血以及是否伴有合并症。幽门梗阻患者根据病人长期的溃疡病史和典型的症状和临床表现，多可确定诊断。放置胃管可以吸出大量胃液，含宿食和腐败酸臭味。

（六）鉴别诊断

无并发症的胃十二指肠溃疡需与慢性胃炎、胃泌素瘤、胃癌等鉴别。当怀疑消化性溃疡穿孔时，需与急性阑尾炎穿孔、急性胰腺炎、急性胆囊炎等疾病鉴别。怀疑消化性溃疡出血时，需注意与食管胃底静脉曲张破裂食管裂孔疝、Mallory-Weiss综合征、胃癌、胆管病变等引起的出血鉴别。诊断幽门梗阻时需区分是水肿性还是瘢痕性幽门梗阻，前者可以在水肿消退后通过正规的消化性溃疡药物治疗。

（七）治疗预后

1．药物治疗 消化性溃疡的药物治疗主要包括抑制胃酸分泌即使用H_2受体拮抗剂及PPI、根除Hp、保护胃黏膜等，治疗疗程通常为4～6周。

2．外科治疗 主要针对发生胃十二指肠溃疡并发症的患者。急性胃十二指肠溃疡穿孔以穿孔修补术为主要术式，穿孔修补术后仍需正规的抗溃疡药物治疗。发生胃十二指肠溃疡出血时治疗包括补充血容量、安置胃管、使用止血药物，必要时内镜下止血治疗，保守治疗无效时需行外科手术治疗，手术方式包括出血部位缝扎术、胃大部切除术。幽门梗阻患者先行保守治疗，包括安置胃管、高渗温盐水洗胃，保守治疗后症状未缓解可考虑手术治疗，首选胃大部切除术。

四、病例点评

胃十二指肠溃疡是临床常见上消化道疾病，随着强效抑酸药物（如H_2受体阻滞剂、质子泵抑制剂）和抗幽门螺杆菌感染治疗的改进，大多数胃十二指肠溃疡都能得到控制并避免复发，需择期手术的病例明显减少。但是，胃十二指肠溃疡并发症需急诊手术干预的仍存在。这些并发症包括出血、穿孔和幽门梗阻。由于手术治疗仍是紧急处理致命性并发症及药物难治性溃疡病的主要方式，因此胃肠外科医生仍需了解手术治疗时机、方式及围手术期处理。在病例2中，术中胃镜的应用较为合理。针对术前CT诊断不明确，术后经探查后由胃镜明确穿孔部位较为稳妥。病例1中，使用腹腔技术用于胃十二指肠溃疡穿孔。既往腹腔镜手术治疗胃十二指肠溃疡穿孔的效果存在一定争议，2015年updated Meta分析指出相较于开腹手术，腹腔镜手术治疗消化性溃疡穿孔术后并发症更低、平均住院时间更短、术后镇痛剂使用更少。而另一项2016年纳入5个随机对照试验研究的Meta分析则指出较于开腹手术，腹腔镜手术治疗消化性溃疡穿孔手术并发症、术后恢复及住院时间无统计学差异。究其原因腹腔镜手术治疗消化性溃疡病例选择较重要，对于穿孔巨大难以修补、局部组织水肿质脆等应及时中转开腹，避免术后严重并发症的发生。因此，审慎选择病例，采取安全快捷的手术方式，必要时中转开腹，应是每位胃肠外科医生掌握的。

（病例提供：王默进 张玉洁 四川大学华西医院）

（点评专家：庄 文 四川大学华西医院）

参考文献

[1]Kauffman GL Jr. Duodenal ulcer disease：treatment by surgery，antibiotics，or both[J].Adv Surg，2000，34：121.

[2]Zhou C，Wang W，Wang J，et al.An Updated Meta-Analysis of Laparoscopic Versus Open Repair for Perforated Peptic Ulcer[J].Sci Rep，2015，9（5）：13976.

[3]Tan S，Wu G，Zhuang Q，et al.Laparoscopic versus open repair for perforated peptic ulcer：A meta analysis of randomized controlled trials[J].Int J Surg，2016，33 Pt A：124-132.

病例3 胃肠间质瘤——术后辅助治疗后复发

例1：胃间质瘤

一、病历摘要

（一）基本信息

主诉：发现腹腔包块6天。

现病史：6天前患者于成都市某医院行单位健康体检，行腹部彩超提示“腹腔内实质性肿块，考虑来源：胃外生性肿瘤？腹膜后？胰尾部？肾上腺？”。全腹增强CT示“胃后壁不规则增厚，见结节状突起，增强后强化，并见混杂密度灶、环形强化，考虑胃后壁肿瘤性病变，并肝胃韧带、小网膜囊淋巴结肿大、部分坏死、融合可能”。胃镜示“胃体后壁见3cm×3cm半球状隆起，表面光滑，中央无溃疡形成，无黏膜桥形成，超声胃镜示病灶处呈中等回声，椭圆形，腔内断面大小2.5cm，外界不清楚，内部回声均匀，起源于固有层”。为求进一步治疗来我院求治，门诊以“胃体占位”收入院。

患者患病以来，精神，饮食，睡眠良好，大小便无明显异常。

既往史：一般情况良好，否认肝炎、结核或其他传染病史，无过敏史，无外伤史，无输血史，无特殊病史。

个人史：长期居住于原籍，无冶游史，无吸毒史，无吸烟、饮酒史。

家族史：无家族史及遗传病史。

（二）体格检查

生命体征平稳，贫血貌，全身浅表淋巴结未扪及，腹部平坦，未见肠型蠕动波，未见瘀点、瘀斑、出血点；触之软，上腹稍压痛不适，无反跳痛、肌紧张，未触及腹部包块。肝脾肋下未触及；腹部叩诊为鼓音，肝浊音界正常，移动性浊音（-），肠鸣音无明显异常，未闻及血管杂音及摩擦音。

（三）辅助检查

1. 血常规、肝肾功能、凝血功能等实验室检查无明显异常。

2. 腹部彩超：提示腹腔内实质性肿块，考虑来源：胃外生性肿瘤？腹膜后？胰尾部？肾上腺？。

3. 腹部增强CT：肝胃韧带区见一巨大混杂稍低密度影，最大横截面积约9.7cm×7.8cm，肿块向下突向网膜囊下隐窝，肿块下份内见片状稍高密度影，增强扫描不均匀明显强化，肿块与胃壁、胰体尾、肝左外叶部分界欠清，上述考虑：多系肿瘤性病变，伴出血，胃肠道间质瘤？如病例3图1所示。

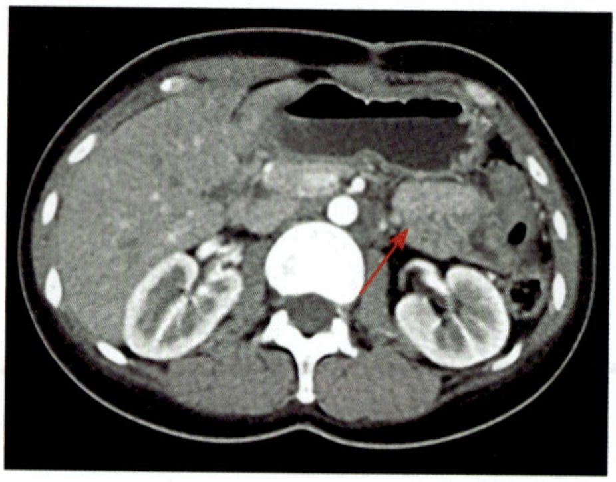

病例3图1　腹部增强CT检查图像

4. 胃镜：胃体后壁见3cm×3cm半球状隆起，表面光滑，中央无溃疡形成，无黏膜桥形成。超声胃镜示（病例3图2）：病灶处呈中等回声，椭圆形，腔内断面大小2.5cm，外界不清楚，内部回声均匀，起源于固有层。

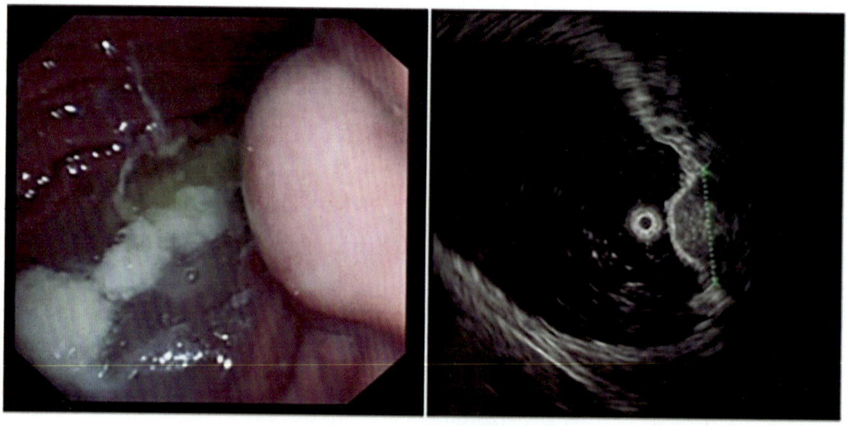

病例3图2　超声胃镜检查图像

（四）诊断

胃体占位：胃肠道间质瘤伴出血？

（五）诊疗经过

完善辅助检查，经MDT讨论后，考虑胃体间质瘤可能性大，预估可切除，与家属沟通后，于全麻下行“腹腔镜探查＋开腹胃体间质瘤切除”。术中见：肿瘤位于胃体后壁小弯侧，大小约10cm×9cm，呈哑铃状突向胃腔内，包膜完整呈外生性生长，肿瘤表面可见瘀张血管包绕，探查肝、胆、胰、脾、结肠等，均未探及明显肿块。术中于距肿瘤基地部周围2cm行胃壁切开，完整切除肿瘤，肿瘤无破裂。术后剖视标本：肿瘤呈鱼肉状，中心可见坏死区域，胃黏膜面无溃疡形成，术中冰冻病理检查提示：梭形细胞肿瘤，手术切缘阴性。

术后病理诊断：

组织学检测（病例3图3）：肿瘤最大直径10cm，核分裂象大于5个/50HPF，危险程度分级：高危。

组织免疫组化：CD117（＋）、DOG-1（＋）、CD34（＋）及Ki-67（30%）。

- **肿瘤来源：** ■ 原发　□ 术后复发　□ 转移
- **发生部位：**
  □ 食管　■ 胃　□ 小肠　□ 结肠　□ 直肠　□ 阑尾　□ 网膜　□ 肠系膜
  □ 盆腔　□ 腹膜后　□ 其他
- **具体位置（可复选）：** ■ 黏膜下　□ 肌壁内　□ 浆膜下　■ 浆膜外　□ 其他
- **组织学类型：**
  ■ 梭形细胞型　□ 上皮样细胞型　□ 混合细胞型　□ 多形性　□ 黏液样
- **肿瘤大小：** 10*9cm（长径 × 横径 × 纵径 cm）
- **核分裂象数：** □ ≤ 5/50HPF　■ ＞ 5/50HPF
- **肿瘤包膜完整与否：** ■ 是　□ 否
- **未知肿瘤性浸润：** ■ 无 □ 浆膜 □ 黏膜 □ 脉管 □ 神经 □ 脂肪 □ 其他
- **肿瘤性坏死：** □ 无　□ 有，约占肿瘤的 5 %
- **其他病理特征：**
- **手术切缘：** ■ 阴性 □ 阳性
- **淋巴结：** 无
- **免疫组织化学：** CD117 ＋　DOG-1 ＋　CD34 ＋　Ki-67　30%

病例3图3　组织病理学检测

基因检测：（KIT exon 9，11，13，15；PDGFR-α exon 12，14，18）：KIT exon 11（M552-W557 del）。

术后诊断：胃体间质瘤（高危）。

术后辅助治疗方案：伊马替尼400mg，qd。治疗时间：5年。

（六）随访

每月复查血常规、肝肾功能，每半年复查甲功和腹部增强CT。患者口服1年伊马替尼后自行停药，停药后1年，复查腹部增强CT提示肿瘤复发，如病例3图4所示。

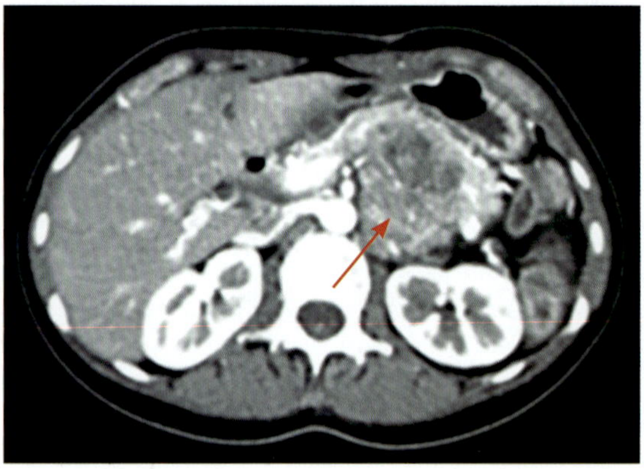

病例3图4　复查腹部增强CT图像

腹部增强CT：胃体后方见约5.7cm × 8.1cm混杂密度肿块，不均匀强化，向胰腺后方生长，胰腺、脾血管与病变分界不清，腹腔干旁淋巴结显示。

肿瘤复发后，口服伊马替尼（格列卫）持续治疗3年后复查腹部增强CT提示：未见肿瘤。（继续格列卫治疗1年后，复查腹部增强CT示肿瘤明显缩小，大小2.4cm × 3.1cm，继续口服格列卫，每年复查腹部增强CT，肿瘤持续缩小，3年后复查腹部增强CT示未见肿瘤。）后续维持格列卫治疗，半年复查腹部增强CT检查。

例2：小肠间质瘤

一、病历摘要

（一）基本信息

主诉：小肠间质瘤术后9年，发现腹腔包块20天。

现病史：9年前患者因排尿困难在外院行腹部CT检查发现腹腔包块，考虑诊断为“胃肠道间质瘤”，行“腹腔肿瘤切除术”，术后诊断为“小肠间质瘤（核分裂象>5个/50HPF，高风险度），基因检测：KIT exon 11（V569-L576del）”，予以伊马替尼治疗，规律用药，门诊定期随访。20天前于我院复查腹部增强CT示“小肠吻合口团块，吻合口右下方，结肠肝曲外下方多发强化低密度结节，考虑肿瘤复发”。为求进一步治疗收入我科。

既往史：一般情况良好，小肠间质瘤切除术后9年，长期口服伊马替尼治疗。否认肝炎，结核或其他传染病史，无过敏史，无外伤史，无输血史，无特殊病史。

个人史：长期居住于原籍，无冶游史，无吸毒史，无吸烟、饮酒史。

家族史：否认家族性遗传病及肿瘤病史。

（二）体格检查

生命体征平稳，全身浅表淋巴结未扪及。腹部平坦，未见肠型蠕动波，未见瘀点、瘀斑、出血点；触之软，上腹压痛不适，无反跳痛及腹肌紧张，未触及腹部包块。肝脾未扪及结节，腹部叩诊为鼓音，肝浊音界正常，移动性浊音（-），肠鸣音无明显异常，未闻及血管杂音及摩擦音。

（三）辅助检查

1. 血常规、肝肾功能、凝血功能等实验室检查无明显异常。

2. CT全腹部增强扫描　示小肠吻合口团块，吻合口右下方，结肠肝曲外下方多发强化低密度结节，考虑肿瘤复发，如病例3图5所示。

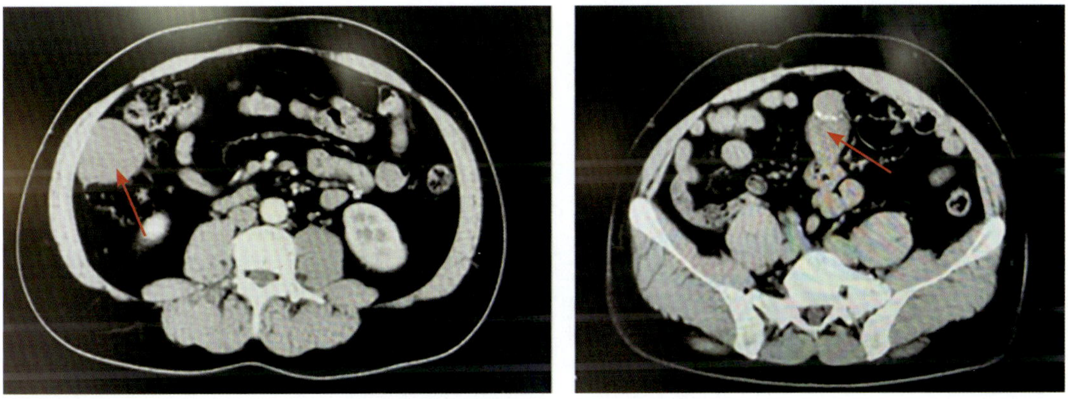

病例3图5　复查腹部增强CT图像

（四）诊断

腹腔包块：小肠间质瘤复发？

（五）诊疗经过

经MDT讨论后，考虑患者在服用伊马替尼过程中复发，多已出现耐药，CT评估肿瘤可切除，因此建议行手术治疗。遂于全麻下行“小肠复发恶性间质瘤切除术+肠粘连松解术”。术中见：腹腔内广泛粘连，腹腔内探查见4个肿瘤，分布于原手术吻合口、吻合口下方，肠系膜及结肠肝曲右下方腹膜处，探查肝、胆、胰、脾、结肠等，均未探及明显肿块，腹膜其他部位未见种植灶。术中完整切除4处肿瘤。术中快速冰冻病理检查示：梭形细胞肿瘤，手术切缘阴性。

术后病理诊断：

组织学检测（病例3图6）：肿瘤最大直径4cm，核分裂象因口服格列卫治疗，评估困难。

组织免疫组化：CD117（+）、DOG-1（+）、CD34（+）及Ki67（1-2%）。

- **肿瘤来源：** □原发 ■术后复发 □ 转移
- **发生部位：**
  □ 食管 □胃 ■ 小肠 □ 结肠 □ 直肠 □ 阑尾 □ 网膜 ■肠系膜
  □ 盆腔 □腹膜后 □ 其他
- **具体位置(可复选)：** ■黏膜下 □ 肌壁内 □ 浆膜下 ■浆膜外 □ 其他
- **组织学类型：**
  ■梭形细胞型 □上皮样细胞型 □混合细胞型 □多形性 □黏液样
- **肿瘤大小：** 4*4 cm（长径 × 横径 × 纵径 cm）
- **核分裂象数：** □ ≤ 5/50HPF □ > 5/50HPF
- **肿瘤包膜完整与否：** ■是 □否
- **未知肿瘤性浸润：** ■ 无 □浆膜 □黏膜 □脉管 □神经 □脂肪 □其他
- **肿瘤性坏死：** □无 □有，约占肿瘤的____%
- **其他病理特征：**
- **手术切缘：** ■阴性 □阳性
- **淋巴结：** 无
- **免疫组织化学：** CD117 + DOG-1 + CD34 + Ki-67 1-2%

病例3图6 组织病理学检测

基因检测：（KIT exon 9，11，13，15；PDGFR-α exon 12，14，18），与首次手术后基因检测结果相同。

术后诊断：小肠间质瘤术后腹腔复发。

随访：术后前3年每4个月随访1次，术后3～5年每6个月随访1次，未发现肿瘤复发，每1年随访。

随访检查：每月复查血常规、肝肾功能，半年复查甲功和腹部增强CT。

二、病例分析

病例特点：两个病例都是术后辅助治疗后腹腔内肿瘤复发进展。

病例1：胃间质瘤术后未按规范完成辅助治疗疗程，后肿瘤复发，经综合评估后患者继续口服伊马替尼治疗，在持续治疗3年后肿瘤达到临床治愈。

病例2：小肠间质瘤术后患者按规范完成辅助治疗疗程，在术后的第9年出现肿瘤复发，经评估后予以复发肿瘤切除术。胃间质瘤患者术后辅助治疗时间不长，自行停药出现肿瘤进展，患者出现继发耐药的可能性较低，因此予以继续口服伊马替尼治疗，而小肠间质瘤患者是口服9年的伊马替尼后出现肿瘤进展，患者已出现继发耐药，术前评估肿瘤尚能切除，手术副损伤可控，予以手术切除复发病灶，予以基因检测，调整术后辅助治疗药物。两个病例提示：①胃肠道间质瘤患者需要长期密切的全程管理，加强疾病的患者教育，提高患者服药和定期复查的依从性；②MDT多科协作诊疗非常重要，应根据患者肿瘤位置、分期、基因检测、服药情况等制订个体化的诊疗方案，从而提高胃肠间质瘤患者的长期生存率和生活质量。

胃肠道间质瘤的诊疗需要临床多学科的参与，特别是放射科对胃肠道间质瘤患者术后复发进展的评估，尤其是对复发小病灶的及时诊断有非常大的临床意义，病理科对复发病灶的风险评估和基因检测，有助于指导临床辅助治疗药物的选择和预后的评估。

三、疾病介绍

（一）概述

胃肠间质瘤（gastrointestinal Stromal Tumor，GIST）是胃肠道最常见的间叶源性肿瘤，该疾病的发病率呈现明显升高趋势，在发病的各个年龄段中，以50～70岁为主，是迄今为止靶向药物应用于实体肿瘤治疗中最成功的案例。

GIST主要由突变的c-kit或血小板源性生长因子受体α（PDGFRA）基因驱动，还包括野生型的间质瘤，组织学上富于梭形细胞，上皮样细胞，偶尔为多形性细胞，呈束状，弥漫片状排列，大部分GIST表达c-kit基因蛋白产物CD117。推荐用于GIST鉴别诊断的一组分子包括CD117、DOG1、CD34、a-SMA、S-100、desmin、琥珀酸脱氢酶B（SDHB）和Ki67，对于野生型GIST，可酌情增加SDHA或其他指标如检测BRAF基因V600E突变的抗体。免疫组化检测建议加用含上述抗体阳性反应组织的对照芯片。建议对胃肠道间质瘤予以基因检测，KIT和PDGFRA基因是最常见的两个突变推荐检测点，至少包括KIT基因第9、11、13、17外显子和PDGFRA基因第12、第18外显子，上述位点未检测到基因突变者，有条件的实验室可以加做上述基因的其他外显子，或加做BRAF和SDH基因检测，或选择二代测序技术进行筛查。目前关于二代基因测序（Next Generation Sequencing，NGS）与液体活检（Liquid Biopsy）在GIST领域中应用的报道较少，据报道其可检测到少见的突变类型，并可能提早发现继发基因突变，具有潜在的可应用性。鉴于NGS和液体活检的可靠性和临床价值尚有待于进一步评估，推荐NGS与液体活检可用于探索性研究。

GIST的影像学检查主要依据腹部增强CT。若患者无法使用CT造影剂或存在直肠原发肿瘤，则可采用MRI，FDG-PET联合CT（即PET-CT）来评估原发肿瘤不常推荐。CT 兼顾循证医学证据与可及性、普适性，在GIST术前定位定性、诊断与鉴别诊断、范围测量、成分区分、周围器官侵犯及可切除性评价、危险度分级、播散转移和术前靶向治疗评效等方面具有重要价值，是GIST诊疗评估的常规方法。扫描范围依据肿瘤部位可以从膈顶到盆底，平扫、动脉期及静脉期三期扫描，层厚≤5mm，灵活应用窗技术，并重建轴位、冠状位及矢状位，全面评估病变。MRI及PET-CT作为CT增强扫描禁忌或诊断存疑时的备选，CT造影剂过敏者或怀疑肝转移者建议行MRI检查，MRI扩散成像（DWI）有助于检出转移小病灶及评价靶向治疗疗效。PET-CT可作为CT疑诊远处转移的进一步确诊手段，也可为靶向治疗疗效的早期评价提供敏感指标，但目前不做常规推荐。GIST在影像学上表现为结节或肿块形态，根据病灶与胃肠道壁的相对位置关系分为壁间型（Ⅰ型）、内生型（Ⅱ型）、外生型（Ⅲ型）及哑铃型（Ⅳ型）。Ⅲ型GIST 较大且外生明显时须与胃周器官来源的肿瘤鉴别，可参考起源血管。Ⅱ型GIST可借助桥样皱襞征象与肿块型胃癌鉴别。GIST为富血供肿瘤，在CT影像上多呈不均匀中高强化，可结合部位、形态、强化特征、肿大淋巴结等与平滑肌瘤、神经鞘瘤等其他胃黏膜下来源的少见肿瘤鉴别。规范的GIST影像学报告应描述肿瘤位置、大小、边缘轮廓、生长方式、溃疡形态、变性坏死、侵犯范围、远处转移等。

近年来，随着对GIST生物学行为认识的不断深入，以及分子病理学、影像学、微创技术、分子靶向治疗等诊疗技术的进步，GIST的诊疗模式已经发展为以外科治疗为主并联合内科、病理科、消化内镜、肿瘤科和影像科等在内的多学科综合诊治模式。外科手术切除仍是GIST最主要和最有效的治疗手段。GIST术后有复发风险，若术后不进行药物干预，复发转移率较高，术后中位复发转移时间为2年，因此准确地预测患者术后复发风险尤为重要。目前常用的风险评估标准有Fletcher分级标准，美国武装部队病理研究所（AFIP）分级标准，改良的美国国立卫生研究院（NIH）分级标准，其中以改良版NIH 2008标准准确性高，临床上应用广泛（病例3表1）。

病例3表1　NIH 2008 改良版风险评估标准

危险度分级	肿瘤大小（cm）	核分裂象数	肿瘤原发部位
极低危	≤ 2	≤ 5	任何部位
低危	2.1 ～ 5.0	≤ 5	任何部位
中危	2.1 ～ 5.0	＞ 5	胃
	＜ 2	6 ～ 10	任何部位
	5.1 ～ 10	≤ 5	胃
高危	任意大小	任意数值	肿瘤破裂
	＞ 10	任意数值	任何部位
	任意大小	任意数值	任何部位
	＞ 5	＞ 5	任何部位
	2.1 ～ 5.0	＞ 5	非胃
	5.1 ～ 10.0	≤ 5	非胃

原发局限性GIST患者在术后5年的生存率可高达60%左右，而对于进展期的患者来说，该类患者预后不佳，通过应用靶向药物进行辅助治疗，可延长生存期。

目前，对于直径≤2cm的胃小GIST处理需根据其超声内镜下风险分级来具体抉择。在 2018年版的共识中提出，如果胃肠间质瘤患者无明显的临床症状，可以使用超声内镜检查手段，排除高危因素后，可以间隔6个月进行超声内镜随访。如合并不良因素，应及时手术切除，手术切缘距肿瘤边缘2～3cm即可，不常规施行淋巴结清扫。若在手术过程中疑有周围脏器浸润，应行联合脏器切除术。若患者伴有单个肝转移，可实施相应肝段切除。位于非胃的其他部位的GIST，由于该类间质瘤的恶性程度高，需进行手术切除，若肿瘤位于特殊部位，定期监测，必要时需要进行手术切除。

（二）治疗

1．手术治疗　GIST手术治疗基本原则是通过外科手术完整切除肿瘤，保证切缘的组织学阴性，不推荐常规淋巴结清扫，术中避免肿瘤破裂和注意保护肿瘤假性包膜完整。①手术目标是尽量争取R0切除，如果初次手术为R1切除，术后切缘阳性，目前倾向于进行分子靶向药物治疗，而不主张再次补充手术。如再次切除手术简易并且不影响器官主要功能，也可以考虑再次切除；②GIST很少发生淋巴结转移，故一般情况下不需要常规清扫，而对于年轻的胃GIST患者，如术中发现病理性肿大淋巴结的情况，须考虑有SDH缺陷型野生型GIST的可能，应切除病变淋巴结；③术中应注意细心轻柔操作，注意保护肿瘤假性包膜的完整，避免肿瘤破裂。肿瘤破溃的原因包括术前发生的自发性肿瘤破溃以及术中操作不当造成的医源性破溃，胃肠道内破裂可造成出血，胃肠道外破裂则腹腔内种植转移不可避免，一旦发生破裂，手术以处理外科急症（出血、梗阻等）和获取病理学诊断为主要目的，根据术中手术风险程度应考虑尽量清除肉眼可见肿瘤组织；④完整切除肿瘤的同时，应充分考虑保留胃肠道功能，如切除贲门、幽门附近的肿瘤时应尽量保留贲门和幽门功能；⑤GIST引起完全性肠梗阻、消化道穿孔、保守治疗无效的消化道大出血以及肿瘤自发破裂引起腹腔大出血时，须行急诊手术；⑥随着腹腔镜技术的日益成熟，对于适宜部位合适大小的GIST，在有治疗经验的单位建议行腹腔镜手术，在达到完整切除肿瘤的同时尽量减少患者创伤，加快患者术后恢复。开腹手术目前仍是GIST最常用的手术方式，但有对腹壁组织损伤较大、脏器功能影响明显、术后恢复时间长等缺点。区段或楔形切除是最常用的局部切除方法。临床上部分患者发现病变时肿瘤最大直径常>5cm，多需常规开放手术治疗，注意在手术中需要保护患者的肿瘤假性包膜的完整性，这样可以避免手术中肿瘤破裂，也可以避免肿瘤转移等情况的发生，减少术后并发生风险。

2．腹腔镜手术　在减少术后并发症、加快术后恢复等方面效果十分显著。近年来腹腔镜手术适应证不断扩大，肿瘤部位、大小及GIST的生长方式对于是否选择腹腔镜手术很重要。准确地定位和避免腹腔内肿瘤种植播散是手术成功的关键。腹腔镜手术治疗GIST同样遵循开腹手术的基本原则。手术中要遵循“非接触、少挤压”的原则，注意避免肿瘤破溃播散，导致腹腔种植或血行转移，必须使用“取物袋”，应避免为追求微创和切口小而分块切取肿瘤取出，影响术后的病理学评估。胃GIST的腹腔镜手术治疗适应证一般推荐：①肿瘤直径2～5cm；②肿瘤位于腹腔镜下易操作的部位（如胃大弯、胃前壁）；③辅助检查提示肿瘤边界清晰，质地均匀，呈外生性生长，无胃外侵犯和腹腔转移征象的原发局限性的胃GIST可行腹腔镜手术治疗。其他部位或肿瘤直径>5cm的容易操作部位的胃GIST，在具有丰富腹腔镜手术经验的中心可尝试行腹腔镜手术治疗，如肿瘤需要较大腹部切口才能完整取出，不建议应用腹腔镜手术。一般较小的十二指肠GIST，特别是向腔外生长的肿瘤，可谨慎应用腹腔镜手术治疗；空回肠GIST 行腹腔镜手术的意义主要在于探查、定位，对于瘤体比较游离的直径≤5cm小肠GIST，可考虑行腹腔镜手术切除，但手术探查必须轻柔、有序，一定要避免瘤体破裂。部分腹膜后EGIST，如肾上腺区较小的EGIST可考虑行腹腔镜手术。

3．内镜治疗　其特点在于患者的体表没有创口，其是利用人体自然通道，便于病灶切除，具有显著优势，但是手术切缘阳性问题较难解决。研究认为，多数疾病由于肿瘤的生长方式有所不同，肿瘤的瘤体与周围肌层的组织界限不够清楚，因此在内镜下实施根治性手术较为困难，故仅限于在经验丰富的内镜中心进行探索性治疗和研究，不作为常规治疗手段。GIST无论大小均有潜在恶性可能，考虑到定期随访有可能会增加病人的心理和经济负担，而GIST一旦增大，恶性程度可能增加，且可能失去了微创尤其是内镜治疗的机会。因此，对于肿瘤直径＜2cm的GIST，如不能规律随访或随访期内瘤体短时间增大及内镜治疗意愿强烈的患者可选择行内镜下切除。对于肿瘤直径＞2cm的低风险GIST，术前评估除外淋巴结或远处转移者，在保证肿瘤可完整切除的前提下，可考虑在内镜治疗技术成熟的单位由具丰富经验的内镜医师开展内镜下切除。为了准确评估肿瘤复发风险及减少肿瘤播散风险，不建议对切除的肿瘤标本进行切割后取出。因此，内镜治疗不适合应用于较大的GIST。

4．内镜和腹腔镜联合治疗　若黏膜下肿瘤体积较小，内镜治疗具有多种优势，例如微创、定位准确、高检出率等。若深层病灶的直径较大，而通过采取腹腔镜技术，具有病灶完整切除、操作视野清晰等优势，能促进患者早期康复。而双镜联合可取长补短而获得更佳疗效。对于直径较大、发源于固有肌层、腔外生长型的GIST，可考虑内镜辅助腹腔镜切除。手术时可利用内镜光源准确定位病灶；对贲门、幽门管等特殊位置的GIST，腹腔镜下切除后内镜检查可了解有无消化道狭窄，对于患者采取充气漏气实验，能对患者有无胃肠漏情况进行了解，将手术安全性显著提高。对于浸润深度低于黏膜下层的GIST，宜选择腹腔镜辅助内镜治疗，手术全程在腹腔镜监控下进行，对内镜切除过程中出现穿孔等术中情况可及时进行缝补处理，如内镜操作过程中评估难度大，无法完成时可立即转行腹腔镜下手术切除病灶。

基于目前有限的循证医学证据，外科治疗应在选择性的病例中谨慎地开展，外科医师须综合病人病情、依从性、经济状况以及自身经验和手术能力（尤其是应对术中突发事件的能力），慎重对复发转移性GIST病人制订治疗方案。复发转移性GIST 应在TKI治疗期间每隔3个月内进行影像学评估，以判断残余病灶是否转化为可切除病灶，以改良的Choi标准或RECIST 1.1版标准为依据，经过多学科综合治疗协作组（MDT）评估后和充分的医患沟通后谨慎选择手术。手术的总体原则为控制风险，尽可能完成较满意的减瘤手术，尤其是完整切除TKI抵抗病灶，并在不增加风险的前提下尽可能多地切除对TKI治疗有反应的病灶；尽量保留器官功能，尽可能保证病人术后生活质量，术前充分备血，输尿管逆行置管可减少输尿管损伤机会；术后尽早恢复分子靶向治疗。

手术范围不宜太大或并发症风险过高，否则一旦出现严重的术后并发症（如漏），病人将无法在术后短期恢复应用靶向治疗，从而可能导致肿瘤快速进展。有条件者均应尽可能多的切除腹腔转移肿瘤。肠系膜和腹膜种植GIST应尽量选择单纯肿瘤切除，避免切除过多的肠管和壁层腹膜；除非所有肿瘤能够完全切除，否则应尽可能避免联合器官切除。如为二次或多次手术，注意耐心仔细分离粘连，辨认解剖结构。复发转移性GIST常较原发局限性GIST血供更丰富，特别是耐药肿瘤和位于盆腔的种植肿瘤，沿肿瘤包膜分离，使包膜完整，可减少出血。伊马替尼治疗有效的病灶处理常较容易，而进展病灶包膜常欠完整，特别是盆腔病灶，剥离面渗血较多。

5．术后辅助治疗　中国GIST诊疗专家共识2017版（基于NIH 2008版改良）指出危险度评估具有中高危复发风险的病人作为辅助治疗的适应人群。PDGFRA外显子18 D842V突变GIST及神经纤维瘤病1（NF1）相关GIST病人对IM（前文未涉及关于“IM”缩写）原发耐药，辅助治疗未能获益，不推荐给予IM辅助治疗。c-KIT外显子9突变、野生型GIST能否从辅助治疗中获益存在争议，相关研究样本量小，证据级别尚不够充分，暂不能作为评估辅助治疗适应证的依据。而对SDHB表达缺失的GIST患者目前尚无诊疗共识。不论何种基因类型，推荐IM辅助治疗的剂量均为400mg/d。研究表明，c-KIT外显子9突变GIST，接受IM 400mg/d辅助治疗能否获益存在争议，但目前尚无充分证据支持c-KIT外显子9突变患者辅助治疗应增加剂量至600mg/d或800mg/d，国人对于大剂量的IM治疗的耐受性相对较差。非胃（主要为小肠、结直肠）来源的中危GIST危险度高于胃来源的中危GIST，复发风险相对偏高，建议对非胃来源的GIST，IM辅助治疗3年；胃来源的GIST，IM辅助治疗1年；高度复发风险GIST，辅助治疗时间至少3年；发生肿瘤破裂患者，可以考虑延长辅助治疗时间。

原发性GIST患者手术切除率约85%，总体术后复发率＞50%，5年总体生存率约为50% 。因此，术后辅助治疗对于GIST患者十分重要。目前认为，中高危复发风险的患者术后应予伊马替尼辅助治疗，初始推荐剂量为400mg/d。PDGFRA外显子8D842V突变GIST对伊马替尼原发耐药，患者无法从中获益，故不推荐给予伊马替尼辅助疗。kit外显子9突变及野生型 GIST能否从辅助治疗中获益还缺乏证据。手术后的最佳给药时间还没有统一的结论，目前建议对中度复发风险的患者（胃来源GIST），在手术后的治疗时间可以为1年；而非胃部来源的患者，可以持续治疗3年，对高度复发风险的患者，可以持续治疗3年以上。伊马替尼是GIST的一线治疗药物，首次剂量为400mg/d，若该药物治疗有效，可以持续进行用药，在该药物治疗的初始阶段，多数患者取得显著效果，但是部分患者存在继发耐药情况，指南中指出，通过将该药物剂量增加，利于患者取得显著效果，尤其对c-kit突变者。舒尼替尼是二线治疗药物，也是多靶点TKI药物。若患者存在局限性进展，采用伊马替尼增加剂量治疗。若患者上述治疗失败，可应用三线治疗药物。目前有研究显示，通过采用免疫治疗，容易利于患者机体抗肿瘤免疫，将治疗效果显著提高，预防耐药情况。

目前已公认基因突变类型与药物疗效有关，外显子11突变对伊马替尼疗效好，而外显子9突变则对舒尼替尼效果好。但是对于伊马替尼治疗GIST，应注意到其原发耐药的问题，15%～20%的病例为原发耐药，而服药过程中在一年以后或多或少出现继发耐药使病情进展，在此情况下，常需要给予加量，但对于中国人来说耐受800mg很困难，因此以600mg为每日的推荐量。继发性耐药通常是由于在KIT和PDGFRα基因中出现与原始基因突变位点不同的继发性突变。继发性突变经常发生在由KIT外显子13和14以及PDGFRα外显子14和15编码的激酶ATP结合口袋中，或者发生在负责编码通过KIT外显子17和18以及PDGFRα外显子18的激活环开关中。舒尼替尼和瑞戈非尼作为二线和三线靶向药物，能够针对以上部分基因突变类型发挥治疗作用，但并非全部。虽然上述靶向药物对晚期GIST患者的预后有显著效果，但由于GIST的肿瘤异质性，随着治疗时间的推移，肿瘤基因继发性突变引起耐药，使得传统的靶向药物不能满足临床需求。因此，晚期GIST患者需要一种能够抑制广谱受体酪氨酸激酶突变体的有效药物。瑞派替尼（ripretinib）是一种新型的开关调控酪氨酸激酶抑制剂，对多种KIT和PDGFRα突变体具有活性。现已被美国FDA批准作为GIST患者的四线治疗用药。并且最新版的《NCCN胃肠间质瘤指南》和中国临床肿瘤学会2022版的《胃肠间质瘤诊疗指南》都将瑞派替尼作为首选的四线药物。瑞派替尼可在临床上改善晚期GIST患者的预后，其疗效、安全性和药代动力学特征与Ⅲ期INVICTUS研究一致，试验结果支持了瑞派替尼作为中国晚期GIST患者的四线或后线治疗。瑞派替尼与舒尼替尼相比，在肿瘤无进展生存（progression free survival，PFS）方面未发现明显优势，但在安全性、AE发生率以及患者耐受性方面优于舒尼替尼。阿伐替尼针对于PDGFRα外显子18 D842V突变的患者具有显著的疗效，其安全性和有效性在NAVIGATOR（NCT02508532）和VOYAGER（NCT03465722）研究中得到证实，被推荐作为此类基因突变类型GIST患者的一线治疗及新辅助治疗。法米替尼是舒尼替尼的结构类似物，是cKIT、VEGFR-2、VEGFR-3、PDGFR、FLT3和RET等基因靶点的受体酪氨酸激酶抑制剂。体外研究报告显示，法米替尼对VEGFR-2的IC50值为4.7nmol/L，瑞派替尼的IC50值＜10nmol/L，间已经达到指南推荐时间的复发胃肠道间质瘤，我们评估能够手术切除，立即予以手术，术后根据肿瘤基因检测结果调整后续辅助治疗方案，可以使患者更加获益。TKI药物耐药是晚期GIST患者治疗面临的挑战，需探索GIST中的其他新型药物或治疗方法，进一步提升疗效。

（病例提供：王　勇　四川大学华西医院）

（点评专家：伍晓汀　四川大学华西医院）

参考文献

[1]Wada N，Kurokawa Y，Takahashi T，et al.Detecting secondary c-KIT mutations in the peripheral blood of patients with imatinib resistant gastrointestinal stromal tumor[J]. Oncology，2016，90（2）：112-117.

[2]Gao J，Li J，Li Y，et al.Intratumoral KIT mutational heterogeneity and recurrent KIT/PDGFRA mutations in KIT/PDGFRA wild- type gastrointestinal stromal tumors[J]. Oncotarget，2016，7（21）：30241-30249.

[3]Choi H，Charnsangavej C，Faria SC，et al.Correlation of computed tomography and positron emission tomography in patients with metastatic gastrointestinal stromal tumor treated at a single institution with imatinib mesylate：proposal of new computed tomography response criteria[J].J Clin Oncol，2007，25（13）：1753-1759.

[4]von Mehren M，Randall RL，Benjamin RS，et al.Soft Tissue Sarcoma，Version 2.2018，NCCN Clinical Practice Guidelines in Oncology[J].J Natl Compr Canc Netw，2018，16（5）：536-563.

[5]Tang L，Zhang XP，Sun YS，et al.Gastrointestinal stromal tumors treated with imatinib mesylate：Apparent diffusion coefficient in the evaluation of therapy response in patients[J]. Radiology，2011，258（3）：729-738.

[6]Kim JY，Lee JH，Nam JG，et al.Value of tumor vessel sign in isolated circumscribed hypervascular abdominopelvic mesenchymal tumors on multidetector computed tomography[J]. J Comput Assist Tomogr，2014，38（5）：747-752.

[7]Choi YR，Kim SH，Kim SA，et al.Differentiation of large（≥5cm）gastrointestinal stromal tumors from benign subepithelial tumors in the stomach：radiologists' performance using CT[J].Eur J Radiol，2013，83（2）：250-260.

[8]Herzberg M，Beer M，Anupindi S，et al.Imaging pediatric gastrointestinal stromal tumor（GIST）[J].J Pediatr Surg，2018. pii：S0022-3468（18）30233-1.

[9]DeMatteo RP，Lewis JJ，Leung D，et al. Two hundred gastrointestinal stromal tumors：recurrence pattern and prognostic factors for survival [J].Ann Surg，2000，231（3），51-58.

[10]Mudan SS，Conlon KC，Woodruff JM，et al. Salvage surgery for patients with recurrent gastrointestinal sarcoma：prognostic factors to guide patient selection[J]，Cancer，2000，88（1）：66-74.

[11]中国医师协会外科医师分会胃肠道间质瘤诊疗专业委员会，中华医学会外科学分会胃肠外科学组.胃肠间质瘤规范化外科治疗中国专家共识（2018 版）[J].中国实用外科杂志，2018，38（9）：965-973.

[12]邓海山，冯跃，杭天，等.腹腔镜手术联合靶向治疗胃肠间质瘤28例疗效分析[J].浙江创伤外科，2019，24（3）：503-505.

[13]曾令雯，刘衡，王显高，等.胃肠间质瘤肝转移 TACE治疗3例疗效分析并文献复习[J].影像研究与医学应用，2019，3（6）：220-221.

[14]Doyle LA，Nelson D，Heinrich MC，et al.Loss of succinate dehydrogenase subunit B（SDHB）expression is limited to a distinctive subset of gastric wild-type gastrointestinal stromal tumours：a comprehensive genotype-phenotype correlation study[J]. Histopathology，2012，61（5）：801-809.

[15]Huang CM，Chen QF，Lin JX，et al.Can laparoscopic surgery be applied in gastric gastrointestinal stromal tumors located in unfavorable sites? A study based on the NCCN guidelines[J].Medicine（Baltimore），2017，96（14）：e6535.

[16]Andalib I，Yeoun D，Reddy R，et al.Endoscopic resection of gastric gastrointestinal stromal tumors originating from the muscularis propria layer in North America：methods and feasibility data[J].Surg Endosc，2018，32（4）：1787-1792.

[17]An W，Sun PB，Gao J，et al.Endoscopic submucosal dissection for gastric gastrointestinal stromal tumors：a retrospective cohort study[J].Surg Endosc，2017，31（11）：4522-4531.

[18]Dematteo RP，Ballman KV，Antonescu CR，et al.Adjuvant imatinib mesylate after resection of localised，primary gastrointestinal stromal tumour：a randomised，double-blind，placebo- controlled trial[J].Lancet，2009，373（9669）：1097-1104.

[19]Li J，Gong JF，Wu AW，et al.Post-operative imatinib in patients with intermediate or

high risk gastrointestinal stromal tumor [J].Eur J Surg Oncol，2011，37（4）：319-324.

[20]Joensuu H，Eriksson M，Sundby Hall K，et al.One vs three years of adjuvant imatinib for operable gastrointestinal stromal tumor：a randomized trial[J].JAMA，2012，307（12）：1265-1272.

[21]Lin JX，Chen QF，Zheng CH，et al.Is 3-years duration of adjuvant imatinib mesylate treatment sufficient for patients with high- risk gastrointestinal stromal tumor? A study based on long-term follow- up[J].J Cancer Res Clin Oncol，2017，143（4）：727-734.

[22]Wu X，Li J，Shen L，et al.Imatinib adjuvant therapy in intermediate risk gastrointestinal stromal tumor：a multi-center restrospective study［R］.SaoPaulo：The 11th International Gastric Cancer Congress，2015.

[23]梁雪，畅通，胡思畅，等.胃肠道间质瘤的免疫治疗研究进展[J].细胞与分子免疫学杂志，2017，33（5）：715-718.

[24]Wu H，Wang Y，Chen JT，et al.Anticancer effects of dietary administraticoisolariciresinol diglucoside in a patient of gastrointestinal stromal tuon of secoisolar iciresinol diglucoside in a patient of gastrointestinal stromal tumor：a case report[J].International Journal of Surgery Oncology，2021，5（6）：103.

[25]孙杨承，郑松，陆一丹.家族性胃肠道间质瘤的研究进展[J].中华消化杂志，2019，39（3）：207-209.

[26]王军，张文胜，裴效瑞，等.胃肠道间质瘤临床诊断与治疗研究进展[J].中国肿瘤临床与康复，2019，26（1）：128-130.

[27]Gajiwala KS，Wu JC，Christensen J，et al. KIT kinase mutants show unique mechanisms of drug resistance to imatinib and sunitinib in gastrointestinal stromal tumor patients[J].Proc Natl Acad Sci USA，2009，106（5）：1542-1547.

[28]Smith BD，Kaufman MD，Lu WP，et al.Ripretinib（DCC2618）is a switch control kinase inhibitor of a broad spectrum of oncogenic and drug-resistant KIT and PDGFRA variants[J].Cancer Cell，2019，35（5）：738-751.

[29]Patel SR，Reichardt P.An updated review of the treatment landscape for advanced gastrointestinal stromal tumors[J].Cancer，2021，127（13）：2187-2195.

[30]Cao H，Wang M.Act following etiquette and change with time：analysis and discussion on the difference between the current guidelines and clinical practice of gastrointestinal stromal

tumor[J].Chinese Journal of Gastrointestinal Surgery，2021，24（9）：749-757.

[31]中国临床肿瘤学会指南工作委员会.中国临床肿瘤学会（CSCO）胃肠间质瘤诊疗指南2022[M].北京：人民卫生 出版社，2022：52-73.

[32]Li J，Cai S，Zhou Y，et al.Efficacy and safety of ripretinib in chinese patients with advanced gastrointestinal stromal tumors as a fourthor later-line therapy：a multicenter，single-arm，open-label phase Ⅱ study[J].Clin Cancer Res，2022，28（16）：3425-3432.

[33]Bauer S，Jones RL，Blay JY，et al. Ripretinib versus sunitinib in patients with advanced gastrointestinal stromal tumor after treatment with imatinib（INTRIGUE）：a randomized，open-label，phase Ⅲ trial[J].J Clin Oncol，2022，40（34）：3918-3928.

[34]Jones RL，Serrano C，von Mehren M，et al. Avapritinib in unresectable or metastatic PDGFRA D842V-mutant gastrointestinal stromal tumours：long-term efficacy and safety data from the NAVIGATOR phase Ⅰ trial[J]. Eur J Cancer，2021，145132-142.

[35]Kang YK，George S，Jones RL，et al. Avapritinib versus regorafenib in locally advanced unresectable or metastatic GI stromal tumor：a randomized，open-label phase Ⅲ study[J]. J Clin Oncol，2021，39（28）：3128-3139.

[36]Zhou A，Zhang W，Chang C，et al.Phase Ⅰ study of the safety，pharmacokinetics and antitumor activity of famitinib[J].Cancer Chemother Pharmacol，2013，72（5）：1043-1053.

[37]Banks E，Grondine M，Bhavsar D，et al. Discovery and pharmacological characterization of AZD3229，a potent KIT/PDGFRα inhibitor for treatment of gastrointestinal stromal tumors[J]. Sci Transl Med，2020，12（541）：eaaz2481.

[38]Li J，Ye Y，Wang J，et al.Chinese consensus guidelines for diagnosis and management of gastrointestinal stromal tumor[J].Chin J Cancer Res，2017，29（4）：281-293.

[39]徐皓，马利林，徐为，等. 胃肠间质瘤病人服药前后监测伊马替尼血浆浓度意义的中国多中心研究[J].中华胃肠外科杂志，2016，19（11）：1271-1276.

[40]Yin Y，Xiang J，Tang S，et al.A lower dosage of imatinib in patients with gastrointestinal stromal tumors with toxicity of the treatment[J].Medicine（Baltimore），2016，95（49）：e5488.

病例4 食管裂孔疝的外科治疗

一、病历摘要

（一）基本信息

患者男性，65岁。

主诉：反酸、烧心4年余。

现病史：患者4年前无明显诱因出现反酸、烧心不适，偶有恶心，呕吐，呕吐物为胃内容物，伴有剑突下疼痛。予以奥美拉唑、富马酸伏诺拉升片、枸橼酸莫沙必利片、硫糖铝及瑞巴派特片治疗，效果欠佳。起病以来，患者饮食正常，体重无明显减轻。既往健康，无肝炎、结核病史，无血液病病史，无手术、外伤史。

发病以来，体重无明显变化，小便正常，偶有便秘。

既往史：一般情况良好，否认肝炎、结核或其他传染病史，已接种乙肝疫苗、已接种卡介苗、已接种脊灰、已接种麻疹疫苗、已接种百白破疫苗、已接种乙脑，无过敏史，无外伤史，无手术史，无输血史，无特殊病史。

个人史：长期居住于原籍，离退休人员，未到过牧区及疫区，无冶游史，无吸毒史，无吸烟史，无饮酒史。

婚育史：适龄结婚，配偶体健，无离异、再婚、丧偶史。育有1女。

家族史：父亲已故，母亲体健，兄弟姐妹体健，无家族史及遗传病史。

（二）体格检查

一般情况：神清，面色正常，自主呼吸，无发绀。

心肺听诊：心率正常，心音有力，肺部呼吸音清晰，未闻及干湿性啰音。

腹部检查：腹部平坦，未见胃肠型及蠕动波。腹部触诊未及肿物，无压痛、反跳痛，无肌紧张；肠鸣音正常。

（三）辅助检查

血常规检查：白细胞计数及分类正常，血红蛋白、红细胞计数、血小板计数略低于正常值。

数字化X线食管钡餐造影（病例4图1）：食管走行和蠕动未见异常，管腔未见狭窄和扩张，未见充盈缺损和龛影，管壁柔软，黏膜皱襞连续完整，未见紊乱和破坏。站立位贲门开放正常，造影剂通过顺利，仰卧位贲门部上移，食管内造影剂潴留。食管裂孔疝。

胸腹部CT检查：右肺中叶不张实变，其内支气管不均匀狭窄，慢性感染所致？其他？双肺少许结节，多系炎症，请确诊。心脏未见增大；食管裂孔疝；肝脏囊肿；左肾结石或钙化灶。

胃肠动力检查：食管下括约肌静息压降低，EGJ形态（Ⅱ型）；食管体部平滑肌蠕动收缩减弱，符合无效食管动力改变。

24小时食管PH测压：病理性酸反流。

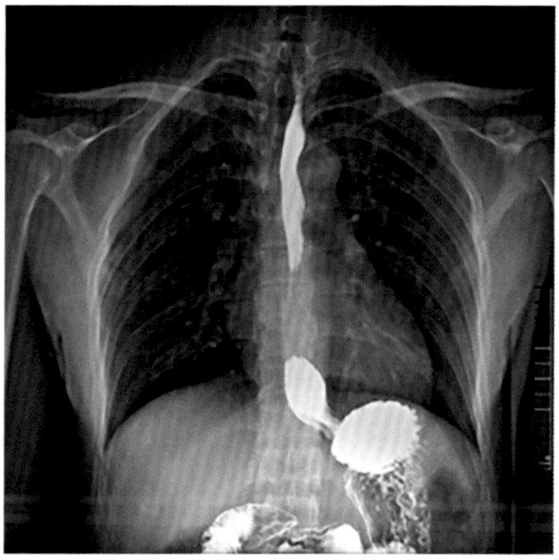

病例4图1　食管钡餐造影

注：显示仰卧位贲门部上移，食管内造影剂潴留，食管裂孔疝。

（四）诊断

食管裂孔疝。

（五）诊疗经过

入院完善相关检查准备，排除手术禁忌，遂行“腹腔镜食管裂孔疝无张力修补术，Toupet折叠抗反流，his角重建抗反流”，手术过程顺利。术中见（病例4图2）：胃、部分横结肠、网膜疝入胸腔，食管裂孔疝疝环直径大小约5cm。部分胃周组织及肠管与疝环口及纵隔粘连，分离粘连后完整将疝入组织回纳入腹腔内。术中用阻断带向上悬吊腹段食管，见左右两侧膈肌脚分离约5cm，予以间断缝合关闭，并于胃底行等均能使腹腔内压力升高，把部分胃挤向增宽，扩大的食管裂孔而诱发本病。

（3）食管挛缩：慢性食管炎，食管下段憩室，溃疡，肿瘤浸润，胸椎后凸，强烈的迷走神经刺激等可引起食管挛缩，食管在长期向上牵拉的作用下，食管下段和贲门逐渐进入膈上而致本病。

（4）手术和外伤：严重的胸腹部损伤，手术所致的食管，胃与膈食管裂孔正常位置改变，或由于手术牵引造成的膈食管韧带和膈食管裂孔的松弛，亦能引起本病。

（三）分类

崔功浩等人（1986）根据构成食管裂孔两侧缘的肌纤维来源，将食管裂孔分为5种类型：

Ⅰ型：自右侧膈脚发起，构成食管裂孔两侧缘。

Ⅱ型：自左内侧膈脚发起构成食管裂孔两侧缘。

Ⅲ型：自右内侧膈脚发起构成食管裂孔左侧缘，来自左内侧膈脚构成食管裂孔右侧缘。

Ⅳ型：来自右内侧膈脚肌纤维构成食管裂孔右侧缘，而来自左膈脚构成食管裂孔左侧缘。

Ⅴ型：来自右内侧膈脚肌纤维构成食管裂孔左侧缘，由主动脉裂孔前方的结缔组织处发起一肌纤维构成食管裂孔右侧缘者，他们发现第Ⅳ型因肌纤维未形成肌环，故无收缩和固定作用，易导致食管，贲门突入胸腔。

（四）临床表现

1. 疼痛　疼痛是最常见的症状，多于进食后0.5 ~ 1.0小时或就寝时发生，可呈轻微的烧灼样痛或强烈的灼痛，部位多位于胸骨后（中或下1/3），剑突下或双季肋区，可向上放射到背部两肩胛间，伴有嗳气或呃逆，常因体位而异，平卧位，弯腰，蹲下，咳嗽，右侧卧位或饱食后用力吸气可以诱发或加重，而站立，半卧位，散步，呕吐食物或嗳气后可减轻，多能在1小时内自行缓解。

此外，约有1/3的食管裂孔疝患者心前区可出现疼痛，且因疼痛发作时刺激迷走神经并反射性引起冠状动脉供血不足，心电图可出现心肌缺血性改变，临床上酷似冠心病，称之为食管-冠状动脉综合征，如果没有特殊检查方法，食管的肌性疼痛与心绞痛很难区别。

2. 胸骨后烧灼样痛、反流、反酸、打嗝和反胃。主要由胃食管反流引起，多发生于平卧位。

3. 其他症状 食管裂孔疝患者还可能出现下咽困难、反胃、恶心呕吐、声嘶、咽痛、臂-肩疼痛、咳嗽、咯血、上消化道出血等症状。

（五）诊断

1. 食管裂孔疝实验室检查

（1）血红蛋白 食管裂孔疝合并发育不良，或发生食管裂孔疝囊内胃溃疡病慢性出血等，血红蛋白会出现降低。

（2）大便潜血试验 弥漫性食管炎和疝囊内胃溃疡伴有慢性失血时，大便潜血试验阳性。

2. 食管裂孔疝影像学检查

（1）X线检查：X线食管钡餐造影检查是诊断食管裂孔疝的主要方法，可以全面了解胃的形状，位置，食管裂孔大小及胃蠕动改变等。新生儿，婴幼儿采用空气或水溶性造影剂（如12.5%的碘化钠）造影，防止钡剂误吸入呼吸道，年龄较大的病儿，成人患者可选用较稀的钡剂造影。

（2）CT扫描：与胸片相比，CT扫描能准确判断疝的内容物，特别是常规胸片不易发现的网膜，系膜及实质性脏器；能发现食管裂孔的大小及形态，可为制订治疗方案提供依据；因此，当胸部平片检查发现胸腔内异常阴影并怀疑食管裂孔疝时，除常规X线胃肠造影检查外，应行CT检查。

（3）核素^{99m}Tc扫描：能清晰地显示胃的影像，依据胃的影像形状改变特点可明确食管裂孔疝的类型。

3. 食管裂孔疝消化道内镜检查

（1）内镜检查：内镜检查可直接了解食管裂孔疝病理改变，胃食管反流的情况和食管炎的程度，不仅对本病的诊断，确定治疗方案提供重要依据，而且为疗效的判断提供客观指标。

（2）超声内镜检查：超声内镜检查可通过扫描食管壁肌层厚度，食管直径和其长度的改变，来诊断食管裂孔疝及其并发的胃食管反流。

（3）食管压力测定：应用生理测压仪对测定食管下端高压区长度和压力，胃内压力，以及两者压力差的变化。食管裂孔疝患者胃内压高于食管下端压，食管下端高压区变短或消失，其压力及食管与胃的压力差都低于正常对照者。

4. 食管pH测定

（1）标准酸反流试验：通过改变体位，作深吸气，咳嗽等引致食管胃反流的动作，诱发出食管胃反流，根据反流的次数判断反流的程度，在16次易引发反流的动作中正常人反流次数不大于4次，该试验属半定量试验，可协助诊断。

（2）食管pH 24h动态监测：食管pH 24h动态监测被喻为诊断胃食管反流的“金标准”。方法是根据食管动力学测定的下食管高压区的位置，把pH电极定位于其上界上方5cm食管腔内，连续监测该处pH值的变化情况，并根据DeMeester评分法给监测结果打分，正常值为<14.72。

（六）鉴别诊断

食管裂孔疝患者因诊断未明，疼痛反复发作，疗效差及伴有其他多种多样的症状使患者产生焦虑、紧张的情绪而到多个科室求诊。

1. 慢性支气管炎 单纯慢性支气管炎或肺部感染的症状，体征及X线异常影像仅限于肺部，上消化道X线造影检查，CT检查有助于鉴别诊断。

2. 冠心病 冠心病患者胸痛多与劳累有关，并且，在胸痛间歇期常规心电图有异常改变，次极量活动平板试验阳性，影像学检查有助于鉴别诊断。

3. 胆囊炎、胆石症、胆囊炎 胆石症多有发热，黄疸，血象升高，肝功能异常等改变，且B超，CT检查可见胆道系统炎症，结石影像，上消化道X线造影检查有助于鉴别诊断。

4. 消化道出血、贫血 贫血常被疑诊为临床上较常见的血液病，消化道炎症或溃疡，消化道肿瘤引起的出血，忽视了食管裂孔疝存在的可能，应及时行胃镜，消化道X线造影检查进行鉴别诊断。

5. 消化道疾病 食管癌、贲门癌吞咽困难为进行性加重，并伴有消瘦等病史，此种情况须仔细追问病史和查体，并借助X线检查，内镜和病理检查进行鉴别。

（七）治疗

食管裂孔疝治疗的目的在于防止胃食管反流，促进食管排空以及缓和或减少胃酸的分泌，须根据食管裂孔大小，病理分型，是否合并胃食管反流和胃扭转，临床症状轻重缓急，是否有症状等具体情况，选择适当治疗方法，有症状者经内科治疗可以得到不同程度的缓解，症状无法缓解的患者需要进行外科治疗。

1. 非手术治疗 症状轻微的小型食管裂孔疝可首选保守治疗。

（1）饮食调节：多用低脂肪、高蛋白饮食，以增加下食管括约肌的紧张性，并能减少反流；避免刺激性食物，并应禁酒、烟和咖啡；少量多餐，充分利用唾液对胃酸的中和作用；进食要缓慢，避免饱餐，尤忌睡前饱食。

（2）借助于重力作用预防反流：多采用半坐位，坐位或竖立位；餐后不宜立即躺下，养成餐后散步的习惯；睡眠时床头垫高15～20cm以上。

（3）避免增加腹压的因素：如弯腰，裤带过紧，便秘，呕吐，咳嗽，肥胖者应减轻体重。

（4）胃动力药物的应用：可通过增加括约肌的紧张性和促进胃及食管的蠕动，减少反流并促进食管炎的愈合。

（5）治疗食管炎：用H受体拮抗剂或质子泵抑制剂，可使大部分病人的食管炎症状缓解，但需长期服药以观察疗效，可适当应用抗酸剂或中和胃酸的药物。

2．手术治疗 手术的目的是使食管下段及胃食管结合部恢复到其腹腔内的正常位置，并加强下食管括约肌。

（1）手术适应证：①有严重胃食管反流，呕吐频繁，经非手术治疗无效的先天性食管裂孔滑动疝；②并发严重食管炎，溃疡，出血，或出现严重贫血经内科治疗无效者；③严重食管狭窄而行扩张术无效者；④反复出现呼吸道并发症，如反复发生喉炎，咽炎和吸入性肺炎者；⑤膈疝内胃溃疡，胃出血，胃穿孔者；⑥食管旁疝，混合性食管裂孔疝或疝囊巨大，反复嵌顿而产生心肺压迫症状者；⑦反流性食管炎恶变，不能排除恶变或有柱状上皮覆盖者；⑧食管旁疝发生嵌顿，经即刻插入胃管减压不成功或症状不改善者，应急症剖腹探查。

（2）传统的抗反流手术方法：传统的抗反流手术主要通过开腹或开胸术来进行，开腹手术多用于腹腔广泛粘连，腹腔镜手术有禁忌的病人，常用防反流的术式有Nissen胃底折叠术，Belsey手术，Hill胃后固定术等，Nissen手术可经腹或经胸实施，主要通过用胃底包绕食管下端一周抗反流，据报道其有效率达96%，目前认为是较好手术方式；Hill手术是经腹行胃后固定，并缩窄食管胃接合部，应用正确有效率达90%以上；Belsey胃底折叠术是经开胸进行的，长期随访复发率达15%，一些学者认为其疗效较Nissen胃底折叠术差，目前应用较少。

（3）手术方式：经腹入路腹腔镜食管裂孔疝修补术和胃底折叠术：腹腔镜手术治疗食管裂孔疝，因其手术损伤小，术后恢复快，可同时检查腹腔内脏器，处理消化道畸形，且幽门成形和胃底折叠术操作方便，受到临床的欢迎。

四、病例点评

该病例较为典型，且诊治规范。患者术前经影像学检查、内镜检查考虑诊断为食管裂孔疝，积极手术准备后行“腹腔镜下食管裂孔疝无张力修补术、Toupet折叠抗反流，his角重建抗反流”术后患者自感反流症状较前明显好转，随访过程中无并发症发生。

（病例提供：王　永　四川大学华西医院）

（点评专家：雷文章　四川大学华西医院）

参考文献

[1]Kohn GP，Price RR，DeMeester SR，et al.Guidelines for the management of hiatal hernia[J].Surg Endosc，2013，27（12）：4409-4428. doi：10.1007/s00464-013-3173-3.

[2]Castelijns B，Ponten JE，Van de Poll MC，et al.Hiatal Hernia[J].Hernia，2015，19 Suppl 1：S13-17. doi：10.1007/bf03355320

[3]Wang Y，Lv Y，Liu Y，et al.The effect of surgical repair of hiatal hernia（HH）on pulmonary function：a systematic review and meta-analysis[J].Hernia，2023，27（4）：839-848. doi：10.1007/s10029-023-02756-5

[4]Tartaglia E，Cuccurullo D，Guerriero L，et al.The use of biosynthetic mesh in giant hiatal hernia repair：is there a rationale? A 3-year single-center experience[J].Hernia，2021，25（5）：1355-61. doi：10.1007/s10029-020-02273-9

[5]Yuri W.Novitsky.现代疝外科学：理论与技术[M]，天津：天津科技翻译出版有限公司，2018.

病例5 腹壁切口疝的腹腔镜无张力修补术

一、病历摘要

（一）基本信息

患者女性，71岁。

主诉： 十二指肠穿孔术后发现右上腹包块6个月。

现病史： 患者于6个月前因“十二指肠穿孔”于当地医院行“十二指肠穿孔修补术”，术后于右上腹切口部位发现一大小约3cm×4cm包块，站立或咳嗽时突出，平卧时消失，质软，无腹痛腹胀，无恶心呕吐、无便血等不适，为求诊治遂来我院门诊就诊。行腹部CT平扫提示：右上腹腹壁疝，遂以“腹壁切口疝”收入院。起病以来，患者饮食正常，体重无明显减轻。

既往史： 一般情况良好，既往慢性阻塞性肺疾病史6年，长期口服药物治疗，病情控制稳定。无肝炎、结核病史，无血液病病史，无其他手术史、无外伤史。

个人史： 长期居住于原籍，离退休人员，未到过牧区及疫区。无冶游史，无吸毒史，无吸烟史、饮酒史。

婚育史： 适龄结婚，配偶体健，无离异、再婚、丧偶史。育有1子1女。

家族史： 父母已故，兄弟姐妹体健，无家族史及遗传病史。

（二）体格检查

生命体征平稳。腹部平坦，右上腹肋缘下可见一长约5cm手术瘢痕，瘢痕旁可见一4cm×5cm大小包块，质软、活动度好，与周围组织无粘连，站立时突出，平卧时消失，局部可扪及大小约5×6cm大小的腹壁薄弱区，局部无皮肤红肿。未见胃肠型及蠕动波。无压痛、反跳痛，无肌紧张。肠鸣音正常。

（三）辅助检查

实验室检查未见明显异常。

全腹部增强CT（病例5图1）：右上腹壁局部薄弱，腹腔脂肪经薄弱处疝入腹壁肌层之间，腹壁皮下可见瘢痕影。

超声心动图：各房室大小正常。升主动脉增宽，主动脉窦部，肺动脉稍增宽，室间隔及左室后壁厚度及搏幅正常；肺动脉增宽主动脉瓣反流（轻度）左室收缩功能测值正常。

肺功能未见明显异常。

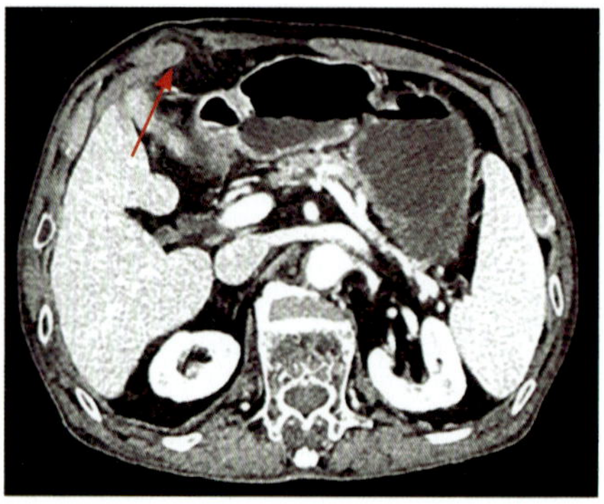

病例5图1 全腹增强CT

注：右上腹壁局部薄弱，腹腔脂肪经薄弱处疝入腹壁肌层之间。

（四）诊断

腹壁切口疝。

（五）诊疗经过

入院完善相关检查及辅助检查准备，排除手术禁忌，在全麻下行“腹腔镜下腹壁切口疝无张力疝修补术、肠粘连松解术、腹壁成形术”，术中见（病例5图2）：腹壁缺损位于原切口下方，缺损大小约4cm×5cm，疝内容物为网膜，不易还纳。使用超声刀予以大网膜及肠粘连松解，并用PDS环线间断缝合关闭疝环缺损行腹壁整形术，腔镜下置入10cm×15cm的德国PFM钛化聚丙烯组织隔离补片修补疝缺损，并用可吸收疝钉枪双圈固定满意，手术顺利，术后给予预防感染、止痛、纠正电解质紊乱等对症治疗。

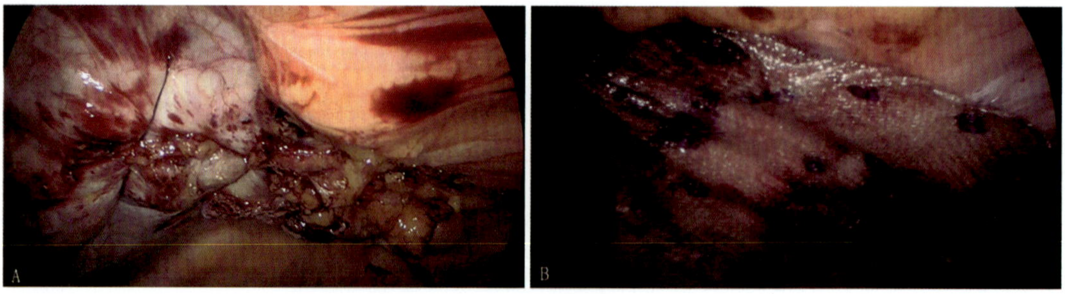

病例5图2 腹壁切口疝患者术中情况

注：A.关闭缺损；B.放置补片。

（六）随访

患者定期随访，1年至今未发现复发。

二、病例分析

该患者为腹壁切口疝，术前影像学检查提示：右上腹壁局部薄弱，腹腔脂肪经薄弱处疝入腹壁肌层之间。经评估患者无手术禁忌，可耐受手术治疗，遂行“腹腔镜下腹壁切口疝无张力疝修补术、肠粘连松解术、腹壁成形术”，术后嘱患者腹带加压固定1年，3个月内避免剧烈活动及提拿重物，定期随访，手术效果佳。

三、疾病介绍

（一）概述

腹壁切口疝是由于腹部手术后，腹壁起主要支持作用的肌腱膜层愈合不良而形成的腹壁疝，发生率为2.0%～11.0%。腹部大型手术后合并切口感染者，腹壁切口疝的发生率更高。腹壁切口疝产生的原因很多，包括切口感染、切口裂开、糖尿病及术后剧烈咳嗽等腹内压增高等情况，都可能导致腹壁切口疝的发生。

（二）病因

腹壁切口疝的发生包含了多种因素，可分为局部因素和全身因素两方面。

1. 局部因素

（1）切口感染：是切口疝发生的主要原因，感染最终虽然可以得到控制，但腹壁的肌腱膜层因愈合不良出现薄弱缺损，之后就可能出现腹壁切口疝。

（2）切口裂开：各种形式的切口裂开未得到及时有效处理均会直接导致切口疝的发生。

（3）切口选择：切口位置与切口方向也与切口疝发生相关。下腹部切口的切口疝发生率高于上腹部切口，纵向切口术后切口疝发生的危险，要显著高于横向切口。

（4）缝合技术：在缝合上层次不对、对合不当、过于稀疏、嵌入其他组织、缝合腹膜时留有缺口等均可能诱发切口疝。

（5）留置引流物的腹部手术：部分留置引流物的腹部手术已有感染的因素存在，如引流物选择或留置不当，可使引流不畅而加重组织损害程度或延长引流物留置时间，或者引流管未及时拔除，都将影响引流孔的良好愈合，为切口疝提供发病机会。

2．全身因素

（1）肥胖：肥胖患者肌肉薄弱、腹壁松弛度弱，手术后切口易撕裂因而容易发生腹壁切口疝。

（2）合并腹内压增高的慢性疾病：老年患者常存在慢性阻塞性肺病（COPD）、前列腺增生、顽固性便秘等一系列引起腹内压增高的疾病，容易发生切口裂开和愈合不良而导致腹壁切口疝的发生。

（3）糖尿病：糖尿病患者伤口愈合能力差，腹壁切口疝发生率是正常人的5倍。

（4）合并影响伤口愈合功能因数：营养不良、长期使用肾上腺皮质激素和其他免疫抑制药物阻碍切口愈合过程，从而导致腹壁切口疝的发生。

（5）胶原代谢紊乱：切口疝患者部分存在胶原代谢紊乱，直接影响腹壁切口的愈合。

（三）分型

中华医学会外科学会疝与腹壁外科学组对腹壁切口疝的分型标准（2018版）如下。

1．根据疝环缺损的大小分型

（1）小切口疝：疝环最大距离＜4cm。

（2）中切口疝：4cm≤疝环最大距离＜8cm。

（3）大切口疝：8 cm≤疝环最大距离＜12cm。

（4）巨大切口疝：疝环最大距离＞12 cm，疝囊容积与腹腔容积比＞20%（不论其腹壁缺损最大径为多少）。

2．根据疝环缺损的部位分型

（1）中线腹壁切口疝：包括脐上中线切口疝、脐下中线切口疝和脐上下中线切口疝。

（2）侧腹壁切口疝：包括肋缘下切口疝、腹股沟区切口疝和肋髂间切口疝。

了解切口疝的分型对选择恰当的修补方法具有重要意义。

（四）临床表现

腹壁切口疝患者都有明确的腹部手术史。临床表现为原手术切口部位的腹壁包块，在腹压增加时突出或增大，多数情况下平卧后可回纳而消失，触诊可扪及切口下方的缺损；有时疝内容物与疝环或疝囊粘连而不易回纳。急性嵌顿可引起持续性疼痛，并可合并肠梗阻的表现。如疝内容物发生坏死绞窄，则疼痛持续且剧烈，可引起疝外被盖组织的炎症水肿，表面皮肤潮红、皮温升高。肠绞窄是切口疝非常严重的并发症，必须及时手术，否则将夺去患者的生命。此外，巨大的腹壁切口疝往往合并有表面皮肤的营养性溃疡，这种溃疡的进展有可能导致腹壁表层的破裂并发肠瘘。

（五）诊断

典型腹壁切口疝通过详细询问病史以及仔细的体格检查就可明确诊断，超声、CT等影像学检查可用以辅助诊断，评价腹壁切口疝缺损大小和疝内容物，为进一步制订手术方案提供参考。某些急腹症患者，体检时应该注意观察有无切口疝的嵌顿或绞窄，尤其是在伴有肠梗阻的时候。

（六）鉴别诊断

由于腹壁切口疝的症状和腹壁膨出、腹壁肿瘤等非常相似，都是腹壁可扪及包块。所以在发病后需要做超声和CT等影像学检查来鉴别到底属于哪种疾病。

1．腹壁膨出　腹壁膨出与腹壁切口疝症状类似，都是腹壁可扪及包块，还会有疼痛感。但是膨出是腹壁肌筋膜组织薄弱后的症状表现，常见于带状疱疹后遗症等情况，而腹壁切口疝是腹壁出现缺损后形成的，可以在发病后通过做超声和CT等影像学检查进行区分。

2．腹外疝　腹腔内脏或组织连同腹膜壁层，通过腹壁或盆腔薄弱点突出至体表形成腹外疝，根据疝缺损的不同可分为腹股沟疝、股疝、腰疝、脐疝、白线疝等。而腹壁切口疝的症状和这些腹外疝都有一定的相似之处，但治疗方法需要区分，可以做CT等影像学检查来进行鉴别。

3．腹部肿瘤　患者通常可扪及腹部包块，该包块往往质硬，不可还纳，并且边界不清，活动性差。在诊断时可通过彩超、CT等影像学检查进行鉴别，并可通过组织穿刺活检进一步明确腹部包块性质。

（七）治疗

外科手术是治愈腹壁切口疝的唯一有效方式。腹壁切口疝仅采用保守治疗时，发生嵌顿乃至绞窄的潜在风险较高，因此诊断明确后，无手术禁忌者建议尽早进行手术治疗。

1．非手术治疗　仅适用于合并有其他严重疾病，以及肿瘤手术后发生转移或复发的腹壁切口疝患者；对于距离前次手术时间短、伤口感染愈合不久的，在等待手术期间亦可采用非手术治疗。

非手术治疗主要是使用有弹力的腹带。在保守治疗过程中如出现恶心呕吐、腹部疼痛等临床症状，则应及时检查是否发生切口疝嵌顿或绞窄。

2. 手术治疗　腹壁切口疝的手术修补包括开放修补和腹腔镜修补两大类，此外还包括腹腔镜与开放操作结合的杂交手术。修补方法又包括直接缝合修补和补片修补两大类。单纯缝合修补适用于小切口疝，中切口疝采用材料修补，大切口疝或巨大切口疝必须采用材料行无张力修补。

使用材料的加强修补是指在修补过程中缝合关闭腹壁的疝环缺损，在此基础上再用修补材料加强腹壁，修补材料须超过两侧缺损边缘（3～5cm）以产生维持腹壁张力的作用。在切口疝修补中需要强调肌肉、筋膜的缝合关闭，强调恢复腹壁的完整性。当术中无法关闭肌肉、筋膜时，可部分使用修补材料的“桥接”修补。

依据修补材料在腹壁不同层次间的放置，可分为：①腹壁肌肉前放置（Onlay）；②腹壁肌肉后（腹膜前）放置（Sublay）；③腹膜腔内放置（IPOM或Underlay）。

四、病例点评

该病例较典型，术后既合并发生腹壁切口疝，且诊治规范，经6个月水肿消退后行手术治疗。患者术前经影像学检查诊断为“腹壁切口疝”，最终采用腹腔镜腹壁切口疝无张力修补方式进行手术。需要强调的是，腹腔镜探查中如发现腹壁粘连严重时不可过度追求腔镜下分离，应术中积极评估，必要时取辅助小切口开放分离粘连，行杂交手术方式。

（病例提供：王　永　四川大学华西医院）

（点评专家：雷文章　四川大学华西医院）

参考文献

[1]中华医学会外科学分会疝与腹壁外科学组，中国医师协会外科医师分会疝和腹壁外科医师委员会.腹壁切口疝诊断和治疗指南（2018年版）[J].中华胃肠外科杂志 2018；21（7）：725-28. doi：10.3760/cma.j.issn.1671-0274.2018.07.002

[2]Muysoms FE，Antoniou SA，Bury K，et al.European Hernia Society guidelines on the closure of abdominal wall incisions[J].Hernia 2015；19（1）：1-24. doi：10.1007/s10029-014-1342-5

[3]Bittner R，Bain K，Bansal VK，et al.Update of Guidelines for laparoscopic treatment of ventral and incisional abdominal wall hernias（International Endohernia Society（IEHS）–Part A[J].Surg Endosc，2019，33（10）：3069–139. doi：10.1007/s00464-019-06907-7

[4]Birindelli A，Sartelli M，Di Saverio S，et al.2017 update of the WSES guidelines for emergency repair of complicated abdominal wall hernias[J].World journal of emergency surgery：WJES，2017，12：37. doi：10.1186/s13017-017-0149-y

[5]Yuri W.Novitsky.现代疝外科学：理论与技术[M]，天津：天津科技翻译出版有限公司，2018.5. ISBN：978-7-5433-3818-0

病例 6 · 结肠梗阻

例1：乙状结肠扭转伴梗阻

一、病历摘要

（一）基本信息

患者男性，27岁。

主诉：突发腹痛伴肛门停止排气排便2天。

现病史：2天前患者运动后突发腹部疼痛，为中下腹部持续胀痛，阵发加重，逐渐进展为全腹部胀痛。伴排气排便停止，无恶心、呕吐，无发热、寒战。进食后腹胀加重。于当地医院行胃肠减压、禁食对症处理后，患者症状无缓解，遂来我院求治，急诊以“肠梗阻”收入院。

既往史：有便秘病史。

（二）体格检查

心率85次/分，呼吸30次/分，血压125/90mmHg，体温37.5℃。腹部极膨隆，可见肠型，无蠕动波，下腹部轻压痛，张力稍高，无反跳痛，叩呈鼓音，肠鸣音稍活跃，5～7次/分，未闻及气过水声，腹部未触及包块。直肠指检未扪及占位，直肠空虚，退出指套无血染。

（三）辅助检查

腹部CT示（病例6图1）：“乙状结肠远段呈鸟嘴样改变，肠腔狭窄，邻近脂肪间隙模糊，系膜增厚，其上层面结肠广泛积气扩张并多发气液平”。

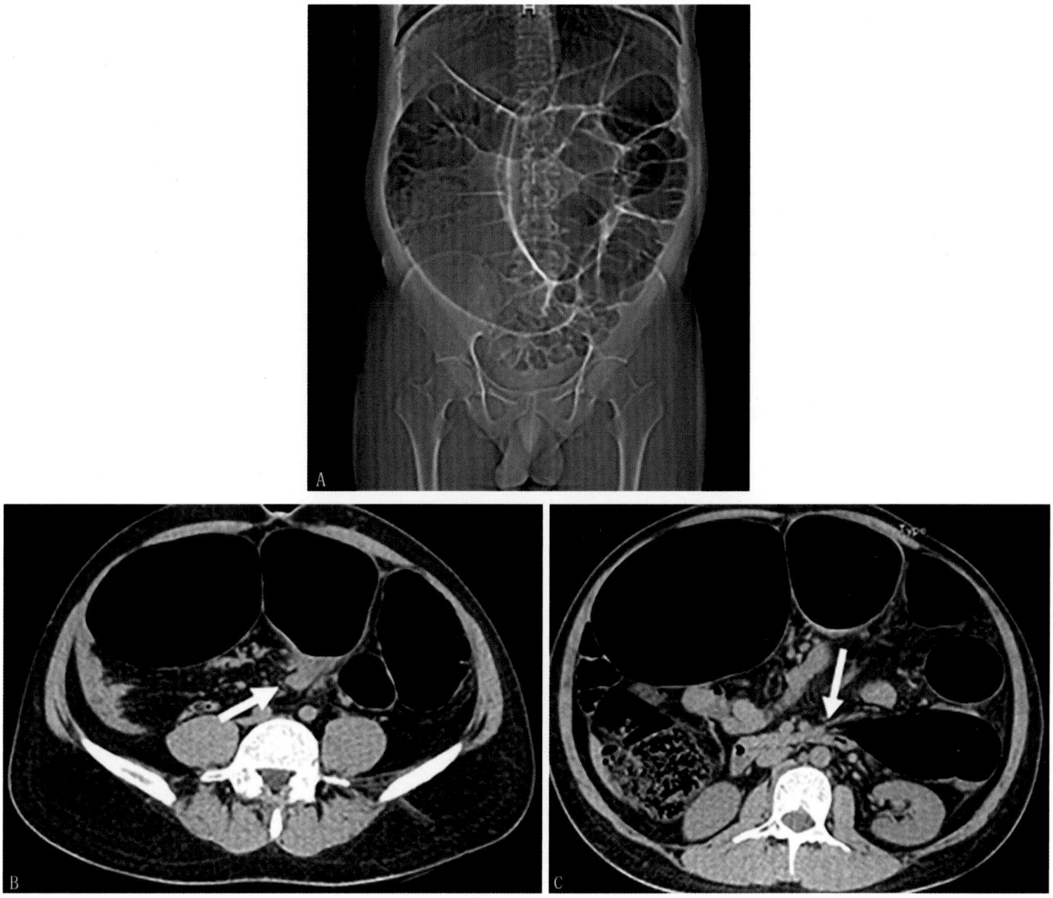

病例6图1　腹部平片和CT影像。

注：A.显示扩张的肠襻；B、C.显示两处扩张-狭窄移行点。

（四）诊断

乙状结肠扭转伴梗阻。

（五）诊疗经过

入院后，于当日急诊行“剖腹探查+乙状结肠切除术”，术中见（病例6图2）：乙状结肠及其系膜冗长，乙状结肠沿其系膜根部逆时针旋转360°，对应肠管扭转形成闭襻，肠壁肿胀。其近端结肠广泛扩张，管腔直径接近10cm。肠道尚无明显缺血征象，小肠无明显扩张、积液。术中切除扭转狭窄肠段约10cm，将近端肠管内容物排空减压，减压后检查肠道血供良好、肠壁无明显水肿，遂行结肠-结肠端侧一期吻合，未行预防性造口。

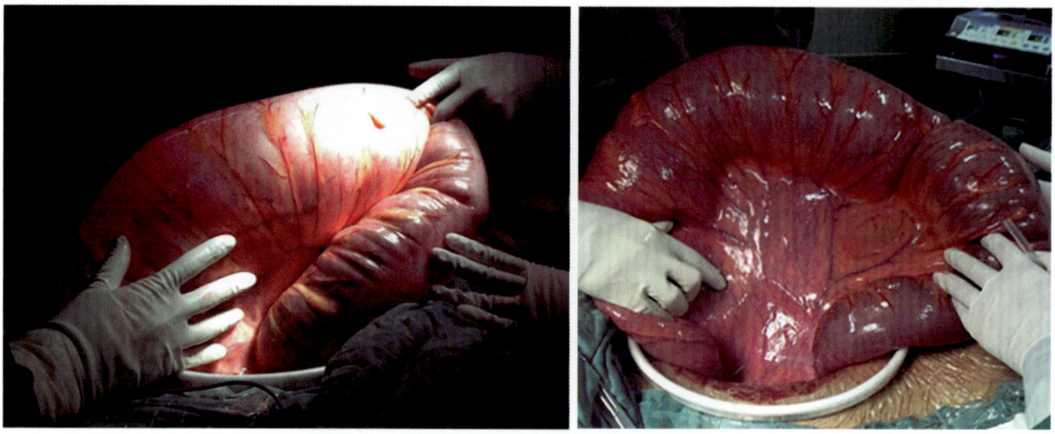

病例6图2　术中照片示冗长的乙状结肠及系膜

（六）随访

术后4天排气，7天出院，术后3个月门诊随诊无异常。

病例2：便秘并发结肠梗阻

一、病历摘要

（一）基本信息

患者女性，70岁。

主诉：便秘20年，腹胀1^+个月，加重伴肛门停止排气排便10^+天。

现病史：20年前，患者无明显诱因出现便秘症状，口服乳果糖等药物治疗可缓解。近半年每周排便1～2次。1个月前，患者出现逐渐加重的腹胀，无明显腹痛，无恶心、呕吐，无发热、乏力。长期便秘病史，10天前腹胀加重，并出现肛门停止排便，排气量少。于当地医院就诊，给于药物治疗后（具体不详），症状无缓解，遂来我院求治，急诊以“肠梗阻”收入院。

（二）体格检查

心率70次/分，呼吸25次/分，血压140/90mmHg，体温36.6℃。腹部膨隆，可见肠型，无蠕动波，张力高，散在压痛，无反跳痛，腹部未触及包块。肠鸣音无活跃，3～4次/分，直肠指检可扪及直肠干结大便，未扪及肿块，退出指套无血染。

（三）辅助检查

腹部CT示：直-乙交界区结肠广泛扩张，积气为主，少量积液，小肠未见扩张，直肠壁稍增厚，周围脂肪密度稍高（病例6图3）。

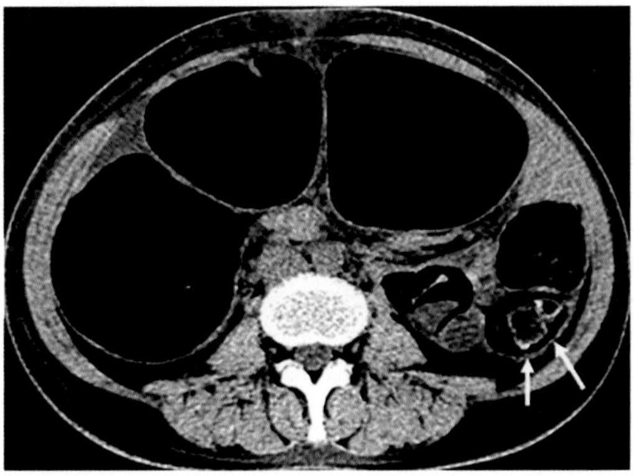

病例6图3　腹部CT

注：提示直乙交界区结肠广泛积气扩张。可见乙状结肠粪便嵌塞（箭头）。

（四）诊断

1. 结肠梗阻：粪便嵌塞。

2. 便秘。

（五）诊疗经过

详细了解病史，结合辅助检查，考虑粪便堵塞导致梗阻，遂行床旁经肛移除直肠内嵌塞粪块，予以排便灌肠，患者排出大量粪便，腹胀明显缓解，逐渐恢复排气排便，3天后出院，予乳果糖口服对症治疗。

（六）随访

1个月后完善肠道准备，行结肠镜检查，未见异常。门诊随诊。

二、病例分析

两例患者初诊均以低位结肠梗阻急诊收治入院。

病例1为青年男性，急性发病，表现为运动中突发腹痛，疼痛形式为持续胀痛并阵发性加重，同时停止排气排便，符合机械性肠梗阻的临床表现，患者无明显呕吐，应考虑低位肠梗阻可能。CT检查中，能够看到明显的扩张肠襻及扩张-狭窄移行带，是机械性肠梗阻的典型影像表现。动态观察影像可发现乙状结肠在接近位置存在两处扩张–狭窄移行点，故虽然没有看到明显的“漩涡征”，也需高度怀疑乙状结肠扭转。乙状结肠扭转均可能导致结肠缺血坏死的不良后果，需要紧急处置。首先应评估患者是否存在腹膜炎/肠穿孔等警示征象，排除上述情况的患者，在条件允许的情况下可行乙状结肠镜下扭转复位、置管减压，该操作可以在肠镜进镜过程中复位扭转的场馆，同时可评估肠道活力。在完成复位后，应尽快完善肠道准备，并行乙状结肠切除术。在该例患者的处置中，由于急诊情况下肠镜治疗准备不充分，且术前CT见结肠内以气体为主，粪便不多，预计可以在急诊手术中行一期吻合术，所以选择了直接手术。术中可见患者乙状结肠及其系膜极其冗长，单纯的扭转复位，系膜固定等手术方法，对预防乙状结肠扭转复发的效果较差，患者年轻，一般情况较好，故选择肠段切除，一期吻合。

病例2为老年女性患者。单纯从发病后急诊影像来评估，其腹部CT与病例1大体相似，均表现为结肠的广泛扩张，而小肠不扩张，符合回盲瓣功能良好的结肠梗阻的征象。但病例2的影像中，在结肠全程并未看到明显的骤然变细的扩张–狭窄移行点，相反，从降结肠至直肠上段，均可见到干结、高密度的粪块影像。由此可以推断，该患者直肠以近的结肠肠管并无机械性梗阻因素。结合患者既往便秘病史，排便习惯，及结直肠内的干结粪块，该患者考虑为便秘导致的粪便嵌塞。这虽然是一种机械性肠梗阻的类型，但发生在直肠部位的嵌塞能够较容易的通过灌肠、手指辅助等方式解除，因此无需急诊手术。该患者的腹部影像存在一定的误导性，由于粪便的堆积，患者直肠壁有一定程度的增厚，周围炎症会导致直肠周围间隙脂肪密度升高，如果忽略了病史分析和直肠指检，则有可能使患者接受无必要的手术探查。

三、疾病介绍

当肠腔内容物的正常流动受阻时，会发生肠梗阻。理论上肠梗阻可以发生在广泛肠道的任何部位。小肠梗阻较结肠梗阻更常见。当发生结肠梗阻时，由于回盲瓣的存在，结肠内容物往往无法逆流回小肠，从而形成“天然”的闭襻梗阻，因此结肠梗阻与小肠梗阻相比，更有可能需要紧急的外科干预。

从病因谱来看，小肠梗阻最常见的病因为粘连，而结肠梗阻的最常见原因是结肠恶性肿瘤，约占所有结肠梗阻的60%；其次是肠扭转，它是结肠梗阻最常见的良性病因。疝和粘连常引起小肠梗阻，但在结肠梗阻中少见。由于结肠管腔较粗，肠内容物嵌塞而导致严重的急诊梗阻症状并非常见的病因，偶见于严重便秘的患者。

肠梗阻的诊断并不困难，传统上认为的典型临床表现“痛、吐、胀、闭”并不一定会同时出现，但较为典型的腹痛及腹胀通常在70%以上的患者中都会存在，停止排气排便的症状也会随着病程的延长而凸显出来，这足以提醒接诊医师警惕肠梗阻的可能，而呕吐的症状在低位肠梗阻如结肠梗阻中则并不常见。

在目前绝大多数中心，腹部CT都是诊断和评估肠梗阻的首选检查，其敏感度和特异度均高于90%，远高于传统腹部X线平片，且CT能够明确梗阻的部位、病因。因此，血流动力学稳定的患者均应接受CT检查以期确诊和进一步评估。

读片时首先应该明确是否是需要外科干预的机械性肠梗阻，CT影像上扩张的肠管和气液平面并不足以说明肠道存在物理意义上的“不通畅”。当有明显的近端扩张，远端塌陷，则应考虑机械性梗阻的可能，应仔细阅片，确切定位梗阻平面（即扩张肠管-塌陷肠管移行点），同时结合发病特点明确引起该改变的具体病因（肿瘤？疝？单纯粘连？）。

肠梗阻手术指征和时机的判断应在确诊的过程中同时进行，对梗阻部位、机制的了解和对病理生理改变的判断是手术指征和时机把握的关键。机械性肠梗阻的初始治疗包括禁食禁饮，胃肠减压，补液以及纠正电解质异常，需要注意，小肠梗阻保守治疗的成功率远高于结肠，大多数结肠梗阻患者都需要急诊或短时间内的限期手术才能度过危险。对于肠扭转、腹壁或腹内疝等引起闭襻梗阻，易导致血供障碍的情况，应积极急诊手术，避免发生肠坏死。当患者已存在血流动力学不稳定，严重感染，腹膜炎等提示肠坏死存在的情况时，立即手术是唯一的选择。

肠梗阻急诊手术的第一目标是解除梗阻，因此对于血流动力学不稳定且无短肠风险的患者（远端小肠、结肠），如果手术困难，可直接造瘘转流粪便。技术上可行且不严重增加麻醉风险的患者，应尽量行确定性手术。结肠梗阻患者如行肠段切除，是否行一期吻合需根据患者一般状况，近端结肠条件，合并症，是否严重污染等情况综合决定。由于大多数结肠梗阻由结肠癌导致，患者的预期生存时间也应纳入考虑。未行机械性肠道准备并非一期吻合的绝对禁忌，吻合口漏的发生率为2.2%～6.9%。

四、病例点评

肠梗阻是临床常见的外科急症。机械性完全性肠梗阻会在短时间内危及患者生命，因此往往需要急诊外科干预。成功的外科治疗绝非发现肠坏死之后的抢救，而是在恰当的时机及时干预，避免引起坏死穿孔等严重后果。因此临床上常有医生对机械性肠梗阻持有“只有做晚了，没有做错了”的观点。本组两例患者均为结肠梗阻，CT影像均符合机械性肠梗阻的特点，但两名患者梗阻机制大不相同，因此治疗方案不同。病例2展示了相对较为少见的粪便嵌塞所致的梗阻，虽然结肠扩张非常严重，但并不需要急诊手术。两个病例对照来看，提醒我们在急诊处置时，切不可因为病例某一方面的典型特征而想当然的做出决定。传统上对于发生在结肠的梗阻，手术应更加积极，术前术中必须要面对的问题包括：①切除还是造瘘；②切除后是否一期吻合。这些问题都需要综合患者的情况，医生的技能，医院的条件等综合判断。要在挽救生命和根治疾病，以及吻合口和患者生活质量之间寻求平衡。结肠梗阻最常见的病因是结直肠癌，对于技术条件成熟的单位，结肠癌伴肠梗阻，特别是左半结肠癌，可考虑通过内镜下支架置入作为过渡手段，将急诊手术转变为限期手术，改善肠道条件，增加一期吻合手术的机会。本组两个病例都有非手术治疗的机会，乙状结肠扭转可以通过内镜复位，但复位后也应尽快安排肠段切除以避免复发，本例病人虽然没有接受内镜治疗，但在急诊手术中安全实施了切除和一期吻合，从结果上来说较为满意。

（病例提供：尹　源　四川大学华西医院）

（点评专家：陈佳平　四川大学华西医院）

参考文献

[1]Lee YM，Law WL，Chu KW，et al.Emergency surgery for obstructing colorectal cancers：a comparison between right-sided and left-sided lesions[J].J Am Coll Surg，2001，192（6）：719-725. doi：10.1016/s1072-7515（01）00833-x.PMID：11400965.

[2]Zorcolo L，Covotta L，Carlomagno N，et al.Safety of primary anastomosis in emergency colo-rectal surgery[J].Colorectal Dis，2003，5（3）：262-269. doi：10.1046/j.1463-1318.2003.00432. x.PMID：12780890.

[3]Hsu TC.One-stage resection and anastomosis for acute obstruction of the left colon[J].Dis Colon Rectum，1998，41（1）：28-32. doi：10.1007/BF02236892. PMID：9510307.

[4]Markogiannakis H，Messaris E，Dardamanis D，et al.Acute mechanical bowel obstruction：clinical presentation，etiology，management and outcome[J].World J Gastroenterol，2007，13（3）：432-437. doi：10.3748/wjg.v13. i3.432. PMID：17230614；PMCID：PMC4065900.

病例 7 胆石性肠梗阻、胆囊-十二指肠降段瘘

一、病历摘要

（一）基本信息

患者女性，44岁。

主诉： 反复腹胀腹痛伴呕吐1周。

现病史： 于1周前，患者无明显诱因出现腹胀腹痛，疼痛部位不固定，伴有阵发性绞痛，伴有呕吐，呕出胃内容物数次，呕吐呈非喷射状，呕吐后腹胀、腹痛稍缓解，无呕血，无胸闷气紧，无大小便失禁，于当地医院就诊，具体诊断不详，行保守治疗，上述症状缓解不明显，现为求进一步诊治，遂来我院就诊，急诊收住我科，自患病以来，患者精神稍差，睡眠差，进食差，小便正常，肛门排气排便减少，体重未见明显变化。

既往史： 一般情况良好。否认肝炎、结核或其他传染病史，已接种乙肝疫苗、卡介苗、脊髓灰质炎、麻疹疫苗、百白破疫苗、乙脑。无过敏史，无外伤史，既往行剖宫产手术，手术顺利，康复出院。无输血史，无特殊病史。

个人史： 长期居住于原籍，未到过牧区及疫区，无冶游、吸毒史、吸烟史、饮酒史。

婚育史： 已婚，无离异、再婚、丧偶史。

家族史： 父母体健，无家族史及遗传病史。

（二）体格检查

一般生命体征平稳，腹部稍膨隆未见肠型和肠蠕动波，下腹部可见陈旧性手术瘢痕。全腹软，右上腹及下腹部稍压痛，无肌紧张及反跳痛，未扪及包块，肝肾脾肋下未触及；肠鸣音正常，移动性浊音阴性。指检未扪及肿物，指套退出无血染。

（三）辅助检查

入院后实验室检查：血红蛋白171g/L，白细胞6.83×10^9/L，中性粒细胞67.7%，血小板306×10^9/L。

全腹部增强CT：①胆囊壁增厚、强化，周围脂肪间隙模糊，胆囊与十二指肠降段间见瘘管形成，肝内胆管、胆总管、胆囊内积气，上述考虑感染性病变可能大。胆囊床邻近肝实质密度欠均匀，局部似见一弱强化小结节，直径约0.6cm，肝脓肿形成待排。小肠扩张，其内较多积液及少许积气，肠梗阻征象，部分节段见液–气平面，梗阻点位于下腹部，局部见两枚环形高密度影。肠系膜区及腹主动脉旁见淋巴结显示。上述病变，胆肠瘘伴胆石性肠梗阻？请结合临床；②肝左内叶稍低密度影，脂肪浸润可能；③子宫左侧壁等密度团块，增强后呈不均匀轻度强化，大小约4.5cm × 3.9cm，肌瘤？（病例7图1）

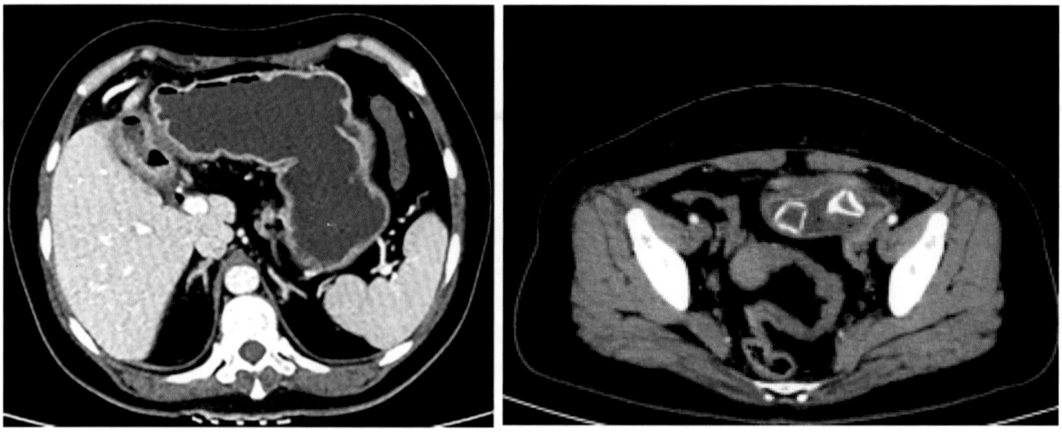

病例7图1　全腹部增强CT示胆囊与十二指肠降段瘘及小肠内高密度胆石影

（四）诊断

1. 不全性胆石性小肠梗阻。
2. 胆囊–十二指肠降段瘘。
3. 胆道感染。
4. 胆管扩张。
5. 子宫肌瘤。
6. 轻度贫血。
7. 血小板增多。

8. 低蛋白血症。

9. 低钾血症。

10. 剖宫产术后。

（五）诊疗经过

与患方详细沟通后，考虑到患者不全性胆石性肠梗阻，可暂行保守治疗观察，2～3天后复查全腹部增强CT观察胆石排出情况。2天后复查全腹部增强CT，胆石未见明显运动，遂与患方再次沟通，行“剖腹探查”“小肠胆石切开取出术”“胆囊部分切除术”“胆囊结石取出术”“腹腔冲洗引流术”，术中见：腹腔内稍差淡黄色腹水，距离回盲部约50cm处可扪及数枚大小不等结石，最大约3.0cm×3.0cm，远端肠管空虚，近端肠管明显充血水肿，肠壁增厚，水肿。胆囊壁明显充血水肿，与周围组织明显粘连，与十二指肠降段粘连尤为明显，形成内瘘，不能分离，其内可见两枚大小不等结石，形态不规则，质硬，术中请胆囊外科会诊，处理胆囊内结石，反复检查十二指肠、小肠等，未扪及确切结石（病例7图2）。病理检查示：胆囊壁：慢性炎伴纤维组织增生。

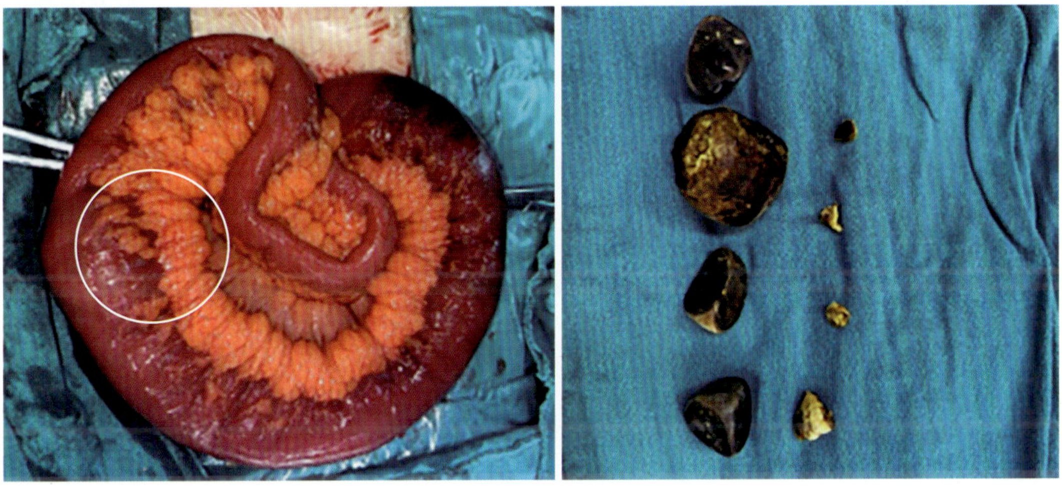

病例7图2 胆石性小肠梗阻术中照片及胆石标本照片

（六）随访

术后定期随访，肠管未见胆石征象。

二、病例分析

该病例患者系中青年，起病缓，病程长，既往无恶性肿瘤家族史。以反复腹胀腹痛伴呕吐为首发症状，经CT诊断不全性胆石性小肠梗阻、胆囊-十二指肠降段瘘，经保守治疗后胆石未排出，肠梗阻无缓解，遂于我科急诊行剖腹探查、小肠胆石切开取出术、腹腔冲洗引流术，同期请胆道外科行胆囊部分切除术、胆囊结石取出术，效果满意，术后随访肠管未见胆石。

三、疾病介绍

（一）概述

胆石性肠梗阻是一种少见的肠梗阻，占机械性肠梗阻的0.3%～4%。在70～80岁老年人中发病率高，其中女性高于男性，比例约为2：1。该病的发病率低、症状非典型且病情复杂，易误诊或延误治疗，发现时病人常合并肠梗阻、肠穿孔、胆囊炎、腹膜炎甚至脓毒血症，病死率高达12.5%～25%，远高于其他原因肠梗阻。

（二）病因

胆石性肠梗阻，本质上继发于胆结石嵌顿肠道，一般认为胆囊内瘘和Oddi括约肌松弛是胆石性肠梗阻发病的主要原因。胆石一是通过胆囊内瘘进入肠道，常发生在胆囊与十二指肠、结肠、胃等胃肠道器官，常见为胆囊十二指肠瘘，占比60%～86%。二是通过Oddis括约肌进入肠道，主要是内镜下逆行胆胰管造影术（ERCP）和内镜下括约肌切开术后导致Oddis括约肌松弛，胆石进入到十二指肠。胆石性肠梗阻最常发生于小肠，占比50%～60.5%。十二指肠梗阻相对少见，占3.5%～14.6%。梗阻发生于胃或近端十二指肠的胆石性肠梗阻命名为Bouveret综合征，是胆石性肠梗阻少见的特殊类型。

（三）病理

胆石性肠梗阻以胆囊与肠道的异常通道为病理基础，最常见为胆囊十二指肠瘘。病理改变有以下两种：一是由于胆囊结石嵌顿在胆囊颈或胆囊管处，长期反复刺激胆囊壁导致慢性炎症，与邻近消化道器官管壁粘连，同时胆汁流出障碍导致胆囊内压增高加之胆囊结石压迫局部不利于胆囊血液供应，最终导致胆囊壁受压处坏死穿孔，与临近消化道器官形成内瘘。胆石通过瘘管进入肠管，引起肠梗阻。二是由于胆石在胆管嵌顿，引起胆管内压增高，在胆囊收缩和胆管的收缩下，胆石通过松弛的Oddis括约肌进入到肠道，引起肠梗阻，此机制较胆囊内瘘少见。

（四）分类

根据发病原因分类：

1. 胆囊内瘘引起肠梗阻　常发生在胆囊与十二指肠、结肠、胃等胃肠道器官，常见为胆囊十二指肠瘘，占比60%～86%。

2. Oddis括约肌松弛引起肠梗阻　较胆囊内瘘少见。

（五）临床表现

胆石性肠梗阻具有恶心、呕吐、腹痛、腹胀伴或不伴肛门停止排气排便等肠梗阻的共有症状。同时也有其特殊性，其临床症状因结石和胆肠瘘的大小形状和数量、梗阻位置的高低和程度而异。胆结石在肠道里能够随胃肠道蠕动而运动，因此肠梗阻症状也是不持续的、轻重不一的。胆结石首先通过管腔较大的十二指肠，梗阻较轻，腹痛症状很快缓解。随着结石进入小肠，肠腔狭窄，梗阻加重，腹痛症状加剧，呈现典型的腹痛-缓解-腹痛症状，称为滚动性肠梗阻，这也是胆石性肠梗阻延迟诊断的原因之一。在合并胆囊炎及胆道感染的病人中，病人可合并黄疸、发热、神志改变甚至全身性的脓毒性休克症状（低热、心动过速和低血压）。合并肠穿孔时，可伴有持续的发热、腹痛、腹膜刺激征，严重者出现脓毒性休克等全身症状。

（六）诊断

临床诊断大多基于患者的病史、症状、体征和影像学检查等。影像学检查包括腹部超声、腹部X线检查、腹部CT、MRI、内镜检查等。

1. 腹部超声检查　可以比较清楚的识别胆道结石和胆总管十二指肠瘘，此检查无创，且实用，是胆道疾病的首选检查。

2. 腹部平片表现　典型的Rigler三联征或四联征（肠道积气、积液、扩张；肠道内异位结石影；胆囊、胆道内出现气体；以及结石影位置变化和梗阻平面移动），但对高含钙量的结石才能清楚显影，准确率不及腹部CT。

3. 腹部CT　是诊断胆石性肠梗阻的最常用检查，具有成像快、组织分辨率高等优势，诊断胆石性肠梗阻的准确度可高达到90%以上。并且可以确定结石的梗阻部位，以及胆总管十二指肠瘘的存在和位置。

4. MRCP　在有CT扫描禁忌证的患者中，可用来评估肠梗阻。MRI在胆肠瘘口的显影上有一定优势，能清晰显示瘘口的大小、肠壁厚度以及肠壁周围病变程度，但MRI对结石的成像效果不如CT。

5. 内镜检查　能直接观察胃、十二指肠及结肠部位的胆石及胆肠瘘口，并且可取出嵌顿的胆石。

总体来说，通常胆石性肠梗阻患者既往有胆石症病史，需重视病史的询问。同时结合患者的症状、体征和影像学检查等，可准确及时地做出诊断和治疗，不延误病情及漏诊。

（七）鉴别诊断

胆石性肠梗阻的临床表现与其他一些消化系统疾病相似，如急性梗阻化脓性胆管炎、胆囊炎、急性胰腺炎、其他类型肠梗阻等，因此需要进行鉴别诊断。

1．急性梗阻化脓性胆管炎　梗阻的最常见原因是胆管结石，其次为胆道蛔虫和胆管狭窄等。致病菌主要为革兰阴性菌（大肠埃希氏菌、克雷伯菌、变形杆菌、假单胞菌）和革兰阳性菌（粪球菌、肠球菌）；合并厌氧菌者常见。可有腹痛、寒战高热、黄疸、休克，神经中枢系统受抑制表现，即Reynolds五联症。神经系统症状主要表现为神情淡漠、嗜睡、神志不清，甚至昏迷；合并休克时也可表现为躁动、谵妄等。体温常持续升高达39～40℃或更高。脉搏快而弱，达120次/分以上，血压降低，呈急性重病容。剑突下及右上腹部有不同范围和不同程度的压痛或腹膜刺激征。

2．胆囊炎　胆囊炎的症状主要为右上腹痛，可伴有恶心、呕吐、发热等症状，。

3．急性胰腺炎　急性胰腺炎的主要症状是腹痛、呕吐和发热，常常伴有血糖升高、血清淀粉酶和脂肪酶等酶学异常。

4．其他类型肠梗阻　肠梗阻的主要症状是腹痛、呕吐和便秘等，常常伴有肠鸣音减弱或消失等表现，有时合并肠坏死可有全身中毒症状，不伴有胆道感染症状。

（八）治疗

采用何种有效方法治疗胆囊十二指肠瘘伴胆石性肠梗阻是影响其预后及术后复发的关键因素。胆石性肠梗阻的治疗目的是去除胆石、解除梗阻，可通过保守治疗、手术、内镜、超声引导下体外冲击波碎石术等多种方式进行干预。

1．保守治疗　对于病程较短、结石较小（直径＜2.5cm）或梗阻不全的患者，可选择保守治疗。

2．手术治疗　保守治疗效果不佳的患者常需手术治疗，手术方式如下：①剖腹探查取石术/单纯肠镜取石术：该术式未行瘘道修补，有再次出现胆石性肠梗阻、反复肠道梗阻的风险，通常发生在首次出现结石性肠梗阻后的6个月内。有文献报道，自发性瘘管闭合率达50%。为了避免反复出现肠梗阻，必须评估胆囊以及整个胃肠道是否存在残留结石。此手术方法死亡率为4.94%；②剖腹探查＋肠切开取石＋胆囊切除＋瘘修补术（一期手术）：适用于病程短、基础状况良好、胆肠瘘口无明显炎症的患者。但该手术时间较长，胆道炎症导致局部组织广泛粘连，无法分离或分离难度大，易损伤周围组织，且麻醉时间长，死亡率高达11.1%～33.3%；③剖腹探查＋肠切开取石，延迟胆囊切除＋瘘修补术（二期手术）：即初次肠切开或肠镜取石术以及在初次手术4～6周后进行胆囊切除和瘘修补术。对于身体状况较好、继发于残留胆结石或胆瘘的持续性胆道症状的患者，例如胆绞痛、急性胆囊炎、体重减轻和吸收不良，通常推荐二期手术。该手术报告的住院病死率为2.94%；④腹腔镜：腹腔镜下肠管切开取石术、胆囊切除术和胆肠瘘修补术已被报道用于治疗胆结石。研究显示，80%～90%的胆道或肠道残留胆石可从肠腔自行排出，且大多数胆囊内瘘会自行闭合，无需对胆囊或胆瘘进行修补，因此单纯肠切开取石术仍是临床最常用的手术治疗方式。

3．内镜治疗　适用于Bouveret综合征、回肠及结肠梗阻患者。常规的内镜技术包括抓握钳、内镜下碎石等。内镜治疗创伤小，尤其适用于心肺功能不全、不能耐受麻醉的老年患者，且费用低，目前广泛应用于临床。但内镜治疗有一定局限性，成功率因结石的大小及操作者的技术水平而异。

四、病例点评

胆囊十二指肠瘘合并胆石性肠梗阻临床上相对罕见，症状不典型，容易造成漏诊、误诊、延迟诊断，从而延误治疗。仔细的病史询问、严格的查体、有效的辅助检查以及动态的评估病情能提高其术前诊断率。部分胆石性肠梗阻，可能通过保守治疗（包括禁食禁饮、胃肠减压、经胃管注入润滑油）获得好转，但大部分患者需行手术解除梗阻。手术的目标是取出胆石、解除梗阻、去除胆石根源，因此，术中根据胆囊情况，进行胆囊切除取石，是需要外科医生避免忽略的点。本病例诊断正确，治疗合理，患者取得很好的疗效，值得作为典型病例进行学习。

（病例提供：陈　鹏　四川大学华西医院）

（点评专家：于永扬　四川大学华西医院）

参考文献

[1]Ackerman J，Abegglen R，Scaife M，et al.Beware of the interval cholecystectomy[J].J Trauma Acute Care Surg，2017，83：55–60.https：//doi.org/10.1097/ta.0000000000001515.

[2]Beuran M，Ivanov I，Venter MD.Gallstone ileus--clinical and therapeutic aspects[J]. Journal of medicine and life（2010）3：365–371.

[3]Clavien PA, Richon J, Burgan S et al.Gallstone ileus[J].The British journal of surgery, 1990, 77: 737–742.https: //doi.org/10.1002/bjs.1800770707.

[4]Conzo G, Mauriello C, Gambardella C, et al.Gallstone ileus: One–stage surgery in an elderly patient: One–stage surgery in gallstone ileus[J].Int J Surg Case Rep, 2013, 4: 316–318.https: //doi.org/10.1016/j.ijscr.2012.12.016.

[5]de Mestral C, Rotstein OD, Laupacis A, et al.A population–based analysis of the clinical course of 10, 304 patients with acute cholecystitis, discharged without cholecystectomy[J]. J Trauma Acute Care Surg, 2013, 74: 26–30.discussion 30–21.https: //doi.org/10.1097/TA.0b013e3182788e4d

[6]Dreifuss NH, Schlottmann F, Cubisino A, et al.Totally laparoscopic resolution of gallstone ileus: A case report[J].Int J Surg Case Rep, 2022, 90: 106682.https: //doi.org/10.1016/j.ijscr.2021.106682

[7]Everhart JE, Ruhl CE.Burden of digestive diseases in the united states part iii: Liver, biliary tract, and pancreas[J].Gastroenterology, 2009, 136: 1134–1144.https: //doi.org/10.1053/j.gastro.2009.02.038

[8]Hussain J, Alrashed AM, Alkhadher T, et al[J].Gall stone ileus: Unfamiliar cause of bowel obstruction. Case report and literature review[J].Int J Surg Case Rep, 2018, 49: 44–50.https: //doi.org/10.1016/j.ijscr.2018.06.010

[9]Inukai K.Gallstone ileus: A review[J].BMJ open gastroenterology, 2019, 6: e000344. https: //doi.org/10.1136/bmjgast–2019–000344

[10]Kako S, Iwaya Y, Nagaya T, et al.Successful treatment of gallstone ileus with double–balloon enteroscopy–assisted electrohydraulic lithotripsy[J].Digestive and liver disease: official journal of the Italian Society of Gastroenterology and the Italian Association for the Study of the Liver, 2021, 53: 498–499.https: //doi.org/10.1016/j.dld.2020.07.002

[11]Kudaravalli P, Saleem SA, Goodman A, et al.Bouveret syndrome as a rare cause of gastric outlet obstruction[J]. Proceedings (Baylor University.Medical Center, 2020, 33: 235–236.https: //doi.org/10.1080/08998280.2019.1708841

[12]Lai YT, Wu PH.Gallstone ileus[J].N Engl J Med, 2022, 387: 924.https: //doi.org/10.1056/NEJMicm2204208

[13]Mazeh H, Mizrahi I, Dior U, et al.Role of antibiotic therapy in mild acute calculus cholecystitis: A prospective randomized controlled trial[J].World J Surg, 2012, 36: 1750–1759.https: //doi.org/10.1007/s00268–012–1572–6

[14]Morales–Ortiz JA，Cota–Novoa MM，Mora GFB，et al[J].Intestinal obstruction secundary to gallstone ileus：Case report.Cir Cir，2021，89：31–33.https：//doi.org/10.24875/ciru.21000022

[15]Morosin T，De Robles MSB，Putnis S.Gallstone ileus：An unusual cause of intestinal obstruction[J].Cureus，2020，12：e7284.https：//doi.org/10.7759/cureus.7284

[16]Nuño–Guzmán CM，Marín–Contreras ME，Figueroa–Sánchez M et al.Gallstone ileus，clinical presentation，diagnostic and treatment approach[J].World journal of gastrointestinal surgery，2016，8：65–76.https：//doi.org/10.4240/wjgs.v8.i1.65

[17]Tsai MK，Lai CH，Lai YL.Abdominal distention and vomiting in a 57–year–old man[J].The American journal of medicine，2021，134：1558–1559.https：//doi.org/10.1016/j.amjmed.2021.05.032

[18]van Dijk AH，Donkervoort SC，Lameris W，et al.Short–and long–term outcomes after a reconstituting and fenestrating subtotal cholecystectomy[J].J Am Coll Surg，2017，225：371–379.https：//doi.org/10.1016/j.jamcollsurg.2017.05.016

[19]王贵福，刘仁杰，柏斗胜，等.胆石性肠梗阻的诊断与治疗[J].外科理论与实践，2022，27：169–172.https：//doi.org/10.16139/j.1007–9610.2022.02.016

病例 8 消化道出血

一、病历摘要

（一）基本信息

主诉：间断便血1^+个月。

现病史：入院前1^+个月。患者无确切诱因出现血便，呈暗红色，量较约500ml，半心悸、意识不清，便血前无腹痛，无呕血，入当地医院行腹部CT检查提示“重度贫血、盆腔富血供团块灶，与前方小肠及子宫分界不清”，予以禁食、补液、输血等对症治疗，仍有间断黑便；进一步完善胃镜及全结肠镜检查未见确切异常；当地医院外科会诊考虑盆腔肿块无法完整切除，遂转诊来我院求治，急诊科以“消化道出血”收住胃肠外科。患者患病以来，睡眠、饮食、精神欠佳，大便如上，小便正常，体重无明显减轻。

既往史：一般情况良好。否认肝炎、结核或其他传染病史。已接种乙肝疫苗、卡介苗、脊髓灰质炎疫苗、麻疹疫苗、百白破疫苗、乙脑疫苗。否认药物及食物过敏史。无外伤史，无手术史，无输血史，无特殊病史。

个人史：长期居住于原籍，已退休，未到过牧区及疫区，无冶游史，无吸毒史，无吸烟、饮酒史。

婚育史：适龄结婚。配偶体健。无离异、再婚、丧偶史。育有2子1女。

家族史：父母已故，兄弟姐妹体健，无家族史及遗传病史。

（二）体格检查

体温36.3℃，心率58次/分，呼吸18次/分，血压109/75mmHg；重度贫血貌，腹部平坦，对称，腹部外形正常，全腹部软，无压痛、反跳痛及肌紧张，腹部未触及包块，肝脏肋下未触及，脾脏肋下未触及，肠鸣音4～6次/分，未闻及高调肠鸣及气过谁水声，肛门之间未扪及肿块及新生物，指套退出附着少许黑色软便。

（三）辅助检查

实验室检查：血红蛋白46g/L，其余未见明显异常。

全腹部增强CT（病例8图1）：盆腔稍低密度肿块影，密度不均，内可见斑片状更低密度影及少许钙化，较大截面约7.6cm×5.3cm，增强扫描后呈不均匀强化，内及周边多发迂曲血管影，肿块局部边界不清，与临近小肠关系密切，与子宫后壁、右侧附件毗邻。上述多系肿瘤性病变。小肠来源？其他？

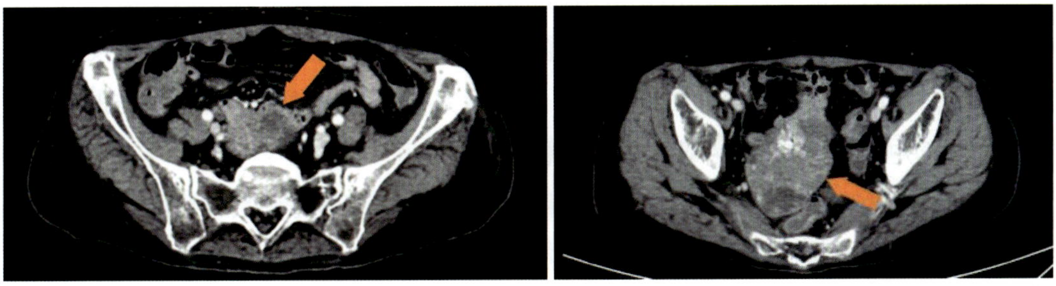

病例8图1　增强CT扫描

注：上图箭头所示为盆腔肿块与小肠关系密切，下图箭头示肿块最大直径截面。

（四）诊断

1. 消化道出血
2. 失血性贫血
3. 重度贫血
4. 小肠肿瘤，性质？

（五）诊疗经过

患者入院后查血红蛋白提示重度贫血，予以输血提升血色素；经消化内镜中心、影像科、肿瘤科多学科会诊，决定行腹腔镜探查术。

术中见：距回盲部30cm末段回肠见一大小约7cm×6cm×5cm肿物，用超声刀细致游离肿物与周围组织粘连；用腔镜直线型切割吻合器于肿物基底边缘1cm处切割闭合，完整移除标本送病理，倒刺线缝合加固切缘，检查肠管无狭窄，手术顺利结束，术中出血5ml。

术后病理：小肠肿瘤，梭形细胞肿瘤，免疫组化示肿瘤细胞CD117（+）、CD34（-），DOG1（+）、Desmin（-）、SMA（弱+）、S100（-）、Ki-67（MIB-1）（+，约10%）；核分裂计数0~1个/5mm^2。综上，结合肿瘤大小、组织形态及免疫组化，支持胃肠间质瘤（高危险度）。

病理报告出后予以口服伊马替尼治疗。

其他结构性病变特别有用，研究发现，小肠肿块的检出率为90%至100%，但CT肠造影用于评估胃肠道出血时，检出率可能较低，检出率为28%～35%。

球囊辅助肠镜检查可以通过顺行或逆行的方式来分别观察小肠的近端2/3或远端1/3。一般来说，在球囊辅助肠镜检查前进行胶囊内镜或多相CT肠镜检查，以确定出血部位并确定入路（顺行和逆行），因为这可以提高球囊辅助肠镜检查的诊断率。使用双球囊小肠镜的检出率估计在53%～80%。双球囊小肠镜检查的主要优点是能够进行治疗干预和用染色剂标记病变以供后续评估。然而，内镜下介入治疗后出现血管扩张等血管病变的再出血则比较常见，一项对14项试验进行的荟萃分析估计，对肠道血管增生异常病变内镜治疗后再出血的发生率为34%。研究显示，重复的双球囊小肠镜检查与并发症发生率的增加无关，故如果临床有需要，可安全的重复检查。

（五）鉴别诊断

小肠出血包括一个广泛的鉴别诊断。当面对一个假定有小肠出血的患者时，首先根据患者的年龄和合并症来考虑可能的病因是非常有帮助的。

隐匿或稳定显性出血且胃镜和结肠镜检查结果阴性的患者，首要需要考虑的是复查胃镜及全结肠镜，有队列研究发现30%的非小肠出血通过复查胃镜及全结肠镜得以确诊。在结肠镜检查准备不足或不理想、操作时间短或退镜时间短、患者对操作的耐受性差或无法看到回肠末端的情况下，考虑重复内镜检查尤为重要。相对应的，有一类人群推荐对小肠进行早期评估，即使用左心室辅助装置的患者，因为小肠出血占该患者群体中胃肠道出血发生率的30%。

（六）治疗

小肠出血通常表现为稳定的明显或隐匿性出血，而不稳定的表现相对罕见。然而，如果怀疑小肠出血，且血流动力学不稳定，应入院考虑进入重症监护病房，一般情况下，大多数患者的目标血红蛋白输血阈值应为7 g/dL，对于冠状动脉疾病患者应为8g/dL。

如果通过胶囊内镜和/或小肠镜检查发现出血来源，并与明显的持续贫血或活动性出血相关，则患者应进行内镜治疗；如果在全面的小肠检查后没有发现出血来源，患者可保守治疗（口服铁剂或静脉输注防治严重性缺铁性贫血药物），在这种情况下，在胶囊内窥下发现的小血管病变并不总是需要治疗。如果上述两种出血导致贫血恶化，根据临床情况和设备的可及性，进一步的诊断检查应包括反复上、下消化道内镜检查、视频胶囊检查、小肠镜检查、CT或MRI肠摄影。

如果出血持续或复发或病变不能局部，可以考虑使用铁剂、生长抑素类药物或抗血管生成药物治疗。如果临床允许，应停用患者基础疾病所用抗凝、抗血小板药物和非甾体抗炎药。术中小肠镜检查应在手术过程中提供帮助，以确定出血的来源和进行内镜治疗。

小肠出血的手术治疗通常被认为是最后的手段，在肠镜检查出现前的时代，采用右半结肠切除术作为复发性胃肠道出血的治疗选择，推测是由右侧憩室病为出血的来源；目前，小肠出血的手术治疗在可能的情况下采用结合胶囊内镜、小肠镜和/或血管造影技术作为指引；手术对肿瘤或局部动脉血管畸形显示了良好疗效；但对于更弥散的病变，如多发性血管扩张，通常选择内镜治疗。

（七）预后

小肠血管增生异常病变仍然是小肠出血最常见的原因，尽管有内镜治疗，但复发率很高。使用生长抑素类药物或抗血管生成药物的药物治疗可能是难治性患者的一种选择。对于成功完成全小肠镜检查，需要进行粘连松解术的患者应保留手术治疗选项，对于Heyde综合征患者（主动脉瓣狭窄和血管扩张）应考虑主动脉瓣置换术。

四、病例点评

小肠出血在临床上仍然是一个相对少见的病例。相当大比例的疑似小肠出血患者在重复上、下消化道内镜检查时会发现出血来源。对于仍然无法查清来源的消化道出血，综合采用胶囊内镜、小肠镜和/或血管造影技术对诊断和鉴别诊断具有极大意义。随着内镜治疗的进步，部分小肠出血可能得到以最小创伤的内镜下有效治疗处理；但外科仍然作为最后的手段，也期待后续在杂交手术方面做进一步探索，更快、更准、更微创的处理疑难小肠出血。

（病例提供：张贵祥　四川大学华西医院）
（点评专家：杨　烈　四川大学华西医院）

参考文献

[1]Wu LM，Xu JR，Yin Y，et al.Usefulness of CT angiography in diagnosing acute gastrointestinal bleeding：a meta-analysis[J].World J Gastroenterol，2010，16（31）：

3957–3963.

[2]Marya NB, Jawaid S, Foley A, et al.A randomized controlled trial comparing efficacy of early video capsule endoscopy with standard of care in the approach to nonhematemesis GI bleeding (with videos) [J].Gastrointest Endosc, 2019, 89 (1): 33–43. e4.

[3]Gerson LB, Fidler JL, Cave DR, et al.ACG clinical guideline: diagnosis and management of small bowel bleeding[J].Am J Gastroenterol, 2015, 110 (9): 1265–1287; quiz 1288.

[4]Deepak P, Pundi KN, Bruining DH, et al.Multiphase computed tomographic enterography: diagnostic yield and efficacy in patients with suspected small bowel bleeding[J].Mayo Clin Pro cInnov Qual Outcomes, 2019, 3 (4): 438–447.

[5]Jackson CS, Gerson LB.Management of gastrointestinal angiodysplastic lesions (GIADs): a systematic review and meta–analysis[J].Am J Gastroenterol, 2014, 109 (4): 474–483. quiz 484.

[6]Al–Bawardy B, Piovezani Ramos G, Lennon RJ, et al.Outcomes of repeat balloon assisted enteroscopy in small–bowel bleeding[J].Endosc Int Open, 2018, 6 (6): E694–E699.

病例 9 低位直肠间质瘤——新辅助治疗后的肛门护卫战

一、病历摘要

（一）基本信息

患者男性，62岁。

主诉： 发现直肠包块1⁺年，确诊直肠间质瘤8⁺个月

现病史： 患者1⁺年前于当地医院体检行肠镜发现："距肛门2厘米直肠见一巨大包块凸向腔内，表面光滑"，不伴血便，无排便习惯改变，无肛门坠胀感及腹痛等不适。11月前来华西医院门诊就诊，直肠彩超声学造影示："经直肠检查：前列腺水平，直肠壁黏膜下层查见局灶性隆起病变，大小62mm × 39mm × 47mm，直肠壁黏膜下层囊实性占位，结合超声照影，考虑多系间质瘤"。予超声引导下活检，病理诊断："梭形细胞肿瘤。肿瘤免疫表型为：CD117（+），DOG-1（+），CD34（+），Nestin（+），标记结果支持胃肠道间质瘤的诊断"。遂予口服伊马替尼0.4g qd治疗。现患者已规律服药半年，复查CT肿瘤明显缩小，再次复查CT提示：与上次复查CT相比肿瘤缩小不明显。现为求进一步诊治入院。起病以来，患者饮食正常，体重无明显减轻。发病以来，体重无明显变化，小便正常，偶有便秘。

既往史： 一般情况良好。否认肝炎、结核或其他传染病史。已接种乙肝疫苗、卡介苗、脊髓灰质炎疫苗、麻疹疫苗、百白破疫苗、乙脑疫苗。无过敏史，无外伤史，无手术史，无输血史，无特殊病史。

个人史： 长期居住于原籍，离退休人员，未到过牧区及疫区，无冶游史，无吸毒史，无吸烟史，无饮酒史。

婚育史： 适龄结婚，配偶体健，无离异、再婚、丧偶史。育有1子1女。

家族史： 父母已故，兄弟姐妹体健，无家族史及遗传病史。

（二）体格检查

生命体征平稳。全身浅表淋巴结未扪及，腹部平坦，未见胃肠型及蠕动波，腹部触诊未扪及包块，腹软，无压痛、反跳痛，肠鸣音正常。直肠指检：距肛约3cm一隆起

包块，表面光滑，活动度尚可，指套无血迹。

（三）辅助检查

实验室检查未见明显异常。

肿瘤标志物：CD117（+），DOG-1（+），CD34（+），Nestin（+）。

全腹增强CT（病例9图1）：

治疗前：直肠中下段前壁与前列腺间见一软组织团块，边界欠清，约4.9cm×4cm×9cm×6.3cm，中度较均匀强化，病变与前列腺分界不清，直肠受压变形。

治疗后：直肠中下段前壁与前列腺间见一软组织团块，约4.3cm×4.0cm，与旧片比较，病灶明显缩小。

直肠超声（病例9图2、病例9图3）：

治疗前：直肠壁黏膜下层查见局灶性隆起病变，大小约62mm×39mm×47mm，前列腺受压变扁，考虑间质瘤。

治疗后：直肠中下段前壁与前列腺间见一软组织团块，约50mm×26mm×42mm。

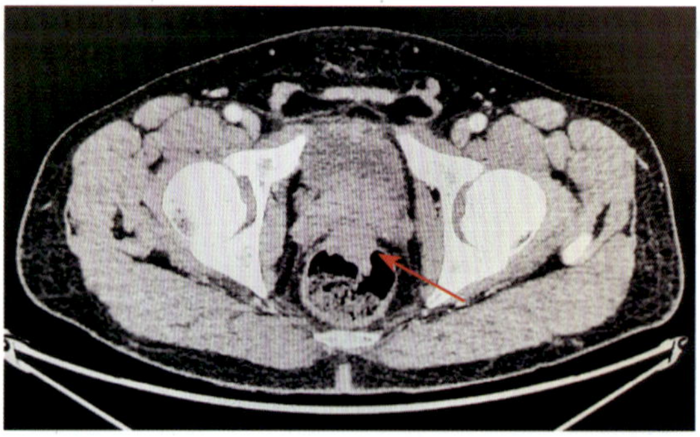

治疗前

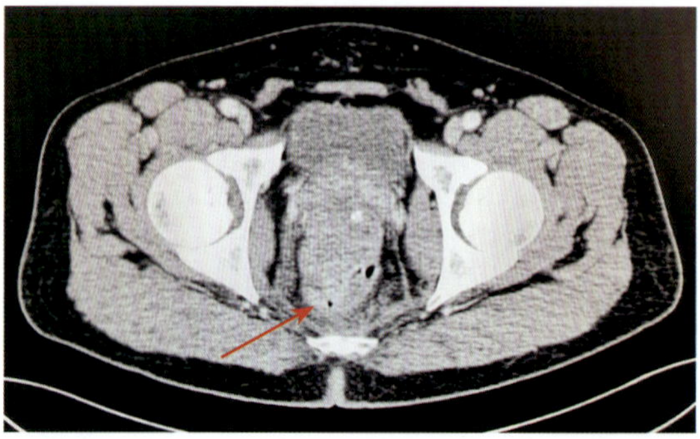

治疗后

病例9图1 CT扫描

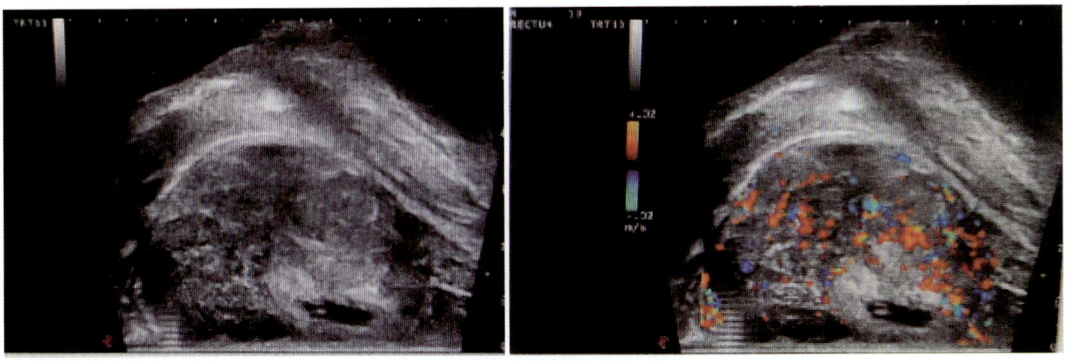

治疗前

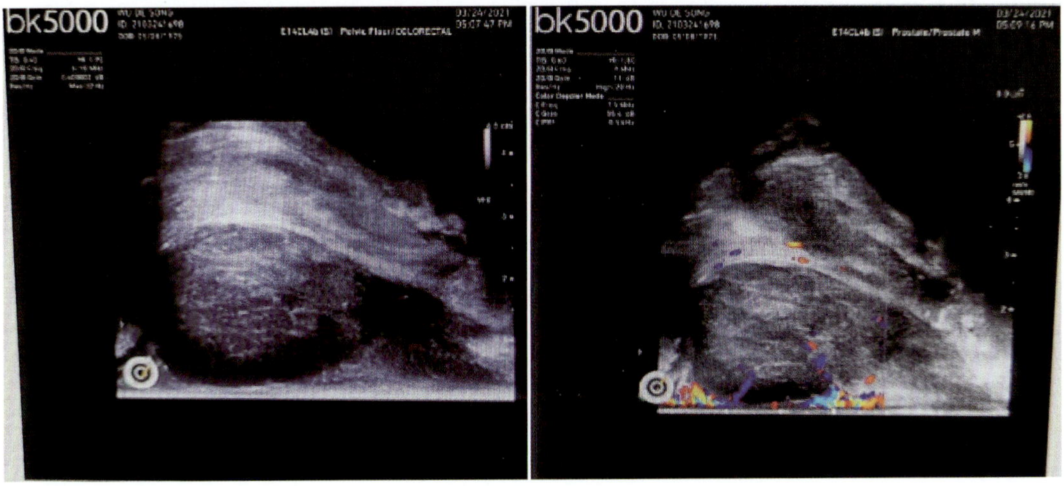

治疗后

病例9图2　直肠超声

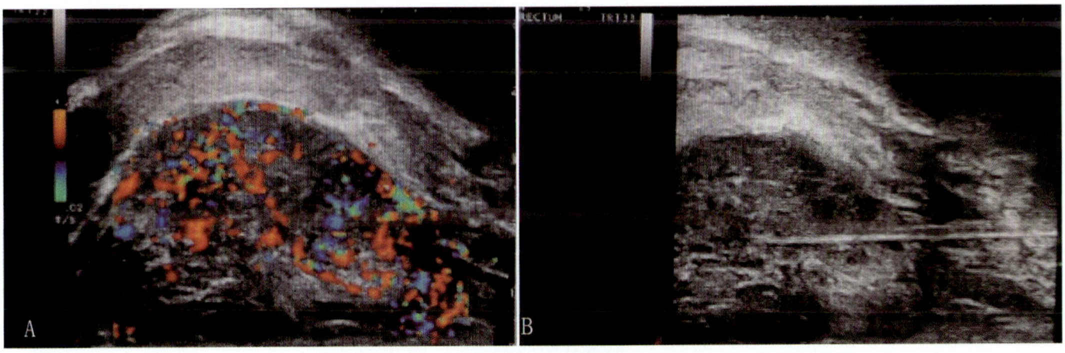

病例9图3　直肠彩超下穿刺（治疗前）

注：A.直肠肿块穿刺前；B.直肠肿块穿刺中。

（四）诊断

直肠间质瘤。

（五）诊疗经过

入院完善相关检查，经MDT讨论后考虑经靶向药物治疗后，肿瘤不再继续缩小，建议手术切除。遂行“经肛直肠间质瘤切除术”。术中见：包块距肛门约3cm，局部直肠黏膜隆起，表面光滑，占据肠腔约1/2周，切开直肠探及包块位于直肠肌层，有完整包膜，前方分别与前列腺包膜后壁，尿道前列腺部及膜部毗邻，包块深部呈条索状，深达肛门内括约肌层，包块内部实性鱼肉状。手术过程顺利。术后病理：（直肠）胃肠间质瘤靶向治疗后改变，肠壁切缘未见肿瘤。术后继续伊马替尼辅助治疗至少3年。

（六）随访

患者每半年定期复查胸腹部CT，每1年复查肠镜，随访2年至今未发现复发转移。

二、病例分析

该患者为直肠胃肠道间质瘤，术前影像学检查提示直肠肿物，GIST 可能。彩超穿刺获得病理检查结果，证实为直肠间质瘤。由于肿瘤较大且距肛门较近，经MDT讨论予以新辅助治疗。治疗后肿瘤明显缩小，继续服药复查肿瘤缩小不明显。经评估可完整切除，故行经肛直肠肿瘤切除术，手术完整切除肿瘤并保留肛门。间质瘤手术不要求行淋巴结清扫，局部完整切除、切缘阴性是其标准。术后病理为直肠GIST，需口口服伊马替尼3年，并定期随访，取得满意疗效。

三、疾病介绍

（一）概述

胃肠间质瘤（gastrointestinal stromal tumors，GISTs）是一种起源于间质细胞的软组织肿瘤，常发生于消化道，尤其常见于胃和小肠，但也可发生于胃肠道外。胃肠间质瘤临床症状主要与肿瘤的部位、大小和生长方式有关，常无特异性临床表现。结直肠胃肠间质瘤较少见，在全部胃肠间质瘤中约占5%，在结直肠恶性肿瘤中占比约0.1%。多发生在中低位直肠，其次好发于乙状结肠。结直肠间质瘤大多数发生在成年人，多见于50～70岁，男性稍多于女性。手术切除是最主要的治疗方式，与原发于胃的间质瘤相比，结直肠间质瘤预后更差。

（二）病因

1．病因　GIST是一种比较明确的由驱动基因突变导致的疾病。80%以上的GIST患者体内存在KIT基因原发突变，最常见的突变出现在KIT基因第11号外显子（70%的病例）中，其次是第9号外显子（10%～15%）。5%～10%由PDGFRA基因突变。10%～15%的GIST患者无KIT和PDGFRA基因突变，称为野生型GIST。KIT突变最常见于11号外显子（66%～71%），其次是9号外显子（10%～13%），罕见位于13、14、17号外显子；PDGFRA基因突变最常见于18号外显子（5%～6%），少部分位于12、14外显子。野生型GIST对一线酪氨酸激酶抑制剂（TKI）药物伊马替尼耐药不敏感，甚至耐药。

2．病理　结直肠间质瘤可位于黏膜下、肠壁固有肌层或浆膜下，直径大小为几毫米到几十厘米，大多边界清楚，可有假包膜，切面呈灰白色或灰红色，可见编织状，并伴有结节状突起等生长特征。其质地柔韧，病情严重者可出现肿瘤坏死、出血和囊变等病理表现。组织学上，依据瘤细胞的形态可将GIST分为3大类：梭形细胞型（70%）、上皮样细胞型（20%）及混合型（10%）。即使为同一亚型，GIST的形态在个例之间也可有很大的差异。除经典形态外，GIST还可有一些特殊形态，少数病例还可见多形性细胞，尤多见于上皮样GIST。间质可呈硬化性，可伴有钙化，特别是小GIST，偶可呈黏液样等。

（三）分类

GIST有多个分类体系，用于指导手术治疗及用药治疗。但常用为危险度分级系统。胃肠道间质瘤危险度分级是原发的完全切除的胃肠道间质瘤的危险度评估。危险度分级主要依据肿瘤大小、核分裂象计数及肿瘤的原发部分，可分为四级：极低、低、中等、高。

1．极低度危险度　肿瘤≤2cm，病理性核分裂象≤5个/50HPF，可发生于任何部位。

2．低度危险度　肿瘤＞2cm，但是≤5cm，病理性核分裂象≤5个/50HPF，可发生于任何部位。

3．中等危险度：肿瘤肿瘤＞2cm，但是≤5cm，其病理性核分裂象为6～10个/50HPF。

4．高度　一般肿瘤较大，＞5cm，而病理性核分裂象＞5个/50HPF；或者是肿瘤＞10cm，不管核分裂数；或者肿瘤发生破裂，无论肿瘤大小以及病理性核分裂象数有多少。

（四）临床表现

结直肠间质瘤的临床表现与肿瘤的部位、大小及生长方式等有关，早期多无任何临床表现和体征。随肿瘤增大可出现占位效应及局部症状。右半结肠间质瘤多以腹部包块、腹胀、腹痛等症状为主，左半结肠间质瘤多以大便习惯及性状改变、血便为主，乙状结肠、直肠间质瘤多以大便习惯改变为主，便血较为少见。当肿瘤体积较大时，则可能会有肠梗阻的表现。

（五）诊断

GIST临床诊断多依赖于影像学检查，病理是确诊GIST的“金标准”，其中免疫组化是GIST诊断和鉴别诊断的主要依据。对于疑难病例的诊断、预测分子靶向药物治疗的疗效及指导临床治疗还需要加做分子分型。对于大多数可完整切除的GIST，术前不推荐进行常规活检。如果需要进行术前药物治疗，应行活检。

1．腹部超声　腹部超声具有便捷无创等优点，但容易受到胃肠道气体的干扰，很难做出准确的诊断，可用于初步筛查。

2．增强CT　CT检查可明确肿瘤位置、肿瘤直径、组织密度、局部淋巴结状态、有无转移，为GIST 危险度分级、制订诊治方案、预后评估提供依据。

3．PET－CT　PET-CT是目前诊断GIST和评估分子靶向药物疗效最敏感的方法，在GIST的诊断分期、预测恶性潜能、治疗决策、疗效评估及随访监测中有重要价值，尤其是分期及早期疗效评估。

4．超声内镜检查　可反映出黏膜下病变的肿瘤大小、肿瘤壁层的来源、血供、回声以及肿瘤边缘形态等，对于微小病变或者小病变非常有意义。

活检方式推荐使用超声内镜引导下细针穿刺活检（EUS-FNA）获取病理诊断。

（1）超声内镜下细针穿刺活检（endoscopic ultrasonography-fine needle aspiration，EUS-FNA）：由于其造成腔内种植的概率甚小，应作为首选活检方式。但仅限于超声内镜可以达到的消化道管腔范围内，且由于其获得组织较少，诊断难度常较大。

（2）空芯针穿刺活检：可在超声或CT引导下经皮穿刺进行，与手术标本的免疫组化染色表达一致性可达90%以上，诊断准确性也达到90%以上。但由于存在肿瘤破裂腹腔种植的风险，常应用于转移病灶。

（3）经直肠或阴道引导穿刺活检：对于直肠GIST可考虑应用此方式。

5．病理及免疫学诊断　GIST 的生长方式多样，以肌壁间生长最多见。免疫表型中，CD117是GIST最重要的免疫组织化学检测指标，有良好的敏感性和特异性。

CD34、DOG1、S-100、SMA等分子标志物可用于GIST的鉴别及辅助诊断。基因检测有助于疑难病例的诊断及指导分子靶向药物治疗。

（六）鉴别诊断

GIST与其他间叶源性肿瘤的鉴别主要依靠病理诊断。

1. 平滑肌瘤与平滑肌肉瘤　平滑肌瘤及平滑肌肉瘤免疫组化绝大多数都为CD117、CD34阴性。

2. 神经鞘瘤、神经纤维瘤、恶性周围神经鞘瘤　消化道神经源性肿瘤极少见。免疫组化S-100蛋白、Leu－7弥漫强阳性而CD117、CD34、desmin、SMA及actin 均为阴性。

3. 胃肠道自主神经瘤　少见。瘤细胞为梭形或上皮样免疫表型CD117、CD34、SMA、desmin和S-100均为阴性。

4. 腹腔内纤维瘤病　该瘤通常发生在肠系膜和腹膜后，偶尔可以从肠壁发生。免疫表型尽管CD117可为阳性，但表现为胞浆阳性、膜阴性。CD34为阴性。

5. 孤立性纤维瘤　是一种起源于表达CD34抗原的树突状间质细胞肿瘤。尽管CD34、bcl-2阳性，但CD117为阴性或灶状阳性。

（七）治疗

由于恶性程度较高，结直肠GIST一经发现均应考虑手术切除。早期诊断和早期完整手术切除配合分子靶向药物是其最佳治疗方法。不能切除的局限性 GIST，或接近可切除但切除风险较大或手术无法保留肛门，应该先通过多学科综合治疗（MDT）的讨论，进行术前分子靶向药物治疗，待肿瘤缩小后再行手术。术后应完善病理学检查和基因检测，指导辅助治疗的实施。

1. 外科手术治疗　目前，外科手术仍是局限性或潜在可切除GIST的唯一治愈方法。GIST手术治疗基本原则包括：通过外科手术完整切除肿瘤，保证切缘组织学阴性，不推荐常规淋巴结清扫（存在病理性肿大淋巴结式需要进行区域淋巴结清扫），术中避免肿瘤破裂和注意保护肿瘤假性包膜完整。推荐R0切除，如患者因各种原因接受R1切除，后续无需再次手术。手术方式如下：

（1）开腹手术：由于间质瘤的生物学特性，术种肿瘤破裂风险较高，这需要严格避免，目前开腹手术仍是结直肠GIST最常用的手术方法。对于结肠GIST，可采用阶段性肠切除术。对于直肠GIST，包括经腹直肠前切除、腹会阴联合切除、经骶尾经肛切除、经肛门内镜微创手术等。腹会阴联合切除因需完全牺牲肛门功能，仅适用于经靶向药物治疗后肛门括约肌仍受累的病例。

（2）经肛门：对于位于低位直径较小的直肠GIST，可考虑经肛局部完整切除。

（3）腹腔镜手术：相对于开腹手术，腹腔镜手术有着切口小、视野佳、出血少、疼痛轻等微创优点，但是GIST质地较脆且容易破溃出血，一旦发生破裂将大大增加术后复发转移风险，因此对于直径较大或解剖位置复杂的GIST，应该严格掌握其适应证且操作应谨慎规范。

（4）内镜治疗：由于内镜下不易根治性切除，且有较高的并发症发生率，目前需要谨慎开展。

2．新辅助治疗　术前的新辅助治疗能够缩小肿瘤体积，降低临床分期，进而缩小手术范围，避免不必要的脏器切除，对于低位直肠间质瘤的患者，新辅助治疗后缩小肿瘤体积，可使直接手术无法保肛患者获得保肛的可能；在术中有破裂出血播散危险的患者，术前的新辅助治疗可以减少术中播散的可能性。对于无法行外科手术处理的原发性结直肠间质瘤和转移复发的间质瘤，可考虑行伊马替尼的新辅助治疗，待肿瘤缩小后实施减瘤手术。

GIST行新辅助治疗时，需获病理确诊并推荐进行基因检测。在分子靶向药物治疗期间，应定期（每2～3个月）评估治疗效果。术前停药1周左右，待患者的基本情况达到要求，即可考虑进行手术。

3．GIST 术后辅助治疗　辅助治疗能显著改善无复发生存时间，适应人群是具有中高危复发风险的患者。危险度评估系统较多。鉴于便捷性与操作简单性，中国临床肿瘤学会（Chinese Society of Clinical Oncology，简称CSCO）胃肠间质瘤专家委员会推荐沿用稍作修改的 NIH2008 改良版。不论何种基因类型，推荐伊马替尼辅助治疗的剂量均为400mg/d。治疗时限：结直肠来源的中危GIST危险度高，复发风险相对偏高，建议伊马替尼辅助治疗3年，高度复发风险GIST，辅助治疗时间至少3年；发生肿瘤破裂患者，可以考虑延长辅助治疗时间。如果伊马替尼辅助治疗期间出现 GIST复发或转移，考虑伊马替尼耐药，建议进行后线治疗。

四、病例点评

该病例肿瘤位于直肠黏膜下，术前穿刺获取肿瘤组织行病理确诊。经过MDT讨论，考虑肿瘤较大且距肛门较近，遂行新辅助治疗。治疗后，肿瘤明显缩小，待肿瘤体积不在继续缩小，且预估可完整切除，因此制订手术切除的方案，诊疗过程和方案正确、规范。GISTs手术要求完整切除肿瘤且切缘阴性即可，无需进行淋巴结清扫。该患者肿瘤位于直肠近肛门处，故行经肛直肠肿瘤切除术，保肛成功，病理切缘阴性，治疗合理。术后免疫组化确诊为高风险直肠间质瘤，行伊马替尼口服至少3年，随访期间未见肿瘤复发转移，取得满意疗效。因此，这是一例经典的直肠间质瘤规范诊治案例，值得学习借鉴。

（病例提供：杨　烈　罗文君　四川大学华西医院）

（点评专家：张　波　四川大学华西医院）

参考文献

[1]Li C，Lu Y，Zhang MM，et al. Clinicopathological features and prognosis of colonic and rectal gastrointestinal stromal tumors：A propensity score matching analysis[J].Front Surg，2022，9：968585.

[2]Roşulescu A，Pechianu N，Hortopan M，et al.Gastrointestinal stromal tumors of the colon and rectum[J].Pol J Pathol，2020，71（3）：200-206.

[3]Syllaios A，Schizas D，Davakis S，et al.GISTs of the large intestine：review of the literature[J]. J BUON，2020，25（1）：15-22.

[4]Shen C，Chen H，Yin R，et al. Clinicopathologic，surgical characteristics and survival outcomes of rectal gastrointestinal stromal tumors[J].Neoplasma，2015，62（4），610-617.

[5]中国临床肿瘤学会指南工作委员会.CSCO胃肠间质瘤诊疗指南2023[M].北京：人民卫生出版社，2023.

病例 10 结肠套叠

一、病历摘要

（一）基本信息

患者男性，32岁。

主诉：左下腹疼痛伴大便习惯改变4^{+}个月。

现病史：4^{+}个月前无明显诱因出现左下腹疼痛，为持续性隐痛，伴大便干燥，次数减少，解便困难，食欲下降，肛门排气通畅，无发热、乏力，无腹泻、恶心、呕吐，无明显黑便。于当地医院就诊，行全腹部增强CT提示："直肠及乙状结肠移行区查见'同心圆'征象，并局部肠管增厚，盆腔少量积液"。给予口服药物治疗，具体不详，症状无明显改善，遂来我院求治，门诊以"结肠套叠"收入院。自患病以来，患者精神、饮食、睡眠可，小便无特殊，体重减轻约5kg。

既往史：一般情况良好，否认肝炎、结核或其他传染病史，已接种乙肝疫苗、已接种卡介苗、已接种脊灰、已接种麻疹疫苗、已接种百白破疫苗、已接种乙脑，无过敏史，无外伤史，无手术史，无输血史，无特殊病史。

个人史：长期居住于原籍，林场工作人员，未到过牧区及疫区，无冶游史，无吸毒史，无吸烟史，无饮酒史。

婚育史：未婚。

家族史：父母体健，无家族史及遗传病史。

（二）体格检查

一般生命体征平稳，全身浅表淋巴结未扪及，腹部平坦，腹部未见肠型及蠕动波，全腹柔软，无压痛、反跳痛及肌紧张，未扪及明显异常包块，肝肾脾肋下未触及；肠鸣音正常，移动性浊音阴性。指检未扪及肿物，指套退出无血染。

（三）辅助检查

实验室检查：

血常规：RBC 4.46×10^{12}/L，HGB 12g/L，HCT 0.42L/L，PLT 272×10^{9}/L，WBC

6.28×10^9/L，NEUT% 58.0%。

肿瘤标志物：CEA 9.62ng/ml，CA199 7.21U/ml。

入院后行全腹部增强CT（病例10图1）：①乙状结肠冗长，直肠及乙状结肠移行区查见“同心圆”征象，并局部肠管增厚伴浆膜面毛糙，盆腔少量积液；②胆囊收缩状态，胆囊壁稍毛糙，肝周少量积液；③肝脏多发低密度灶，较大约1.0cm × 0.5cm，未见强化，多系囊肿；④双肺散在结节影，较大位于右肺上叶尖段，直径约0.5cm，性质？请结合临床及其他检查；⑤右肾囊肿。

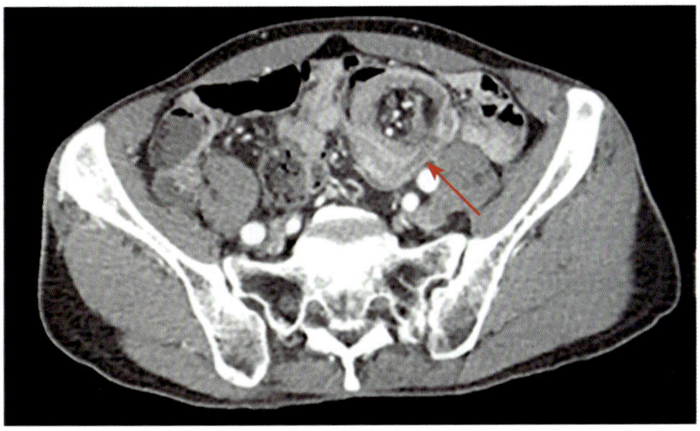

病例10图1　全腹部CT

（四）诊断

1. 乙状结肠套叠：原因？
2. 慢性胆囊炎
3. 肝多发结节：囊肿？
4. 双肺结节：性质？
5. 右肾囊肿。

（五）诊疗经过

与患方详细沟通后行腹腔镜探查术，术中见：腹膜光滑，肝脾表面光整，盆底可见少量淡黄色清亮积液，部分乙状结肠套入远端乙状结肠及直肠，近段结肠稍扩张，小肠无明显扩张。予以腹腔镜下复位后，可见乙状结肠系膜松弛、乙状结肠冗长伴游离，探及远端肠壁一大小约3 × 3厘米的新生物，活动度好，未见侵及浆膜层。与患者家属沟通后，行腹腔镜下乙状结肠肿瘤切除＋结直肠吻合术。术后剖视标本；见一3cm × 3cm宽基底肿瘤，呈菜花样生长。术后予以抗感染、对症、补液支持等处理，患者术后7天拔引流管出院。病理检查示：乙状结肠腺癌，G2，侵及肌层，神经、脉管未见侵犯，肠套叠的临床表现则常常不典型，可表现为慢性腹痛、腹泻、体重减轻等。

（五）诊断

结肠套叠的临床表现与其类型、位置、程度和持续时间等因素有关，并且临床表现缺乏特异性，易误诊、漏诊。诊断主要依赖于影像学检查，常用的影像学检查包括CT、超声、X线平片、钡剂造影、MRI等。

1. CT　是诊断肠套叠的首选方法。CT检查可以明确病变部位，套叠在可以呈现肠管扩张征、肠壁增厚、靶环征、肾形征、半月征等典型表现，有助于诊断，并且还有较高的概率进行病因诊断。

2. 超声检查　在结肠套叠诊断中因为其经济、无放射性、可多次操作的优势，在诊断儿童肠套叠时具有较高敏感性和特异性，可检出套叠肠段和肠内液体的移动情况，对于术前评估和随访均有重要意义，也适用于孕妇，尤其在社区医疗环境中具有重要价值；但亦有其局限性，其准确率受操作者经验影响较大，亦可受肠内气体干扰影响观察。

3. X光及钡剂造影　也是诊断肠套叠的检查方法之一，可显示肠套叠段的形态和位置，典型的表现为肠腔呈鹰嘴或锥形狭窄，但检出率低，近年来随着CT的广泛普及，其重要性在逐步降低。

4. MRI　因为成像时间较长，肠道蠕动容易形成伪影，并且经济性欠佳，在结肠套叠中的应用受限，近年来随着相关技术的进步，MRI在诊断包括结肠套叠在内的胃肠道疾病中得到了越来越广泛的应用。

总体说来，对于具有急性发作的典型症状的患者，如剧烈腹痛、呕吐、便血等，结肠套叠应列为鉴别诊断的重点之一。对于成人长期反复发作的腹痛、腹胀、恶心等腹部症状，需要及时完善CT等影像学检查，结肠套叠也是检查目标之一。

（六）鉴别诊断

结肠套叠的临床表现与其他一些消化系统疾病相似，如急性胃肠炎、阑尾炎、胆囊炎、急性胰腺炎、肠梗阻等，因此需要进行鉴别诊断。

1. 急性胃肠炎　与结肠套叠相比，急性胃肠炎多为腹泻，伴有腹胀、恶心、呕吐等症状，而且通常没有便血和肠鸣音消失等表现。

2. 阑尾炎　主要症状是转移性右下腹痛，常伴有发热、呕吐等症状，而结肠套叠的疼痛位置不定，可出现于腹部任何位置，且可伴有便血和肠鸣音消失等症状。

3. 胆囊炎　症状主要为右上腹痛，可伴有恶心、呕吐、发热等症状。

4．急性胰腺炎　主要症状是腹痛、呕吐和发热，常常伴有血糖升高、血清淀粉酶和脂肪酶等酶学异常。

5．肠梗阻　主要症状是腹痛、呕吐和便秘等，常常伴有肠鸣音减弱或消失等表现，而结肠套叠的症状为腹痛、便血和肠鸣音消失等表现，但一些复杂的结肠套叠也可伴有肠梗阻的症状。

（七）治疗

结肠套叠的治疗目的是解除肠套叠、去除病因和预防并发症。

1．保守治疗　对于婴幼儿结肠套叠患者，常可采用保守治疗，包括透视引导下气体或超声引导液体灌肠、禁食、抗感染、输液等。部分成年人群的结肠套叠也可通过保守治疗方式缓解。

2．手术治疗　是治疗结肠套叠的主要方法，无论套叠类型如何，当灌肠复位或密切观察不成功时，都需要手术。手术方式的选择应根据患者的具体情况和医生的经验来决定，可选择开放手术或腹腔镜手术。近年来，随着腹腔镜技术的发展，腹腔镜手术已成为结肠套叠手术治疗的主要方法，包括腹腔镜下结肠切除、套叠分离和肠吻合等手术方法。腹腔镜手术具有创伤小、术后恢复快、并发症少等优点，因此越来越多的医生和患者选择腹腔镜手术治疗结肠套叠。

四、病例点评

该病例患者系中青年，起病缓，病程长，既往无恶性肿瘤家族史。以左下腹疼痛及排便不畅为首发症状。因患者腹痛为持续性，且为乙状结肠套入直肠，腹部难以触及，故未首先考虑结肠套叠诊断。针对此类下腹疼痛患者，首选可行直肠指检，可初步明确诊断。乙状结肠套叠发病率低，因需同时合并乙状结肠冗长及游离，肿瘤类型也为隆起型。乙状结肠肿瘤多为浸润型或溃疡型，更易误诊。诊断优选腹部增强CT，更易识别套叠及病因。腹腔镜探查手术已获得普及推广，该例患者术前CT已有指向性结果，并且梗阻不明显，术前设计手术方案时即需要考虑到行一期恶性肿瘤根治＋肠吻合治疗，体位需摆放为截石位，术中需行en-bloc切除，且需同期行冗长乙状结肠切除术。

（病例提供：杨　烈　马　钦　四川大学华西医院）

（点评专家：周总光　四川大学华西医院）

参考文献

[1]AmorusoM，DAbbiccoD，PrainoS，et a1．Idiopathicadultcolo．colonicintussusception：casereportandreviewoftheliterature[J]．Int JSurgCaseRep，2013，4（4）：416–418.

[2]Hwang J，Yoon HM，Kim PH，et al.Current diagnosis and image–guided reduction for intussusception in children.Clin Exp Pediatr，2023，66（1）：12–21.

[3]Azar T，Berger DL.Adult intussusception.Ann Surg，1997，226：134–138.

[4]Am J Surg，Chang CC，et al.Adult intussusception in Asians：Clinical presentations，diagnosis，and treatment [J].J Gastroenterol Hepatol，2007，22（11）：1767–1771.

[5]Amr MA，Polites SF，ALzghari M，et al.Intussuception in adults and the role of evolving computed tomography technology[J].Am J Surg，2015，209（3）：580–583.

[6]Honjo H，Mike M，Kusanagi H，Kano N.Adult intussusception：a retrospective review[J].World J Surg，2015，39：134–138．doi：10.1007/s00268–014–2759–9.

[7]Lianos G，Xeropotamos N，Bali C，et al.Adult bowel intussusception：presentation，location，etiology，diagnosis and treatment[J].G Chir，2013，34：280–283.

[8]Edwards EA，Pigg N，Courtier J，et al.Intussusception：past，present and future[J].Pediatr Radiol，2017，47：1101–1108．doi：10.1007/s00247–017–3878–x.

[9]Mart í n–Lorenzo JG，Torralba–Martinez A，Lirón–Ruiz R，et al.Intestinal invagination in adults：preoperative diagnosis and management[J].Int J Colorectal Dis，2004，19：68–72．doi：10.1007/s00384–003–0514–z.

[10]Valentini V，Buquicchio GL，Galluzzo M，et al.Intussusception in adults：the role of MDCT in the identification of the site and cause of obstruction[J].Gastroenterol Res Pract，2016；2016：5623718．doi：10.1155/2016/5623718.

[11]Li Siow S，Qiang Goo Z，Mahendran HA，et al.Laparoscopic versus open management of adult intussusception[J].Surg Endosc，2019.doi：10.1007/s00464–019–07220–z.

[12]Kang S，Lee SI，Min BW，et al.A multicenter comparative study between laparoscopic and open surgery for intussusception in adults[J].Colorectal Dis，2020.doi：10.1111/codi.15102.

[13]Michele A，D’Abbicco D，Stefania P，et al.Idiopathic adult colo–colonic intussusception：case report and review of the literature[J].Int J Surg Case Rep，2013，4：416–418．doi：10.1016/j.ijscr.2013.01.010.

病例 11 合并 HIV 感染的结肠损伤

一、病历摘要

（一）基本信息

患者男性，55岁。

主诉：外伤后持续性腹痛8小时。

现病史：8小时前患者骑电动自行车时与小汽车发生碰撞，身体着地，车把手抵触左下腹部，患者伤后即出现左下腹疼痛伴局部瘀斑，无意识障碍，无呕吐、便血。随即于当地医院就诊辅助检查及诊断不明辅助检查及诊断，予以观察，期间患者腹痛加重，腹痛范围扩大，行腹部X线检查提示“腹腔内游离积气”，遂急诊转入我院，急诊科以“空腔脏器穿孔？”收入院。

既往史：一般情况良好，患者自诉因输血感染AIDS，已接种乙肝疫苗、已接种卡介苗、已接种脊灰、已接种麻疹疫苗、已接种百白破疫苗、已接种乙脑，无过敏史，无外伤史，无手术史，无输血史。

个人史：长期居住于原籍，工人，未到过牧区及疫区，无冶游史，无吸毒史，吸烟30^{+}年，日均10^{+}支，无饮酒嗜好。

婚育史：适龄结婚，配偶体健，无离异、再婚、丧偶史。育有1女。

家族史：父母已故，兄弟姐妹体健，无家族史及遗传病史。

（二）体格检查

入院时，患者意识清醒，急性痛苦病容。体温36.8℃，脉搏104次/分，呼吸频率20次/分，血压140/100mmHg。心肺未见异常，左下腹可见皮肤瘀斑，腹壁未见裂伤，无手术瘢痕，腹部略膨隆，腹部未见异常包块，未见胃、肠型；全腹压痛、反跳痛和肌紧张，以左下腹为甚，移动性浊音（-），肠鸣音消失，肝肾脾肋下未触及。

（三）辅助检查

血常规：血红蛋白155g/L，白细胞4.91×10^9/L，中性粒细胞69.8%。

输血前全套：HIV抗原抗体复合检测 1.15COI。

腹部CT（病例11图1）：①盆腔散在游离气体，左下腹局部脂肪间隙模糊，肠系膜肿胀，相应区域的乙状结肠壁稍增厚、前壁可疑不连续，肠周散在渗出模糊影及小气泡，壁腹膜增厚，考虑空腔脏器穿孔；②十二指肠降段可见憩室。

（四）诊断

1. 急性弥漫性腹膜炎。
2. 腹部闭合伤　空腔脏器穿孔。
3. 十二指肠憩室。
4. 获得免疫缺陷综合征（HIV）。

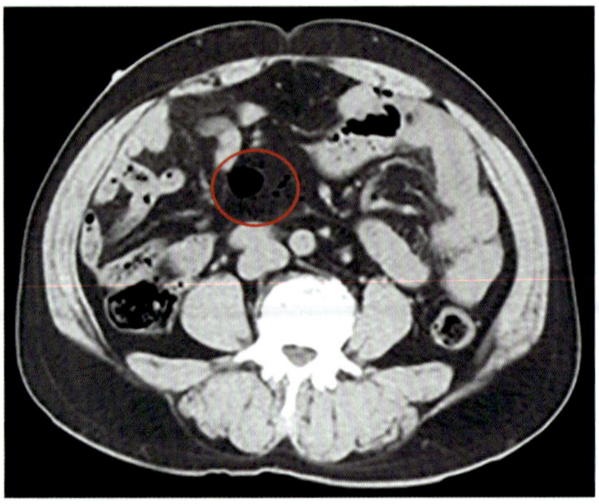

病例11图1　CT示腹腔内可见少量游离气体

（五）诊疗经过

入院后完善术前相关检查准备，遵循标准防护急诊行“剖腹探查术＋乙状结肠造瘘术＋腹腔脓肿冲洗引流术”，术中麻醉检测患者血压较低，予以间羟胺持续泵入升压。术中见：盆腹腔可见大量粪水样腹水，约500ml。肝脾未见异常；部分肠壁可见脓苔，主要集中于左下腹；部分小肠肠壁水肿、扩张明显，乙状结肠对系膜缘可见一3cm破口（病例11图2），肝脾包膜完整，无血肿、无破裂。诊断乙状结肠二级裂伤。术中缝闭裂口阻止进一步污染，大量温盐水彻底冲洗腹腔，打开网膜囊，彻底探查胃、胰腺、十二指肠、小肠、结肠及腹膜后，未见活动性出血及脏器穿孔，未见腹膜后积血、积液。将乙状结肠游离松解后，将破口处结肠提出腹腔经左下腹行双腔造口。检查无活动性出血后，分别于脾窝、盆底放置血浆引流管后关腹。术后予以腹腔持续引流、补液、抗感染、对症等治疗后，患者顺利出院。

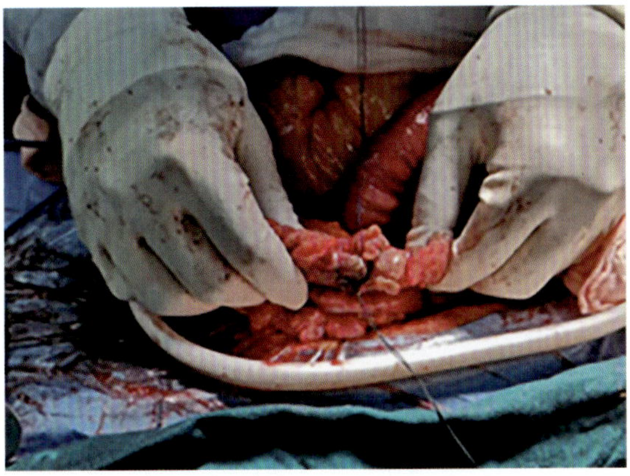

病例11图2　乙状结肠破口

（六）随访

出院后3个月患者返院行乙状结肠造口还纳术，术后患者定期随访，未见异常。

二、病例分析

该患者为中年男性，有明确腹部外伤史，起病急、病程短。受伤当时腹膜刺激征不明显，以腹壁损伤引发的疼痛为主，后逐渐加重伴有腹痛范围扩大，出现典型腹膜刺激征。经影像学诊断明确腹腔内游离气体。符合典型的肠穿孔表现。患者合并艾滋病，急诊手术时需遵循传染病感控管理流程做好相应防护等相关准备，包括：术前准备，术中防护和术后处理等步骤，含：①在开启负压的特殊感染手术间进行手术；②佩戴防护眼镜、一次性橡胶手套、鞋套、隔离衣等；③准备一次性无菌敷料手术包、一次性无菌防水手术衣；④四肢皮肤有破损者不参加手术；⑤术中寻找到穿孔部位后，应根据损伤程度采取不同的手术处理，该患者为二级裂伤，且穿孔时间＞8小时，术中污染重，一期切除吻合有较高吻合口漏风险，且患者术前存在心率快，术中血压低，按照损伤控制原则直接将该处游离后行结肠造瘘处理，待患者一般情况稳定后二期治疗。对于术前影像学有较为明确定位的腹部闭合伤患者，处置顺序优先处理问题所在部位，空腔脏器穿孔可先修补后清洗腹腔，减少腹腔内污染，缓解感染性休克症状后再行破口处理；腹部闭合伤术中探查时，如未找到明确损伤，应行的探查顺序：肝、脾→膈肌→胃→十二指肠→空肠→回肠→大肠及其系膜→盆腔器官，需要避免遗漏。术后需放置多根腹腔引流管，既可起观察作用，也可充分引流腹腔内炎性介质。

三、疾病介绍

（一）概述

结肠损伤（injury of Colon）是腹部钝性损伤及穿透性损伤所致的较少见的空腔脏器损伤，为急腹症的一种。常见于交通事故或生产生活中，也可因医源性损伤如钡灌肠、结肠镜检查或治疗所引发，可合并其他腹部脏器受损。结肠损伤具有以下特点：①结肠内充满粪便、细菌含量高，伤后易发生严重感染；②结肠壁薄，血液供应差，伤口愈合能力差；③结肠内容物流动性小，对腹膜刺激轻，部分结肠后壁位于腹膜后，早期症状局限而隐蔽，易产生严重的腹膜后感染；④结肠损伤合并伤多，穿透伤多，结肠损伤后并发症发生率达15%～50%。由于该疾病的低发和早期可能症状不典型，有较高漏诊及误诊风险。

（二）分级

根据损伤程度，将结肠损伤进行分级（AAST），具体如下：

一级血肿或裂伤，挫伤或无血运障碍的血肿，伤及部分肠壁，未穿破。

二级裂伤，破裂不足肠管周径的50%。

三级裂伤，破裂达周径的50%以上，但未横断。

四级裂伤，结肠横断。

五级裂伤或血管损伤，结肠横断合并肠段组织缺损，肠段失血供。

（三）症状

腹痛是最主要症状。明确的腹部外伤史伴有持续性腹痛就需要考虑到结肠损伤。开放性结肠损伤除腹痛外或可见粪性腹水经伤口溢出。

下消化道出血或黑便。根据损伤或穿孔部位可以表现为便血或柏油样便，便血量通常不大，但也有失血导致循环不稳定病例。

腹胀。随着腹腔内炎症反应增加，可以导致麻痹性肠梗阻，也可能因为合并肠系膜损伤造成系膜血肿或后腹膜损伤血肿等原因导致。

休克等全身症状。由于腹腔内感染的进一步加深或合并腹腔内出血等原因导致循环血量不足进而出现心率加快、血压降低、尿少、意识障碍等症状。

（四）查体

1．腹膜刺激征　可有受伤部位的压痛、反跳痛及肌紧张。需要与受伤部位的腹壁外伤相鉴别，另需严密观察闭合性损伤患者的腹膜刺激征是否有扩大。

2. 肠鸣音减弱或消失　提示肠系膜或后腹膜受损，随着腹腔感染加重也可出现。

3. 肛门指检指套有血迹　提示结直肠肠腔内出血。

4. 肝浊音界缩小，腹部移动性浊音阳性　提示腹腔内积液。

5. 早期休克表现　可因失血及全身感染中毒症状引起。

（五）辅助检查

1. 实验室检查　血常规检查可有血细胞比容降低，血红蛋白、红细胞数下降，白细胞及中性粒细胞计数升高，C反应蛋白和降钙素原等炎性指标升高。

2. 影像学检查　X线腹部平片可以发现膈下游离气体或肠梗阻表现。CT可以发现肠壁连续性中断、肠壁内血肿，以及腹腔内游离液体和气体、肠壁增厚等。

3. 腹腔穿刺或腹腔灌洗　可见血性液体或粪便等肠内容物。

（六）诊断

根据有腹部外伤后出现腹痛、恶心、呕吐及腹膜炎的体征，X线或CT可见气腹症或诊断性穿刺抽出粪便样液体可明确诊断。需要注意的是，穿透伤病人入院后多立即行腹腔探查，较少延迟诊断。腹部闭合伤又是早期诊断困难，需要动态观察患者临床表现、血常规、C反应蛋白和降钙素原等，必要时动态复查腹部影像学检查。

（七）鉴别诊断

1. 急性胃肠炎　多在进不洁食物后2～3小时发病，主要表现为剧烈呕吐、腹痛、腹泻，多无发热。腹痛部位广泛，但腹部无压痛、反跳痛和肌紧张，肠鸣音活跃。腹泻后腹痛可暂时缓解，大便镜下可查见白细胞、脓细胞。

2. 腹型过敏性紫癜　为胃肠道过敏引起肠黏膜、肠系膜或腹膜广泛出血所致，常为阵发性绞痛，位置不固定，且常伴恶心、呕吐、腹泻或血便。

3. 原发性腹膜炎　多见于全身虚弱，有肝硬化或尿毒症性腹腔积液，免疫功能低下的病人。病原菌多经血循环而来，以溶血性链球菌、肺炎双球菌和大肠杆菌为多见。病人开始即有发热，随之腹痛、腹腔积液增多，腹部压痛或反跳痛，但腹膜刺激征较继发性腹膜炎为轻。腹腔积液穿刺液中有白细胞、脓细胞，细菌培养阳性。

4. 糖尿病　本病合并酮症酸中毒时，可伴有明显腹痛、恶心呕吐或出现轻度肌紧张和压痛。患者有糖尿病史，出现意识障碍，呼出气体有烂苹果味，实验室检查有血糖升高，尿糖、尿酮体阳性。

5. 女性患者需要与异位妊娠、黄体破裂、急性附件炎及卵巢肿瘤等相鉴别。

（八）治疗

结肠损伤本身多不会立即造成死亡，粪便污染后的感染并发症则可威胁生命。治疗的关键是早期确定性手术。可遵循急腹症的手术适应证：①全身有恶化趋势，如体温升高、脉快、红细胞进行性下降、白细胞升高等；②急性腹膜炎体征进行性的加重或扩大者；③膈下有游离气体，肝浊音界缩小，腹部移动性浊音阳性；④肠鸣音减弱或消失；⑤抗休克治疗不见好转，并且有恶化的趋势；⑥腹腔穿刺可以抽出不凝血、气体、胆汁、胃肠内容物；⑦消化道有出血的；⑧直肠指诊压痛阳性。

手术前给予广谱抗生素等，术中需全面、有序的探查全结肠，尤其注意结肠右曲、结肠左曲和腹膜后结肠，闭合伤或受伤机制不明患者需仔细探查全腹腔，关腹前要彻底冲洗腹腔、留置引流，术后注意防治感染并发症。

结肠损伤手术多倾向于一期手术，尤其是伤后迅速送入医院，在6～8小时施行确定性手术者。如患者一般情况差、局部污染重、生命体征不稳定、存在缝合口或吻合口愈合不良因素，可以考虑二期手术。主要的手术方式包括：

1．一期修补术　适用于单纯结肠损伤、无休克、腹腔污染轻和60岁以下的情况。

2．切除吻合术　适用于火器伤、损伤超过周径25%、贯通伤、临近部位多处损伤时。

3．造口术　是简单、可靠和安全的经典术式，适用于不具备前述一期修补或切除吻合条件者，避免术后修补处或吻合口肠瘘等，但需二期手术还纳造口。

4．损伤结肠外置术　将损伤结肠修补或吻合后外置，5～10天后愈合则再回纳腹腔，如不愈合，则外置的肠袢转为造口，不会污染腹腔，外置结肠也需二次手术还纳。

近年来，腹腔镜探查也在多家医院开展，建议由有丰富腹腔镜结直肠手术经验外科医师进行，

（九）预后

结肠损伤经早期诊断、早期治疗预后良好。部分患者可能因为严重腹腔感染未得到及时纠正而危及生命。

四、病例点评

腹部闭合伤导致上胃肠及小肠损伤时，消化液可刺激腹壁引发明显腹膜刺激征，容易早期诊断和及时决定剖腹探查。对于腹部闭合伤导致的结肠损伤，在早期诊断上

具有一定迷惑性，缺乏经验的医生可能会因为较轻的症状和体征而延误手术探查时机。而结肠内容物液体成分少而细菌含量多，故腹膜炎症状出现较晚，但较严重，部分患者全身中毒症状重，观察期短时间内可出现休克，甚至会错失抢救时机，所以及时诊断和手术探查非常重要。腹部闭合伤在进行手术探查时除按照影像学提示进行相关区域的检查以外，还需要对腹腔内其余胃肠道和实质脏器及腹膜后进行全面仔细探查，特别是胃后壁、十二指肠、胰腺，避免遗漏部分隐匿性损伤。应切开胃网膜囊，探查胃后壁和胰腺，探查十二指肠降段、腹膜后有无血肿、兰染，必要时需切开腹膜进行探查，肠系膜血肿也需要切开，仔细找到出血点，确切止血。在手术处理时，应按照损伤控制原则，优先处理活动性出血，缝合或夹闭肠道裂口，充分冲洗腹腔，安置充分的引流，避免术后腹腔脓肿。结肠损伤通常腹腔污染重，并且结肠壁薄、血运差、含菌量大，除去少数裂口小、污染轻、全身一般情况佳的患者可有选择性一期缝合外，其余均应行肠外置术或肠造口术处理，后期再行闭合结肠造瘘口。该患者观察及时、处置得当，获得良好结果。

（病例提供：马　钦　四川大学华西医院）

（点评专家：杨　烈　四川大学华西医院）

参考文献

[1]Zeineddin A，Tominaga GT，Crandall M，et al.Contemporary Management and Outcomes of Penetrating Colon Injuries：Validation of the 2020 AAST Colon Organ Injury Scale：Validation of 2020 AAST Colon Organ Injury Scale[J].J Trauma Acute Care Surg，2023，19.

[2]Smyth L，Bendinelli C，Lee N，et al.WSES guidelines on blunt and penetrating bowel injury：diagnosis，investigations，and treatment[J].World J Emerg Surg，2022，17（1）：13.

[3]Tatebe LC，Jennings A，Tatebe K，et al.Traumatic colon injury in damage control laparotomy–A multicenter trial：Is it safe to do a delayed anastomosis？[J].J Trauma Acute Care Surg，2017，82（4）：742–749.

[4]Fouda E，Emile S，Elfeki H，et al.Indications for and outcome of primary repair compared with faecal diversion in the management of traumatic colon injury[J].Colorectal Dis，2016，18（8）：283–291.

病例 12 结肠息肉病

一、病历摘要

（一）基本信息

患者男性，39岁。

主诉： 体检发现结肠息肉1⁺个月。

现病史： 患者1⁺个月前，因单位组织体检，在纤维结肠镜检查时，提示“全结肠可见数百枚大小0.4～1cm亚蒂、广基息肉”，并同时行“内镜下结肠息肉部分切除术”，病理结果提示“腺瘤性息肉”。在此期间，患者无腹痛、腹胀、腹泻、恶心呕吐、头晕头痛、乏力等症状，现为寻求进一步诊治，至我院门诊就诊。自患病以来，患者精神、饮食、睡眠可，大便如常，小便如常，体重未见明显变化。

既往史： 一般情况良好，否认肝炎、结核或其他传染病史，已接种乙肝疫苗、已接种卡介苗、已接种脊灰、已接种麻疹疫苗、已接种百白破疫苗、已接种乙脑，无过敏史，无外伤史，无手术史，无输血史，无特殊病史。

个人史： 长期居住于原籍，公务员，未到过牧区及疫区，无冶游史，无吸毒史，无吸烟史，无饮酒史。

婚育史： 适龄结婚，配偶体健，无离异、再婚、丧偶史。育有1女。

家族史： 父母已故，姐姐体健。兄长既往诊断有“结肠多发息肉”，但具体治疗方式不详。未发现其他家族史及遗传病史。

（二）体格检查

腹部平坦，腹部未见明显异常包块；全腹柔软，无明显的牙痛，无反跳痛及肌紧张，未扪及明显异常包块，肝肾脾肋下未触及；肠鸣音正常，移动性浊音阴性。指检未扪及肿物，指套退出无血染。

（三）辅助检查

1. 实验室检查：总蛋白58.1g/L，三酰甘油2.04mmol/L，高密度脂蛋白胆固醇测定0.90mmol/L，钾3.41mmol/L，癌胚抗原0.60ng/ml。

2．纤维结肠镜　电子肠镜顺利到达回盲部。肠道准备好，波士顿评分：盲肠和升结肠2分，肝曲横结肠脾曲2分，降乙直肠2分，总分6分，可见少许粪水和粪渣。回肠末段、结肠及回盲部：回盲瓣呈唇形，开闭好。全结肠可见数百枚大小0.4～1cm亚蒂、广基息肉，分别予圈套器冷切除或热活检钳电凝切除，电凝切除术后基底发白，创面均无活动性出血；余结肠散在百余枚大小为0.4～0.6cm广基、亚蒂息肉，表面充血；黏膜血管纹理清晰，袋囊规整，肠腔无狭窄，未见溃疡及新生物。

3．全腹部CT　示：①肝右叶明显持续强化结节，大小约1.4cm×1.0cm，多系血管瘤；②门脉期肝右前叶下段包膜下少许片状强化减低影，性质待定，请随诊；③胆囊收缩状态，胆囊壁稍毛糙；④脾脏稍大，内见长径约0.9cm低密度结节，脉管瘤？请随诊；⑤双肾微小囊肿；⑥前列腺钙化灶；⑦直乙交界处结节状高密度影伴少量放射伪影，请结合临床；⑧扫及骨盆高密度小结节，骨岛？请随诊；⑨左肺下叶后基底段磨玻璃小结节，密度浅淡，炎性可能，请随诊；⑩心脏未见增大，心包上隐窝少量积液；⑪双肺尖胸膜稍增厚。

（四）诊断

1．结肠息肉病。

2．内镜下结肠息肉部分切除术后。

3．肝血管瘤。

4．肾囊肿。

5．前列腺钙化。

6．低蛋白血症。

7．高脂血症。

8．低钾血症。

（五）诊疗经过

患者因“结肠息肉病”诊断入院后，完善相关的检查同时，详细追问患者的家族史。补充病史为，患者兄长曾诊断为“多发性结肠息肉病”，目前每年都在进行纤维结肠镜的检查，患者的父亲也曾因为体检发现了“结肠息肉病”，但是具体治疗方式无法追述了。结合患者可能存在的家族性腺瘤性息肉病的情况，医疗组为患者追加进行了遗传病的筛查，结果提示：“染色体5q，APC基因突变”，遂确诊为“家族性腺瘤性息肉病”。诊断明确后经MDT讨论，患者最终接受了腹腔镜下的全结肠切除术，术中行全结直肠切除，回肠末端做一J型贮袋（J-Pouch），行J-Pouch-肛管吻合。手术后恢复顺利回家。

附病例12图1：全结肠切除术后标本。

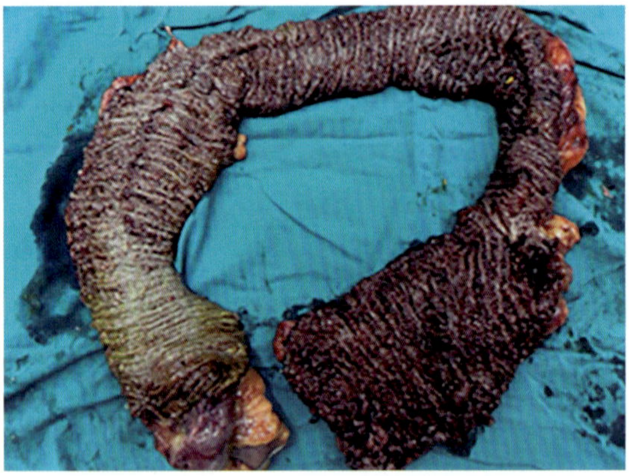

病例12图1　全结肠切除术后标本

（六）随访

结合患者家族性腺瘤性息肉病诊断，向患者的所有直系亲属进行了健康宣教，鼓励尽早完成纤维结肠镜检查。患者本人门诊定期随访，目前随访已经五年，至今未发现复发以及其他的肠外表现。

二、病例分析

患者为典型家族性腺瘤性息肉病，内镜下特征明显，为防止癌变，行全结肠切除术。经外科治疗后，目前随访效果好。对于家族性腺瘤性息肉病，不仅需要关注患者的诊断和治疗，还需要注意对直系亲属的疾病筛查。对于患者本人，需要结合患者实际的肠息肉分布状态，选择合适的手术方案。通常，家族性腺瘤性息肉病有较高的恶变风险和其他肠外表现，优先考虑进行对靶器官的完整切除，注意对全结肠切除手术后的各项指标观察，术后最终可以恢复到普食的状态。

三、疾病介绍

（一）概述

结肠息肉病（colon polyposis）是一类在结肠中从黏膜表面突出到肠腔内的隆起状病变的临床诊断。息肉数目在100枚以上称为息肉病，反之则称为散发性息肉。常见的结肠息肉病有如下几疾病。

1. 色素沉着息肉综合征（Peutz–Jeghers syndrome）　Peutz–Jeghers综合征是一种家族性常染色体显性综合征，其特征是小肠息肉病，以及程度较轻的结肠和直肠息肉病。Hutchinson在1896年首次描述了它。20世纪40年代，Peutz和Jeghers分别给出了这种疾病的名称。导致Peutz–Jeghers综合征表型出现的基因称为STK11，位于染色体19p。这是一种编码丝氨酸/苏氨酸激酶的肿瘤抑制基因。最近研究表明，与在一般人群中观察到的情况相比，Peutz–Jeghers综合征中该基因的单等位基因缺失与结肠隐窝中不同的甲基化模式相关，因此促使癌前病变以更快的速度演变。Peutz–Jeghers综合征的息肉是由结缔组织和平滑肌组成的非肿瘤性错构瘤，被增生的上皮覆盖。它们出现在整个胃肠道并大多分散在小肠内。

常见的临床表现是胃肠道出血或肠梗阻（来自肠套叠）。Peutz–Jeghers综合征还伴有肠外表现：特征性皮肤和深蓝色颊黏膜色素沉着常见于Peutz–Jeghers综合征患者。常见的皮肤病变部位是嘴唇、手、脚、生殖器和肛门。这些皮肤病变通常在出生时出现，到青春期时，它们往往会变得更轻，相比之下，只有在儿童期才出现的常规雀斑。患者患各种早发性肿瘤疾病的风险也会增加，包括胃肠道癌、乳腺癌、卵巢癌、子宫颈癌、输卵管癌、甲状腺癌、肺癌、胆囊癌、胆管癌、胰腺癌和睾丸癌。一项对419例Peutz–Jeghers综合征的研究显示，85例患者中有96例癌症（11例患者有2种不同的原发癌）。最常见的肿瘤为结直肠癌（17例）、乳腺癌（16例）和胰腺癌（9例）。在Peutz–Jeghers患者中，截至20岁、30岁、40岁、50岁、60岁和70岁时发生任何癌症的累积风险分别为2%、5%、17%、31%、60%和85%。胃肠道错构瘤性息肉病的临床表现以及特征性的皮肤和黏膜色素沉着提供了Peutz–Jeghers综合征的诊断。内镜下切除息肉及其组织学检查也可提供诊断。如果已知家族成员患Peutz–Jeghers综合征，基因筛查是可行的。对于已知患Peutz–Jeghers综合征的患者，推荐的筛查方案包括结肠镜检查、上消化道内镜检查和小肠随访，从20岁开始，每2年重复1次。此外，患者应定期接受其他恶性肿瘤的筛查：乳腺（从25岁开始，每年进行体格检查和乳房X线摄影）；宫颈和卵巢（每年体格检查、经阴道超声检查和巴氏涂片检查）和睾丸（体格检查和根据需要进行超声检查）。由于整个胃肠道都可能受到影响，手术只用于出现梗阻、出血等症状或确诊的癌症。如果需要手术，应借助术中内镜和息肉切除术尽可能多地切除息肉。任何大于1.5 cm的息肉应尽可能切除。Peutz–Jeghers综合征的另一个肠切除术适应证是息肉出现腺瘤特征的患者。通常，这种情况直到癌症出现时才明显。

2. 家族性腺瘤性息肉病（familial adenomatous polyposis，FAP）　FAP是典型的遗

传性息肉病综合征。它是一种常染色体显性遗传病，由染色体5q上的APC基因突变引起。一般来说，FAP的临床表现是在整个结肠和直肠出现多个腺瘤性息肉。此外，可能会出现一些结肠外和肠外表现。在儿童期或青春期早期发病，息肉的数量和大小随着年龄的增长而增加。在严重的FAP中，患者到成年时发展为数千个结肠腺瘤，如果患者不接受治疗，发展为结直肠癌的平均年龄为35岁。结直肠癌可以通过识别高危人群和及时实施严格的筛查计划来预防。存放图片、插图等的外部文件。家族性腺瘤性息肉病患者的结肠黏膜被腺瘤性息肉覆盖FAP于1863年由Virchow首次在临床上进行描述。仅仅64年后，FAP被证明是一种常染色体显性遗传的遗传病。1986年发现了与FAP相关的5q染色体突变。后来，在20世纪90年代中期，APC基因被发现是FAP的遗传基础。APC基因由15个翻译外显子的2 843个密码子组成。该基因的突变导致其产物失活，该产物通过增强糖原合成酶激酶-3的活性来调节多种细胞内信号通路，而糖原合成酶激酶-3对许多细胞过程都是必不可少的。APC基因的大多数突变导致过早的终止密码子，因此，基因产物是不完整的。前三个外显子的突变导致下游核糖体再入位点引起的减毒临床综合征。相反，下游的突变，尤其是外显子15的突变，会导致一种致命的疾病。该外显子是该基因中最大的，也是散发性结直肠癌（以及FAP患者的其他等位基因）大多数获得性突变的发生位点。表型的严重程度可能不仅受特定APC基因突变的影响，而且其他因素（如共现基因变异）对于确定疾病的严重程度和是否存在结肠外表现也很重要。历史上，其他一些遗传性息肉病综合征被描述为与FAP不同的实体。这些病例既具有FAP的胃肠道特征，又合并肠外表现，主要包括Gardner综合征（结肠息肉、表皮包涵体囊肿、骨瘤）和Turcot综合征（结肠息肉、脑肿瘤）。如今，它们被认为是FAP品种的一部分，由APC基因的不同生殖细胞系突变引起，可能由尚未确定的其他基因的共现突变引起。

FAP最常见的表现是始终存在多个结肠息肉。如上所述，息肉的数量通常为数千个，在这类患者中，结直肠癌的自然发展发生在35～40岁。在由APC基因的不同生殖细胞系突变引起的轻症型中，息肉可能分布在整个结肠。这些患者癌症发展的自然过程发生在50～60岁。结肠外表现可能包括胃、十二指肠和壶腹周围息肉。胃息肉多为胃底腺增生，具有低度恶性潜能。虽然胃腺瘤在FAP中罕见，但偶尔在FAP患者中被发现。然而，十二指肠（主要是壶腹部周围）息肉本质上是腺瘤，因此应考虑为癌前病变。与结肠息肉相比，这些病变往往出现在生命的较晚阶段，通常不那么拥挤。FAP患者发生壶腹周围癌的终生风险估计为5%～10%。在FAP患者的空肠和回肠中也发现了息肉和癌症，尽管发病率要低得多。

FAP患者常伴有一些肠外表现。约75%的FAP患者有先天性视网膜色素上皮肥大，可通过检眼镜检测到。这种异常不是FAP所特有的；然而，大的双侧多发病变可诊断该病。骨瘤是一种良性骨肿瘤，通常表现为可见或可触及的颅骨、下颌骨和胫骨突出物。在X线片上，它们表现为低密度病变。FAP的其他影像学异常包括埋伏牙或多生牙。10%～15%的FAP患者会发生硬纤维瘤。这些是腹膜后和腹壁的局部侵袭性肿瘤。外科手术后，一些FAP患者的腹腔内形成致密的纤维组织。这种纤维组织倾向于侵袭肠系膜或腹膜后组织并形成肿瘤。虽然这些肿瘤很少转移，但往往具有局部侵袭性；直接侵犯腹膜后器官，如大血管、输尿管或肠壁，可能导致患者死亡。如果肠系膜受累，肠管可能被栓系而导致肠梗阻。硬纤维瘤最常在腹部手术后出现，但也可自发出现。在FAP患者中，它们是仅次于结直肠癌的第二大死亡原因。腹部硬纤维瘤患者的5年生存率因肿瘤分期、大小等因素而异；据报道，这一结果低至53%。FAP患者发生其他恶性肿瘤的风险也增加。其中包括肝癌、肝外胆管癌、肾上腺癌和甲状腺癌。历史上的特科特综合征以结肠息肉病和脑瘤为特征。

3．MUTYH相关性息肉病（MAP）　MAP是2002年首次发现的一种常染色体隐性息肉病综合征。它是由MUTYH基因的双等位基因突变引起的，MUTYH基因是一种负责碱基切除修复的DNA糖基化酶。携带两个突变拷贝的个体患息肉病和结直肠癌的风险显著增加。MAP中见的息肉是典型的小管状或管状绒毛状腺瘤或增生性息肉。在未经治疗的患者中，到70岁时，结直肠癌的累积风险估计为80%。在特征性表型中，患者发展为数十至数百个结直肠息肉，这些息肉在成年时被检出；这与FAP患者在整个儿童期发育的数千个息肉形成了对比。因此，MAP在表型上与减弱型FAP非常相似。FAP中常见的上消化道息肉和额外的肠外特征可能是MAP的特征，但它们较少见。1%～2%的一般人群携带MUTYH基因突变。双等位基因携带者的父母是MUTYH突变的专性携带者。携带一个MUTYH突变拷贝的医学意义，以及它是否会显著增加结直肠癌的风险，这些问题仍然存在。MAP的发病机制可能是由于MUTYH DNA碱基切除修复活性的丧失导致APC基因获得性突变的积累。MUTYH突变的基因检测由于MAP和FAP的表型重叠而变得复杂。因此，基因检测主要是在未发现APC基因突变的疑似FAP病例，或有FAP临床表现的患者无相关家族史时进行。MAP患者一旦确诊，应密切监测其是否发生结直肠癌。患者应从25～30岁开始接受全结肠镜检查，如果未检出息肉，则每3～5年进行1次检查，如果检出息肉，则检查频率增加。患者确诊后，应对其兄弟姐妹进行基因检测和咨询。

4．肠息肉病合并多发性骨瘤和多发性软组织瘤（Gardner syndrome） 和FAP属于同一类型疾病，也和遗传因素有关，但其可有肠外表现。在1951—1953年，Gardner和他的同事报道了一个家族，该家族有7名成员同时患有大肠腺瘤性息肉病、颅骨和下颌骨多发性骨瘤、多发性表皮样囊肿和皮肤软组织肿瘤。随后又增加了牙列异常和手术瘢痕引起的术后硬纤维瘤的症状。现在公认骨瘤可能发生于骨骼的任何部位，术后腹腔内纤维瘤也是该综合征的一部分。此病多在30～40岁出现，癌变倾向明显。治疗原则与家族性肠息肉病相同；对肠道外伴发的肿瘤，其处理原则与同脏器肿瘤相同。

（二）辅助检查

纤维结肠镜作为主要发现息肉的手段，是结肠息肉病的重要辅助检查。同时，结肠息肉病大多是遗传性疾病，且有明确突变基因，基因检测也是该病重要的辅助检查手段。

（三）诊断依据

该病首先有肠镜提示大量息肉的存在，在结合家族史及患者的基因检测结果明确突变基因即可诊断。

（四）鉴别诊断

该病应与结直肠恶性肿瘤相鉴别，从数量上一般可明显区分，但要谨防息肉恶变的情况。尤其是家族性腺瘤性息肉病也可能同时伴有恶变的部分。为更好的鉴别其他类型的结肠息肉病，利用基因检查的方式确定突变基因也是重要的鉴别手段。

部分炎性条件也会导致息肉的出现，同样数量上不如结肠息肉病多。这类炎性息肉有原发病，如溃疡型结肠炎或者血吸虫感染，而炎性息肉只是其肠道炎性机化的改变，并非主要症状。

（五）治疗

以FAP为例，FAP的治疗是预防性手术，即切除所有受累的结肠和直肠黏膜。全结直肠切除＋回肠储袋＋回肠肛管吻合术（total proctocolectomy with ileal pouch anal anastomosis，TPC-IPAA），又称“重建性结直肠切除术”，是目前最常用的手术方式。对药物难治性溃疡性结肠炎进行相同的操作；但FAP患者的功能结果较好。接受TPC-IPAA治疗的FAP患者总体生活质量与普通人群相当。与开腹手术相比，腹腔镜手术具有更好的美容效果。腹腔镜TPC-IPAA的另一个优势是粘连较少，从而降低了小肠梗阻的风险。推荐的手术时机应足够快，以预防恶性肿瘤，但如果可能，也应足够晚，以使患者达到生理和心理上的成年。经腹全结肠切除回肠直肠吻合术（TAC-

IRA）是一种可供选择的手术方式。对于直肠息肉负荷小的FAP患者，可考虑采用该方法。由于一些原因，这种手术在技术上更简单，潜在的并发症更少。首先，避免盆腔解剖；因此，可以预防可能导致男性阳痿和女性不育的潜在自主神经损伤。回肠直肠吻合术吻合口漏发生率低于储袋肛管吻合术。显然，TAC-IRA的缺点是需要经常进行直肠镜监测（每6～12个月）以切除息肉，并且术后直肠癌的风险增加，5年为4%，15年为8%，20年为25%。舒林酸和塞来昔布可使息肉部分消退；这些对于接受TAC-IRA的患者是可行的治疗方案。然而，这些患者将始终需要接受直肠镜监测，并且可能（33%终身）需要接受结肠镜切除联合末端回肠造口术或IPAA。当停药时，息肉复发和癌变的发生率较高。如前所述，FAP患者发生十二指肠和壶腹息肉的风险增加，需要引起重视。大约90%的FAP患者在一生中会发生壶腹周围息肉，但只有10%～20%会发生十二指肠癌。如前所述，应定期进行上消化道内镜监测。如果可能，应进行内镜下息肉切除术。如果内镜下息肉切除术不可行，或者对于早期发现的壶腹癌，则适合行经十二指肠局部广泛切除术，甚至胰十二指肠切除术（Whipple手术）。与下消化道恶性肿瘤相比，目前尚无药物被证实可有效预防FAP患者的上消化道恶性肿瘤。腹部硬纤维瘤是一种具有挑战性的FAP肠外表现。局限于腹壁的小硬纤维瘤可成功切除。相比之下，肠系膜硬纤维瘤的外科治疗是危险的，通常应由熟练的小肠移植团队进行。在这种情况下，初始治疗通常包括舒林酸或他莫昔芬，因为硬纤维瘤可能对激素有反应；然而，成功的是罕见的。其他治疗方案包括相对浅表肿瘤的放疗、多柔比星的细胞毒性化疗，以及c-Kit基因突变患者的伊马替尼（格列卫）生物治疗。

四、病例点评

病例较为典型，且诊治规范。对于FAP的患者需密切关注随访情况，预防息肉恶变，同时可以进一步了解患者家族史。及时地通过基因检测的方式明确诊断，是对于FAP诊断和治疗最重要的方式之一。由于FAP是遗传性疾病，及时地对直系亲属进行健康宣教，指导早期筛查也是非常重要的内容之一。遇到FAP的患者，应及时做出治疗方案的选择，尤其是若需要进行TPC-IPAA的手术，应注意尽早完成，避免出现FAP的其他合并症，此外，还需要密切的随访患者的全身情况，因为FAP是一类可能出现肠外病变的疾病。

（病例提供：汪晓东　刘健博　四川大学华西医院）

（点评专家：李　立　四川大学华西医院）

参考文献

[1]Bussey HJ.Gastrointestinal polyposis[J].Gut，1970，11（11）：970–978. doi：10.1136/gut.11.11.970. PMID：4923739；PMCID：PMC1553130.

[2]Shussman N，Wexner SD. Colorectal polyps and polyposis syndromes[J].Gastroenterol Rep（Oxf），2014，2（1）：1–15. doi：10.1093/gastro/got041. Epub 2014 Jan 23. PMID：24760231；PMCID：PMC3920990.

病例 13 · 克罗恩病的内外科联合治疗

一、病历摘要

(一)基本信息

患者男性，32岁。

主诉： 反复腹泻、腹痛、腹胀18⁺年。

现病史： 18⁺年前无明显诱因出现腹泻、腹痛不适，腹痛以右腹为甚，伴饮、纳差，恶心，间断低热、体重下降（具体不详），于重庆某医院就诊，诊断为“急性胃肠炎”，予以抗感染（具体药物不详）等治疗后症状缓解出院。出院后仍间断低热、腹泻、腹部隐痛、纳差症状，17⁺年前再次住院治疗，行相关检查后，诊断为“肠结核”，予诊断性抗结核治疗半个月后（具体方案不详），症状无明显缓解，体重进一步下降。同年到重庆某医院就诊，经肠镜等相关检查后诊断为“克罗恩病”，给予“美沙拉秦缓释颗粒（艾迪莎）”及静脉营养支持等治疗后患者上述症状缓解，出院后口服“艾迪莎”1包/天，入院前6年患者因反复2次自行停用“艾迪莎”的维持治疗后，出现剧烈腹痛，呈持续性，伴肛门停止排便排气、发热、体重明显下降（半年内下降约15kg），至消化内科经结肠镜及腹部增强CT等相关检查后提示末段回肠肠瘘形成伴腹腔多发脓肿，予以抗感染（具体不详）、静脉营养等治疗，同时请胃肠外科会诊后建议内科保守治疗，病情好转出院。此后患者反复腹部隐痛，以右上腹为甚，伴间断发热，最高体温38.2℃，入院后多次查血常规提示白细胞及中性粒细胞百分率仍反复升高，予以抗感染治疗，病情缓解不理想，拟外科手术治疗，患者及家属不愿手术，要求使用类克治疗。2年前先后两次在我院予以类克200mg静脉滴注，同时予以泰能抗感染，营养支持治疗，病情好转出院。然后患者反复出现腹泻、腹部胀痛不适，伴有双下肢水肿，于我院多次住院治疗及门诊随访，予抗感染、补充白蛋白、纠正电解质、利尿、纠正贫血、补液、营养支持等治疗后，病情好转。1⁺个月前，患者再次出现腹泻，呈黄色稀便，大便中伴有食糜残渣，量200～400g，4～6次/天，自感肠蠕动明显，伴口干、腹部胀痛不适，偶有恶心、呕吐，呕吐物为食糜伴有胆汁，伴双下肢水肿，为非凹陷性水肿，活动受限，无血便、黑便，无畏寒、发热不适，院外继续口服平时口服药物，症状逐渐加重，以脐周胀痛为主要表现，每日解大便7～8次，解黄色水样便少许，无脓血及黏液便，进食少，进食后呕吐明显，呕吐进食食物，无黑色及咖啡色物质。

患者住院期间，给予抗感染，抑酸护胃，营养支持等治疗，患者腹痛腹泻症状明显缓解，胃肠外科全科讨论后指出：现患者一般情况差，手术复发率高，风险大，建议加强营养，控制感染，完善十二指肠镜检查，近期暂不考虑手术。与患者家属沟通后，家属表示理解病情，暂不手术。请营养科会诊后予以肠外营养及肠内营养治疗。营养治疗后患者腹痛明显缓解，无发热呕吐，进食睡眠可，大便次数约4次/日，于消化内科行类克治疗及营养支持治疗，病情好转。现患者无明显腹痛、腹胀，无畏寒发热，无恶心、呕吐，进食睡眠可，大便次数约4次/日，现以“克隆恩病并肠瘘”收住消化内科。本次发病以来患者精神、睡眠较差，纳差，大便如上述，小便量少，体重无明显变化。

既往史：一般情况良好，否认肝炎、结核或其他传染病史，已接种乙肝疫苗、卡介苗、脊髓灰质炎、麻疹疫苗、百白破疫苗、乙脑。无过敏史，无外伤史，无手术史。

个人史：长期居住于原籍，专业技术人员，未到过牧区及疫区，无冶游史，无吸毒史，无吸烟史，无饮酒史。

家族史：父亲健在，母亲健在，兄弟姐妹体健，无家族史及遗传病史。

（二）体格检查

体温36.3℃，脉搏98次/分，呼吸20次/分，血压106/72mmHg，心率98次/分，身高171cm，体重48kg。

1. 一般体格检查　神志清楚，皮肤巩膜无黄染，全身浅表淋巴结未见肿大。心界不大，心律齐，各瓣膜区未闻及杂音。双肺呼吸音清，未闻及干湿啰音及胸膜摩擦音。

2. 专科体格检查　全腹部平坦，未见胃肠蠕动波，未扪及明显包块，腹肌柔韧，全腹轻压痛，以右侧腹部为主，无反跳痛，肝脾未触及肿大，肝脾肋下未触及。肠鸣音正常。

（三）辅助检查

1. 实验室检查

（1）血常规：白细胞计数10.60×10^9/L，中性分叶核粒细胞百分率83.8%，血小板计数619×10⁹/L，血红蛋白159g/L。

（2）炎症指标：血沉67.0mm/h，C-反应蛋白70.90mg/L，降钙素原0.07ng/ml，白细胞介素6 11.44pg/ml。

（3）肝功能、肾功能、电解质、凝血功能未见异常。

2. 影像学检查　术前1⁺个月全腹部增强CT：小肠及结肠散在节段性肠管壁增厚，肠腔不同程度狭窄，局部肠管粘连聚集，肠间隙显示不清，肠系膜肿胀，大网膜肿胀，其上见絮状密度影，肠系膜多发淋巴结显示，部分增大；中腹部小肠、横结肠及系膜走行紊乱、聚集、局部变窄，部分小肠轻度扩张、积液；胃肠道内见造影剂影，并可见造影外漏（病例13图1）；盆腹腔少量积液；上述考虑炎性肠病可能，中腹部肠管粘连，继发不全性肠梗阻可能，全腹膜炎。

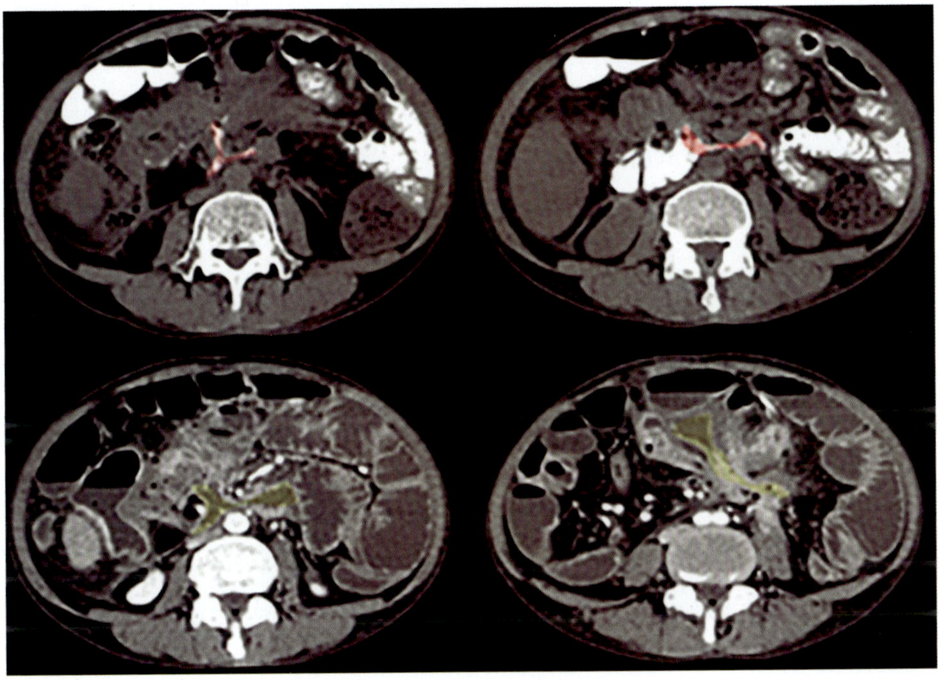

病例13图1　腹部CT及胃肠道造影

注：显示造影剂外漏，提示多发肠瘘（红色为十二指肠瘘，黄色为结肠瘘）。

（四）诊断

1. 克罗恩病（穿透型，活动期，中-重度，结肠、上消化道型）。

2. 不完全性肠梗阻。

3. 十二指肠多发性瘘。

4. 腹膜炎。

5. 营养不良。

（五）诊疗经过

入院后予以抗感染、营养及对症支持治疗，完善术前检查，排除手术禁忌证，于全麻下行“剖腹探查、十二指肠部分切除、空肠十二指肠吻合、小肠部分切除吻合、右半结肠切除术、末段回肠造瘘、乙状结肠穿孔修补术、胃造瘘、空肠营养管置入、肠粘连松解术”。术中见：腹腔内多发粘连，大网膜与盆底及后腹壁小肠结肠多发粘连，回盲部位于右上腹，十二指肠降段及水平段与末段回肠，近段结肠致密粘连，粘连处组织水肿炎症明显，距屈氏韧带90cm处长约10cm小肠异粘连于该处，粘连小肠近端扩张积液明显，同时该粘连处累及乙状结肠系膜，乙状结肠系膜局部水肿，彻底松解该处粘连后见十二指肠降段两处穿孔与末段回肠穿通，中间可见正常黏膜桥（病例13图2），近端十二指肠黏膜稍水肿，水平部可见3处穿孔与小肠及近端结肠穿通，并向下经乙状结肠系膜与乙状结肠穿通。术后给予营养支持治疗（肠内+肠外），莎尔福抗炎及对症等治疗。术后造口排便通畅，手术切口稍红肿渗液，换药后二期缝合后，术后恢复顺利出院。

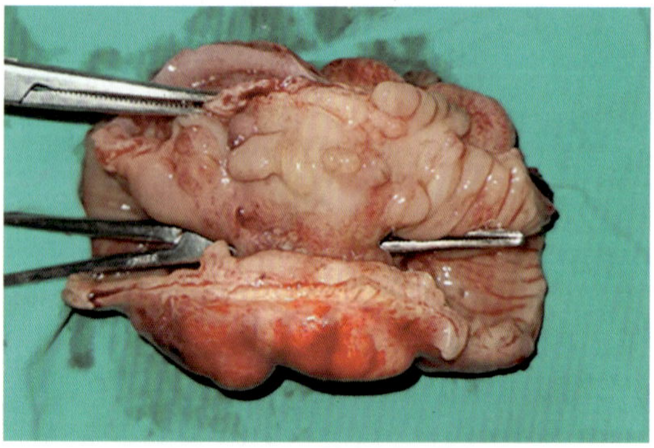

病例13图2　十二指肠水平段肠瘘

（六）随访

出院后3个月复查肠道造影和彩超未见异常（病例13图3、病例13图4）。出院后6周拔除胃造瘘管及空肠营养管，拔管后患者正常进食，予以硫唑嘌呤（依木兰）治疗，术后第4年出现腹壁脓肿，脓肿引流及抗生素治愈腹壁脓肿后，改为阿达木单抗治疗。术后5年内随访期间，造瘘口并未还纳，但患者并未再发生肠道相关并发症，体重增长至71kg。

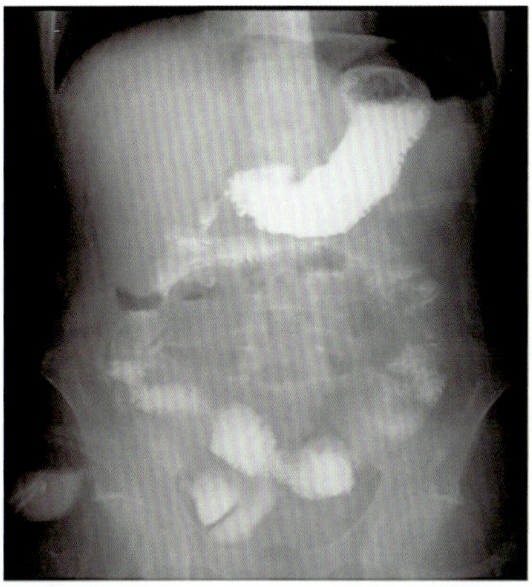

病例13图3　术后3个月肠道造影

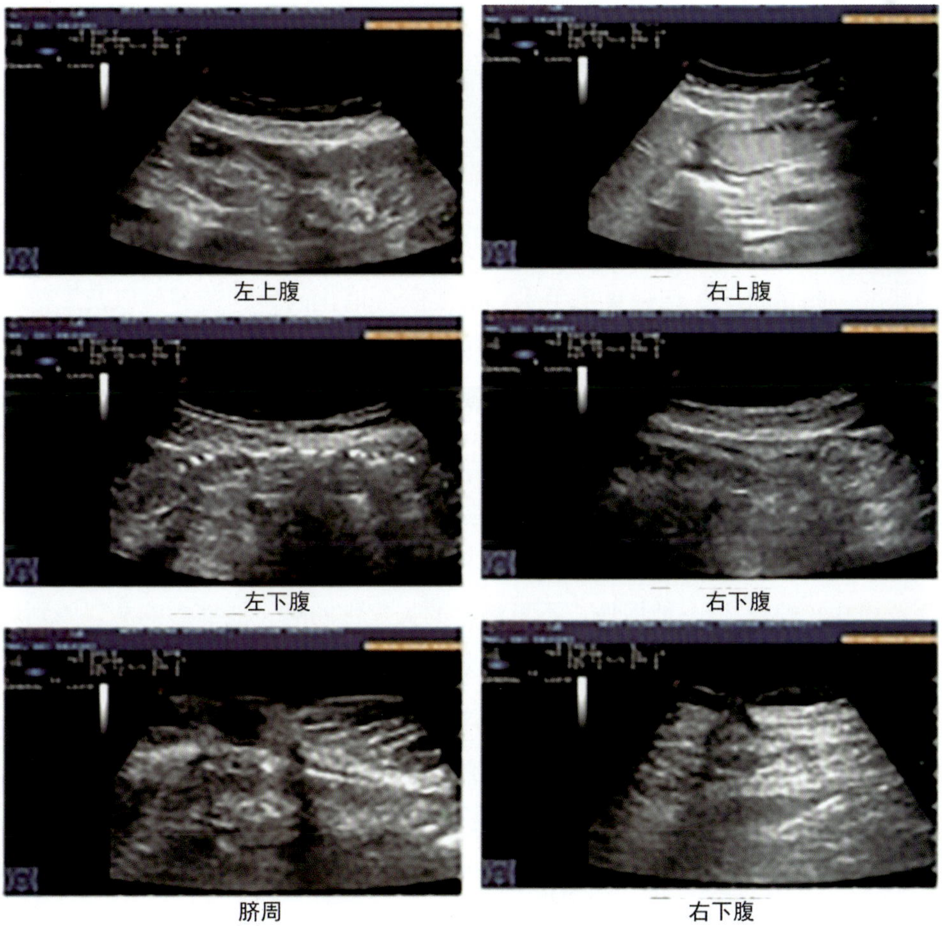

病例13图4　术后3个月肠道彩超

二、病例分析

1. 病例特点

（1）32岁青年男性，因“反复腹泻、腹痛、腹胀18^{+}年”来院就诊。

（2）患者无明显诱因反复出现腹泻、腹痛、腹胀，且既往抗结核治疗疗效欠佳，并于外院确诊克罗恩病。确诊后克罗恩病，先后使用5-氨基水杨酸、英夫利西单抗治疗以控制症状。患者1^{+}个月前出现肠瘘，予以营养治疗改善患者全身状况后，收入院拟行手术治疗。

（3）专科查体阳性体征：全腹轻压痛，以右侧腹部为主。

（4）辅助检查：血白细胞计数、中性粒细胞百分比及炎症指标明显升高；CT提示全腹膜炎及不全性肠梗阻。

2. 诊疗思路

（1）患者克罗恩病病史多年，且长期使用克罗恩病相关药物，当患者出现胃肠道相关症状明显加重时，应考虑是否存在克罗恩病相关的并发症（如肠瘘、肠梗阻等）。

（2）当克罗恩病患者出现并发症时，是否需要手术治疗，需要综合考虑患者的全身营养状况、肠道状况，切忌盲目手术。需要联合消化内科、营养科以及影像科组成多学科诊治团队。在克罗恩病患者出现胃肠道相关症状明显加重时，首先进行影像学检查，判断是否发生并发症及并发症的类型，再由消化内科、营养科及胃肠外科的IBD专家团队进行诊疗。

三、疾病介绍

克罗恩病（CD）是一种慢性、不可治愈的炎症性肠病，能够影响从口腔到肛门的消化道任何部分。它的特点是反复发作的炎症活动，进而导致狭窄、脓肿及瘘管形成等常见并发症。自进入21世纪以来，全球CD的发病率显著增加。尤其在我国，由于社会经济快速发展、生活方式的西方化及城镇化率的不断提高，CD已经从一种罕见病逐渐转变成了一种常见并占用大量床位的疾病。并且大多数患者在年轻时发病，需要终身治疗以预防疾病发作及相关并发症的发生。同时其高并发症发生率及高手术率极大降低了克罗恩病患者的生活质量，给社会及家庭带来了巨大的负担。

目前CD的发病原因及机制仍不明确，可能与免疫系统紊乱、肠道微生物改变、遗传易感性及环境因素有关。CD的治疗主要以药物治疗为主，常用的药物治疗包括5-氨基水杨酸（如美沙拉嗪）、免疫抑制剂（如硫唑嘌呤）、糖皮质激素及生物制剂（如英夫利昔单抗、阿达木单抗）。随着新型生物制剂（如维多珠单抗）的相继问世，CD患者的治疗得到了极大的提升。如病例13图5所示，目前CD的治疗包括升阶梯治疗和降阶梯治疗两种治疗模式。CD患者采用哪种治疗模式的受益更大，目前还存在一定的争议。但针对病变较重或高危的CD患者采用降阶梯治疗已逐渐被炎症性肠病专家所接受。对于存在脓肿和（或）瘘管的穿透型CD病患者，治疗往往比较棘手。这部分CD患者通常是手术治疗的适应证，应该采用降阶梯治疗的治疗模式。然而，由于穿透型CD常伴有腹腔感染、营养不良和免疫抑制等因素会使穿透型CD患者术后并发症的发生率急剧增加，进而增加患者住院时间及医疗花费。因此，对于穿透型CD患者，在手术治疗前需要采用安全有效的桥接治疗，以改善营养状况和全身炎症状况，为后续手术治疗提供可行的身体条件。

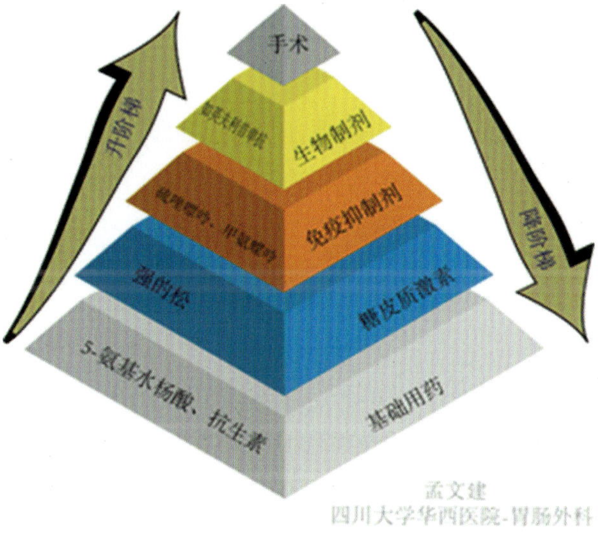

病例13图5　CD的升阶梯和降阶梯两种治疗模式

全肠内营养（EEN）是一种通过口服或通过饲管满足患者的所有营养需求的液体营养配方。对于CD的治疗，EEN通常提供100%的热量需求，并在至少4周内禁止进食。有文献表明，EEN在CD患者术前优化治疗中起着关键性作用。已证明其具有诱导黏膜愈合的能力、直接抗炎作用和显著的营养获益。在诱导成人和儿童CD疾病缓解方面，EEN被认为与皮质类固醇同样有效，尤其是对于儿童CD患者。由于避免了皮质类固醇的不良反应（如骨丢失和生长迟缓），EEN被认为是儿童诱导缓解的首选治疗。此外，术前EEN治疗与穿透型CD患者术前营养和炎症状态明显改善及术后并发症发生率较低有关。2017年的一项回顾性病例对照研究发现，EEN治疗可降低穿透型CD患者的手术切除肠管的需求，改善全身炎症和营养状况，并与手术时间、术后脓肿和吻合口漏的发生率呈负相关然而，尽管EEN已证实其在穿透性CD患者中的术前优化效果良好。但EEN在成人患者中的依从性较差，其价格相对较高，限制了其在成人患者中的临床应用。此外，对于穿透型CD患者，肠道功能往往较低下，EEN并不能完全满足这部分患者的营养需求，因此常需配合一定的肠外营养。

粪便转流（FD）也被证实能够改善CD患者疾病的活动性和营养状况，因此，FD有望为切除病变肠管提供安全有效的桥接治疗。未切除病变肠管的FD被证实能够降低CD疾病的活动度，并带来随后的疾病缓解。多项研究显示接受暂时性FD治疗的CD患者早期临床应答率高达70%～80%。在2015年的一项回顾性研究中，41%接受暂时性FD治疗的CD患者获得部分临床缓解，14%获得完全临床缓解。只有大范围的切除手术才会对肠道造成额外的伤害。局部手术、局限性的小切除手术、瘘管或脓肿引流术，反而可改善肠道功能，减少整体消化系统的损伤。FD并没有进行大范围的肠管切除，因此，FD对肠道造成的额外伤害较小。此外，FD不仅可以改善患者的炎症和营养状况，还可能具有改善患者的生活质量的潜力。研究显示接受FD治疗的CD患者的日常生活可能几乎没有限制，与没有造口的患者相比，生活质量相似甚至更好。目前FD治疗主要用于肛周CD和青少年CD。

在本案例中，患者在并发肠瘘后，由于全身营养状况较为糟糕，因此在术前1月在消化内科进行了足够的营养支持治疗包括肠外营养及肠内营养治疗，以及抗生素抗感染治疗。在全身状况及炎症指标控制在一定范围内后，对患者进行了手术切除病变肠管，并进行了粪便转流治疗。术后在消化内科规律用药及监测，在5年的随访期间并未再出现胃肠道相关的并发症。

四、疾病点评

肠瘘是克罗恩病合并最为严重的外科并发症。治疗目标是治愈肠瘘与腹腔感染、恢复消化道的连续性、减少术后复发和改善生活质量。临床上应对克罗恩病并发肠瘘的处理比较棘手，应进行充分评估，联合肠内营养与外科引流有助于促进肠瘘自行愈合。药物、营养治疗以及外科引流未能治愈的克罗恩病并发的肠外瘘与肠内瘘，需要考虑手术治疗。手术时机和手术方式的选择十分重要，不恰当的手术时机可能导致病变很快复发。手术方式应该采取损伤控制的原则，尽可能通过引流、肠内营养及药物治疗优化手术条件，在炎症缓解期进行手术。另外，患者接受IBD专科医师的诊治尤为重要，该患者一直接受非IBD专科医师的诊疗，导致最佳手术时机的错失，最后导致严重的多个瘘口形成，增加手术难度及术后并发症。最后，术后予以药物治疗并定期复查，尽可能减少克罗恩病术后复发以及肠瘘的再发。该患者术后未规律随访及复查，导致肠瘘的再发，虽然经过及时处理，病情未进一步发展，但未能按时还纳造瘘。

（病例提供：杨　盈　孟文建　四川大学华西医院）

（点评专家：舒　烨　四川大学华西医院）

参考文献

[1]NG S C，SHI HY，HAMIDI N，et al.Worldwide incidence and prevalence of inflammatory bowel disease in the 21st century：a systematic review of population-based studies[J]. Lancet，2017，390（10114）：2769-2778.

[2]KAPLAN GG，NG SC.Globalisation of inflammatory bowel disease：perspectives from the evolution of inflammatory bowel disease in the UK and China[J].The lancet Gastroenterology & hepatology，2016，1（4）：307-316.

[3]RODA G，CHIEN NG S，KOTZE P G，et al.Crohn's disease [J].Nat Rev Dis Primers，2020，6（1）：22.

[4]DANESE S，SANDBORN WJ，COLOMBEL J-F，et al.Endoscopic，Radiologic，and Histologic Healing With Vedolizumab in Patients With Active Crohn's Disease[J]. Gastroenterology，2019，157（4）：1007-1018.e7.

[5]TRAVIS SPL，STANGE EF，Lé MANN M，et al.European evidence based consensus on the diagnosis and management of Crohn's disease：current management[J].Gut，2006，55 Suppl 1：i16-i35.

[6]POST S，BETZLER M，VON DITFURTH B，et al.Risks of intestinal anastomoses in Crohn's disease [J].Annals of surgery，1991，213（1）：37-42.

[7]WALL C，DAY A，GEARRY R.Use of exclusive enteral nutrition in adults with Crohn's disease：a review[J].World journal of gastroenterology，2013，19（43）：7652-7660.

[8]GRASS F，PACHE B，MARTIN D，et al.Preoperative Nutritional Conditioning of Crohn's

Patients–Systematic Review of Current Evidence and Practice[J].Nutrients，2017，9（6）：562.

[9]YAMAMOTO T，NAKAHIGASHI M，UMEGAE S，et al.Impact of elemental diet on mucosal inflammation in patients with active Crohn's disease：cytokine production and endoscopic and histological findings[J].Inflammatory bowel diseases，2005，11（6）：580–588.

[10]YAMAMOTO T，NAKAHIGASHI M，SANIABADI AR，et al.Impacts of long–term enteral nutrition on clinical and endoscopic disease activities and mucosal cytokines during remission in patients with Crohn's disease：a prospective study[J].Inflammatory bowel diseases，2007，13（12）：1493–501.

[11]NARULA N，DHILLON A，ZHANG D，et al.Enteral nutritional therapy for induction of remission in Crohn's disease[J].The Cochrane database of systematic reviews，2018，4：CD000542.

[12]MACLELLAN A，MOORE–CONNORS J，GRANT S，et al.The Impact of Exclusive Enteral Nutrition （EEN）on the Gut Microbiome in Crohn's Disease：A Review[J].Nutrients，2017，9（5）.

[13]ZOLI G，CAR è M，PARAZZA M，et al.A randomized controlled study comparing elemental diet and steroid treatment in Crohn's disease[J].Aliment Pharmacol Ther，1997，11（4）：735–740.

[14]GASSULL M，FERN á NDEZ–BAñARES F，CABR é E，et al.Fat composition may be a clue to explain the primary therapeutic effect of enteral nutrition in Crohn's disease：results of a double blind randomised multicentre European trial[J].Gut，2002，51（2）：164–168.

[15]HEERASING N，THOMPSON B，HENDY P，et al.Exclusive enteral nutrition provides an effective bridge to safer interval elective surgery for adults with Crohn's disease[J].Aliment Pharmacol Ther，2017，45（5）：660–669.

[16]ZHU Y，XU L，LIU W，et al.Safety and Efficacy of Exclusive Enteral Nutrition for Percutaneously Undrainable Abdominal Abscesses in Crohn's Disease[J].Gastroenterology research and practice，2017，2017：6360319.

[17]ZACHOS M，TONDEUR M，GRIFFITHS AM.Enteral nutritional therapy for induction of remission in Crohn's disease[J].The Cochrane database of systematic reviews，2007，（1）：CD000542.

[18]EDWARDS C，GEORGE B，JEWELL D，et al.Role of a defunctioning stoma in the management of large bowel Crohn's disease[J].The British journal of surgery，2000，87（8）：1063–1066.

[19]SINGH S，DING NS，MATHIS KL，et al.Systematic review with meta–analysis：faecal diversion for management of perianal Crohn's disease[J].Aliment Pharmacol Ther，2015，42（7）：783–92.

[20]BURMAN J，THOMPSON H，COOKE W，et al.The effects of diversion of intestinal contents on the progress of Crohn's disease of the large bowel[J].Gut，1971，12（1）：11–15.

[21]ZELAS P，JAGELMAN DG.Loop illeostomy in the management of Crohn's colitis in the debilitated patient[J].Annals of surgery，1980，191（2）：164–168.

[22]WINSLET MC，ANDREWS H，ALLAN RN，et al.Fecal diversion in the management of Crohn's disease of the colon[J].Diseases of the colon and rectum，1993，36（8）：757–762.

[23]MUELLER M，GEIS M，GLATZLE J，et al.Risk of fecal diversion in complicated perianal Crohn's disease[J].Journal of gastrointestinal surgery：official journal of the Society for Surgery of the Alimentary Tract，2007，11（4）：529–537.

[24]HONG M，CRAIG LYNCH A，BELL S，et al.Faecal diversion in the management of perianal Crohn's disease[J].Colorectal disease：the official journal of the Association of Coloproctology of Great Britain and Ireland，2011，13（2）：171–176.

[25]R é GIMBEAU JM，PANIS Y，CAZABAN L，et al.Long–term results of faecal diversion for refractory perianal Crohn’s disease[J].Colorectal disease：the official journal of the Association of Coloproctology of Great Britain and Ireland，2001，3（4）：232–237.

[26]MENNIGEN R，HEPTNER B，SENNINGER N，et al.Temporary fecal diversion in the management of colorectal and perianal Crohn's disease[J].Gastroenterology research and practice，2015，2015：286315.

[27]ROGLER G.Top–down or step–up treatment in Crohn's disease？[J].Dig Dis，2013，31（1）：83–90.

[28]NUGENT KP，DANIELS P，STEWART B，et al.Quality of life in stoma patients[J].Diseases of the colon and rectum，1999，42（12）：1569–1574.

[29]GOOSZEN AW，GEELKERKEN RH，HERMANS J，et al.Quality of life with a temporary stoma：ileostomy vs. colostomy[J].Diseases of the colon and rectum，2000，43（5）：

650–655.

[30]ENGEL J，KERR J，SCHLESINGER–RAAB A，et al.Quality of life in rectal cancer patients：a four–year prospective study[J].Annals of surgery，2003，238（2）：203–213.

病例 14 复杂溃疡性结肠炎的多科协同治疗

一、病历摘要

（一）基本信息

患者女性，23岁。

主诉： 腹泻5年，便血10个月，加重伴纳差1个月。

现病史： 5年前患者无明显诱因出现腹泻，为黄色稀糊便，2～3次/天，量不详。当地医院对症处理后好转，之后上述症状每年出现1次，持续1～2天，均予以对症处理后好转。10个月前无明显诱因出现大便带血，为暗红色血液，含粪渣及少许黏液。于当地医院行肠镜检查诊断为“溃疡性结肠炎”，予以美沙拉嗪治疗3天，因发现早期妊娠后自行停用上述药物治疗，妊娠期间每日解稀糊样血便2～3次，量多，未予处理。1个月前，在剖宫产分娩结束5天后因进食大量油腻食物后出现便血加重，7～8次/天，为暗红色血便，量200～300g，并逐渐出现乏力、纳差，遂就诊于当地医院并行肠镜及腹部CT检查，予以美沙拉嗪、云南白药、人血白蛋白等对症处理，治疗6天后自觉效果差，自行出院，并在院外服用中药治疗。后因病情未见好转，便血次数增加至约20次/天，鲜血与粪渣混合，每次量为50～100g。2022年5月3日再次就诊于当地医院予以抗感染、止泻、补充人血白蛋白、营养支持等治疗，住院期间出现夜间发热，最高体温38.0℃，治疗疗效不佳，患者为求进一步治疗2022年5月7日转入我院。

既往史： 一般情况良好，否认肝炎、结核或其他传染病史，已接种乙肝疫苗、已接种卡介苗、已接种脊灰、已接种麻疹疫苗、已接种百白破疫苗、已接种乙脑，无过敏史，无外伤史，无手术史，无输血史，无特殊病史。

个人史： 长期居住于原籍，职业其他，未到过牧区及疫区，无冶游史，无吸毒史，无吸烟史，无饮酒史

现病史： 初次月经14岁，月经周期29天，经期5天，末次月经23岁（之后妊娠，结束分娩后月经未至），月经量正常、颜色正常，无痛经史。

婚育史：适龄结婚，配偶体健，无离异、再婚、丧偶史。育1子，孕1产1，为剖宫产。

家族史：父母健在，无家族史及遗传病史

（二）体格检查

体温36.3℃，脉搏92次/分，呼吸20次/分，血压102/68mmHg，心率92次/分，身高155cm。平车推入。神志清醒，表情淡漠，慢性病容，应答缓慢，对答欠切题。腹部查体：腹部外形正常，脐下见环形手术瘢痕，愈合良好，全腹软，全腹深压痛，无反跳痛及肌紧张，肝脏肋下未触及，脾脏肋下未触及，双肾未触及。

（三）辅助检查

2021年8月当地医院肠镜：插镜至末段回肠，末回见散在片状糜烂灶，所见直肠、乙状结肠多发点状糜烂灶，伴脓苔，无出血，管腔无狭窄。

2022年4月当地医院肠镜：进镜60cm横结肠处终止检查。全结肠、直肠黏膜可见点片状充血水肿，散在的糜烂灶，可见大量不规则溃疡，基底较深，肠壁有脓性分泌物附着，触之易出血，血管纹理不清晰

2022年4月当地医院腹部CT：直肠、乙状结肠、降结肠、横结肠及升结肠壁广泛较均匀性增厚，以结肠壁增厚为著，增强后黏膜呈较明显不均匀性强化，结肠周围系膜血管增多，并可见多个较均匀强化的小淋巴结影。

2022年5月当地医院查血：EB病毒DNA检测阳性。血常规：白细胞总数3.42×10^9/L，血红蛋白90g/L，超敏C反应蛋白131.38mg/L。

（四）诊断

1. 溃疡性结肠炎（重度）。
2. 中度贫血。
3. 低蛋白血症。
4. 白细胞减少。
5. EB病毒感染。
6. 门脉高压伴侧支循环开放？
7. 胆囊结石。
8. 腹盆腔积液。
9. 剖宫产术后。

（五）诊疗经过

患者入院后，主管医生查房患者，患者精神差，反应淡漠。紧急抽血完善血气、血常规、生化、炎性因子检查以及腹部CT及头部CT检查。主要检查结果如下：

血细胞及血沉分析：血沉62.0mm/h，红细胞计数2.16×10^{12}/L，血红蛋白65g/L，白细胞计数2.83×10^{9}/L。

生化：总蛋白45.0g/L，白蛋白24.2g/L，白球比例1.16，钠136.3mmol/L，钾3.19mmol/L，氯110.9mmol/L，葡萄糖8.03mmol/L。

降钙素原等因子（PCT、IL6、CRP）：降钙素原0.07ng/ml，C-反应蛋白52.10mg/L，白细胞介素6 111.30pg/ml。

活化部分凝血活酶时间34.9秒，纤维蛋白原4.31g/L，抗凝血酶Ⅲ 74.2%，纤维蛋白及纤维蛋白原降解产物9.5mg/L，D-二聚体3.27mg/L FEU。血清铁FE：铁3.4 μ mol/L（降低）。

CT全腹部增强扫描（病例14图1）：结直肠壁明显增厚、强化，边缘毛糙，见多发迂曲小血管影，部分肠管聚集、走行紊乱，肠间隙显示不清，周围脂肪间隙模糊，壁腹膜、网膜及系膜增厚、密度增高，见多发絮状影及片絮影，腹盆腔少量积液，腹腔及腹膜后淋巴结增多，部分稍增大，上述考虑炎性肠病，伴腹膜炎可能。

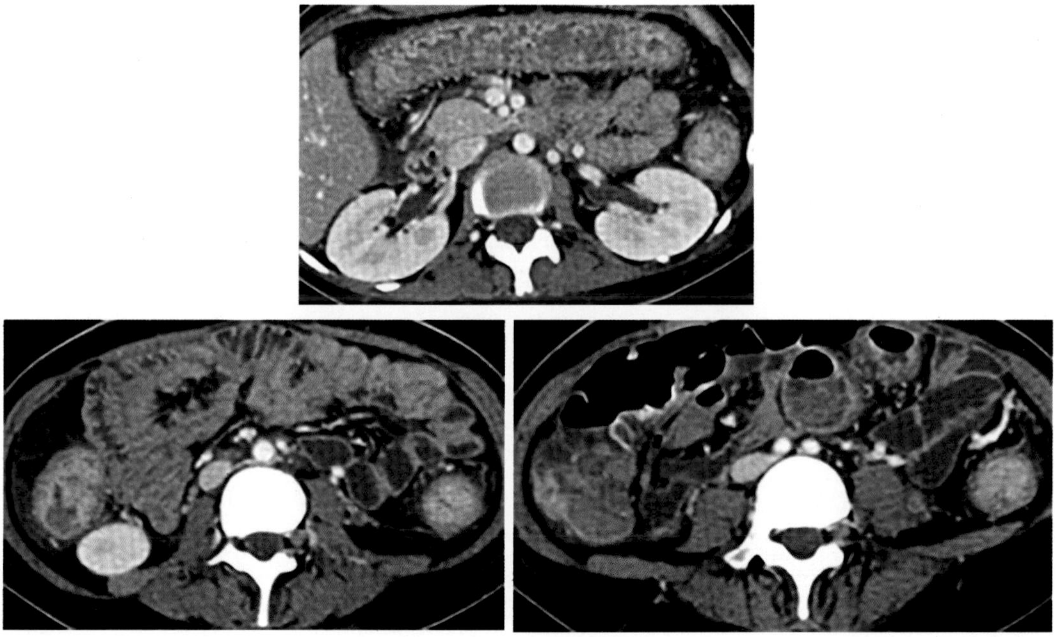

病例14图1　CT全腹部增强扫描提示结肠慢性炎症伴腹膜炎可能

急诊脑卒中CT（病例14图2）：NECT：左侧丘脑、基底节区、内侧颞叶、海马区见斑片低密度影，边界模糊，梗死灶？周围见水肿带，左侧脑室积血，中线结构未见明显偏移，大脑大静脉-直窦-右侧乙状窦走行区见高密度影，小脑及脑干因部分显示欠清。CTA：大脑大静脉-直窦-右侧乙状窦走行区增强扫描可疑充盈缺损影，血栓待排；前后交通动脉开放，头颈部主要动脉血管未见确切狭窄、充盈缺损及巨大动脉瘤征象。

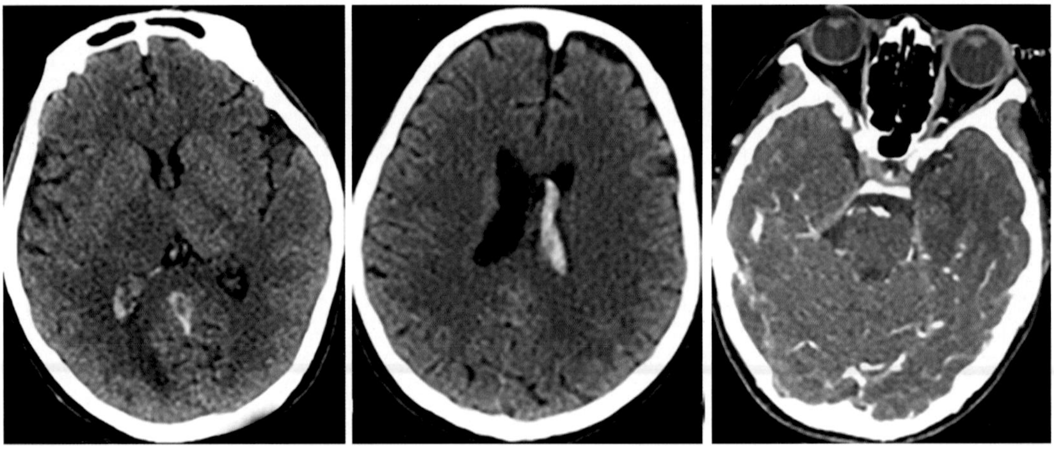

病例14图2　急诊脑卒中CT显示颅内多发提示结直肠斑片低密度影

CTP（CT灌注成像）：右侧额叶见片状灌注异常区，MTT及TTP延长，CBF、CBV正常或升高，左颞叶、丘脑、基底节区见MTT及TTP延长，CBF、CBV减低，多系梗死灶（病例14图3）。

因患者CT回示提示，患者存在脑静脉血栓及腹膜炎，请神经内科及感染科急会诊后建议：静脉窦血栓需要抗凝治疗，但患者存在颅内继发出血，消化道出血等用药禁忌证，若不用抗凝治疗，则会出现静脉窦血栓进行性增加，颅内高压水肿，死亡风险极高；若使用抗凝治疗，则颅内出血，消化道出血加重，严重时可大出血，危及生命，充分向家属沟通此处治疗的矛盾；患者同时合并腹膜炎可能，加强抗生素使用。

在治疗上给予甘露醇125ml q8h脱水降颅压，依诺肝素钠0.4ml 皮下注射 q12h；莎尔福口服及保留灌肠；云南白药、卡络磺钠、生长抑素止血；注射用头孢哌酮钠舒巴坦钠（舒普深）、甲硝唑抗感染治疗；更昔洛韦抗病毒；输血纠正贫血，地榆升白片/重组人粒细胞刺激因子注射液（吉赛欣）提升白细胞；补充肠内及肠外营养，维持水电解质平衡；双歧杆菌乳杆菌三联活菌片（金双歧）、枯草杆菌二联活菌肠溶胶囊

（美常安）、布拉氏酵母菌胶囊（亿活）调节肠道菌群。

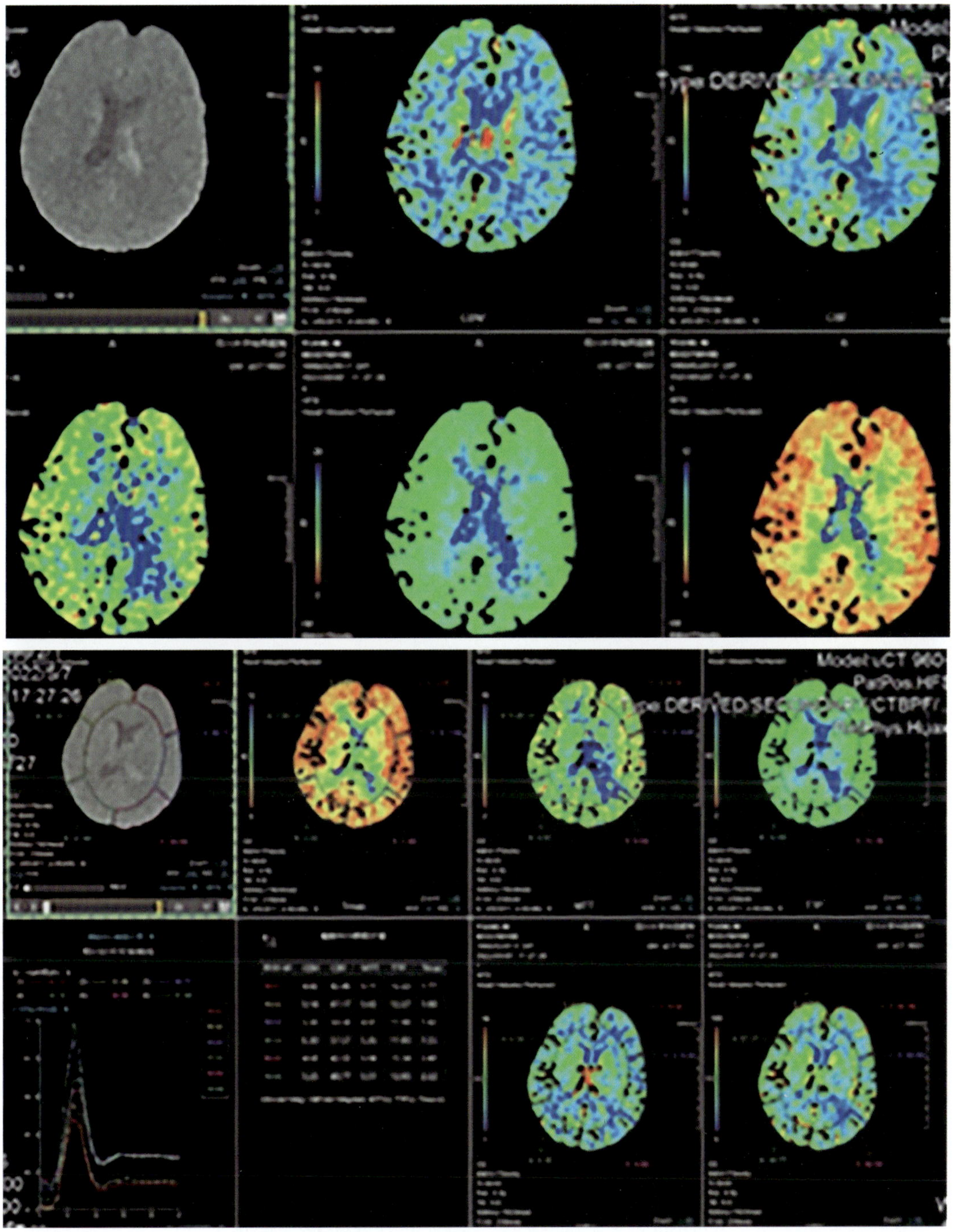

病例14图3　头颅CT灌注成像可见多发脑梗死灶

住院第5天，患者神清，精神萎靡，体温波动在37.4～36.6℃，解黄色混鲜血便7余次，每次量100～500g，小便量约2000ml。患者目前存在静脉窦血栓形成继发颅内出血梗死，患者产后1^+个月，基础疾病炎性肠病可能，上述两种情况均可合并高凝状态导致血栓形成.患者现有颅内出血及消化道出血情况，抗凝治疗存在矛盾，继续脱水降颅压治疗，监测肝肾功能及电解质。并完善CT胸部血管三维重建增强扫描：肺动脉主干稍粗，左肺下叶外基底段–后基底段管腔内见结节状充盈缺损，考虑肺栓塞，远端分支显影稍浅淡；双肺散在少许炎症左胸腔少许积液，左肺下叶稍不张（病例14图4）。腹部盆腔血管三维重建未见异常。

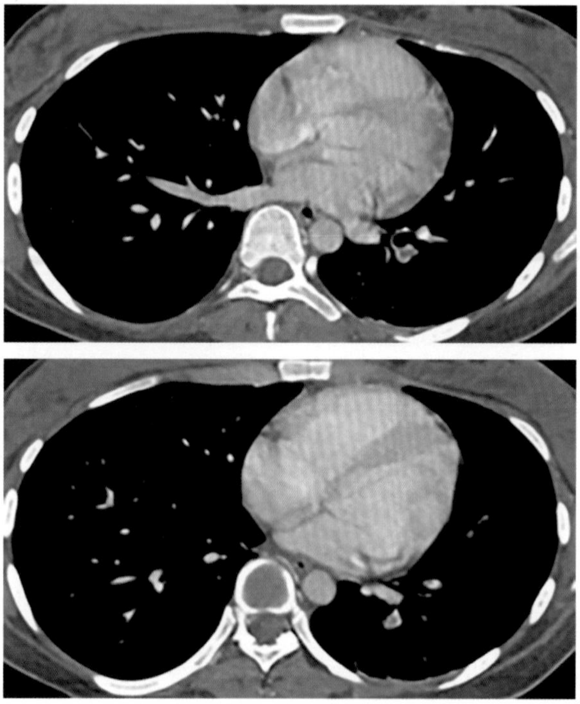

病例14图4　CT胸部血管三维重建增强扫描考虑肺栓塞

住院第10天完善腹部静脉及四肢静脉彩超（病例14图5）：双上、下肢静脉未见明显异常。

住院第12天，再次行胃肠镜检查：胃镜无特殊发现，肠镜检查：电子肠镜顺利到达距肛60cm，肠腔狭窄，无法继续进镜，进镜距肛门40～60cm可见黏膜剥脱，剥脱黏膜呈广泛息肉样增生，黏膜充血肿胀明显，血管纹理、肠袋消失（病例14图6）。

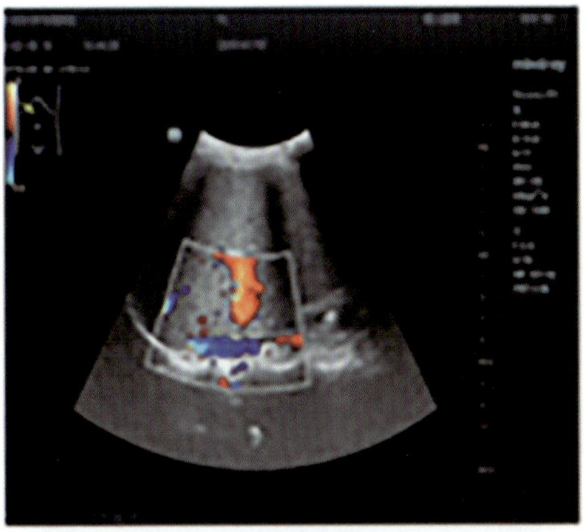

下腔静脉

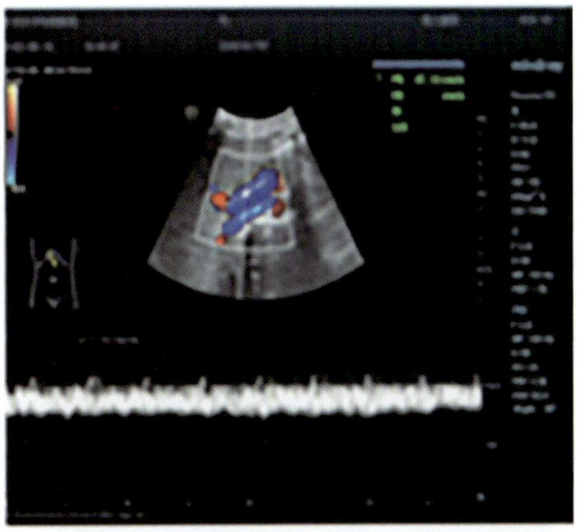

门静脉

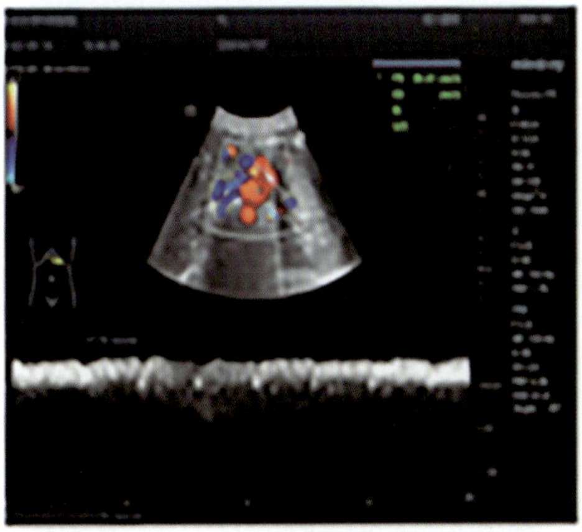

脾静脉

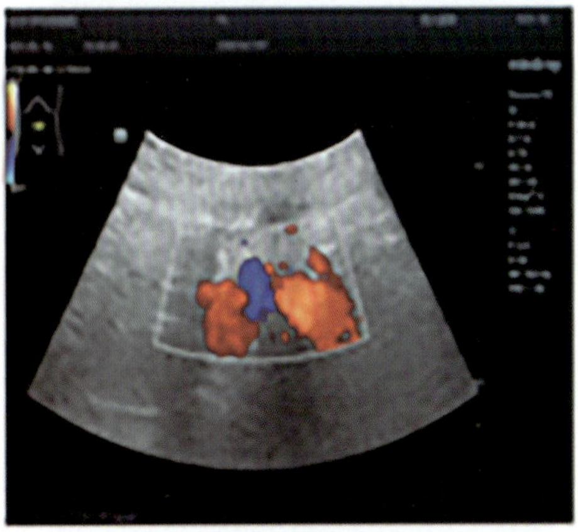

双侧髂总静脉

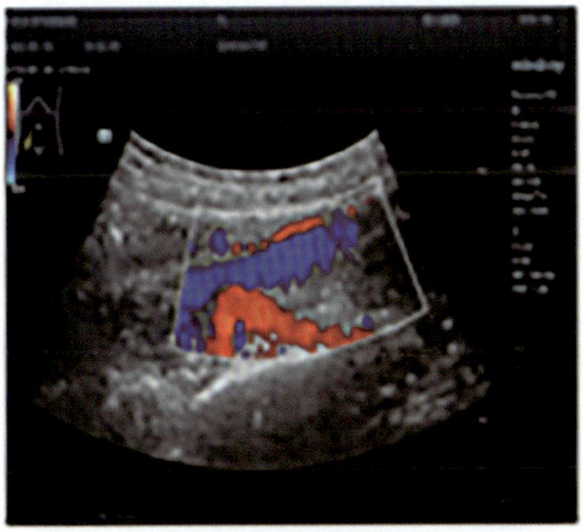

右侧髂外静脉

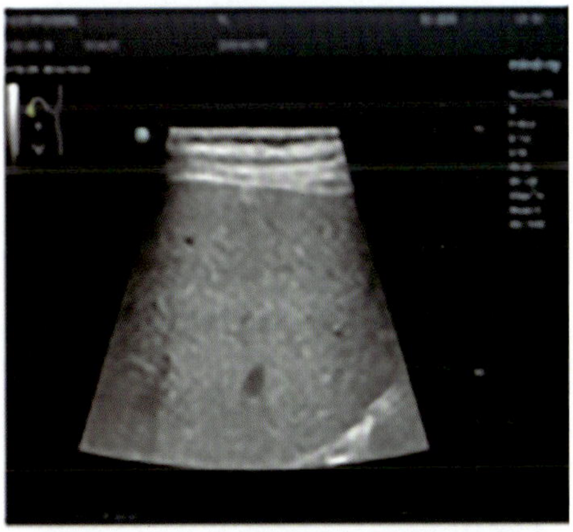

肝脏

病例14图5A　腹部静脉彩超

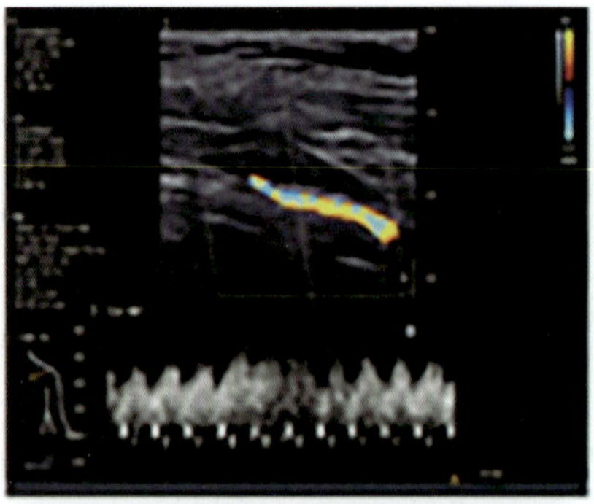

左侧锁骨下静脉频谱

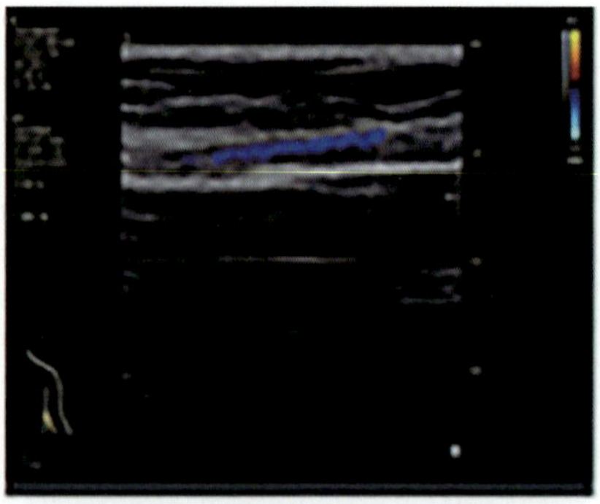

左侧贵要静脉静脉上臂段

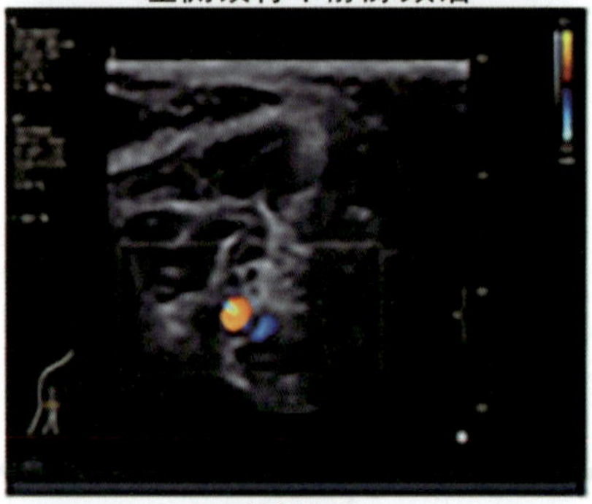

右侧腋静脉

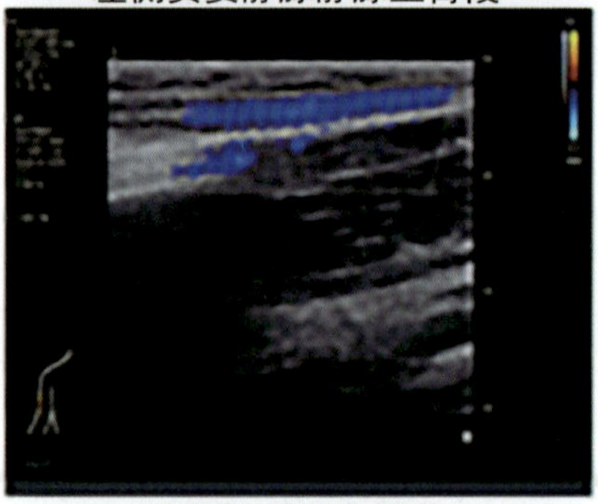

右侧头静脉上臂段

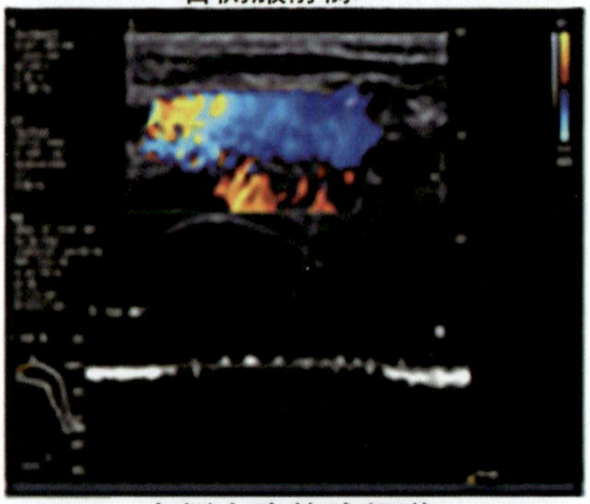

左侧大隐静脉频谱

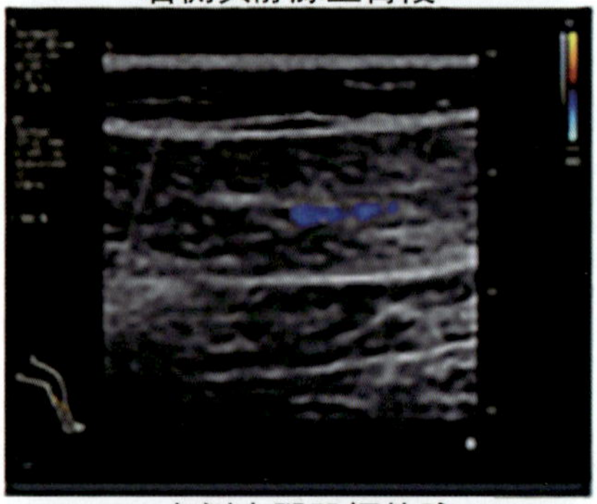

左侧小腿肌间静脉

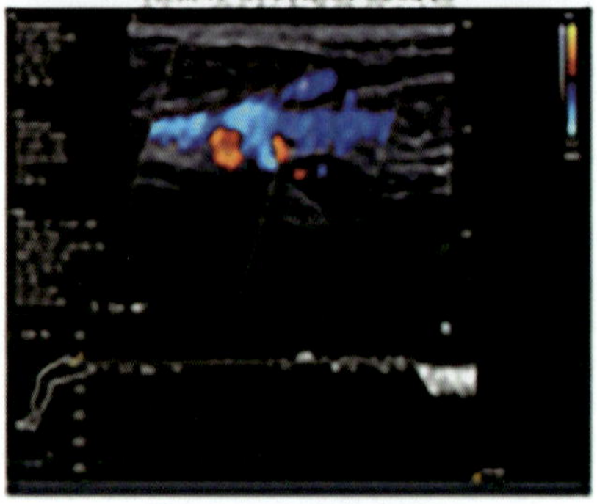

右侧股总静脉频谱

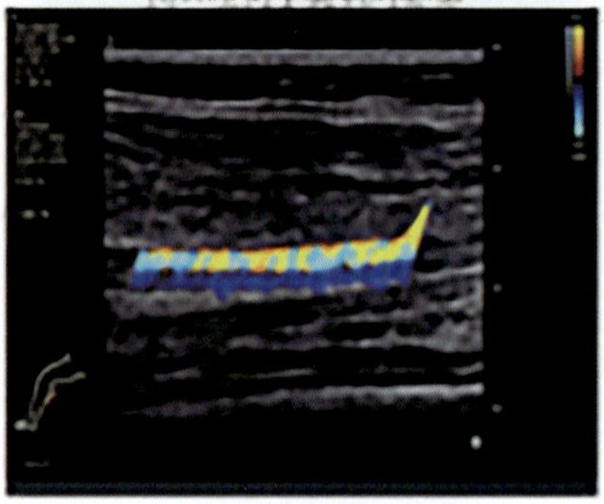

右侧小腿肌间静脉

病例14图5B　四肢静脉彩超

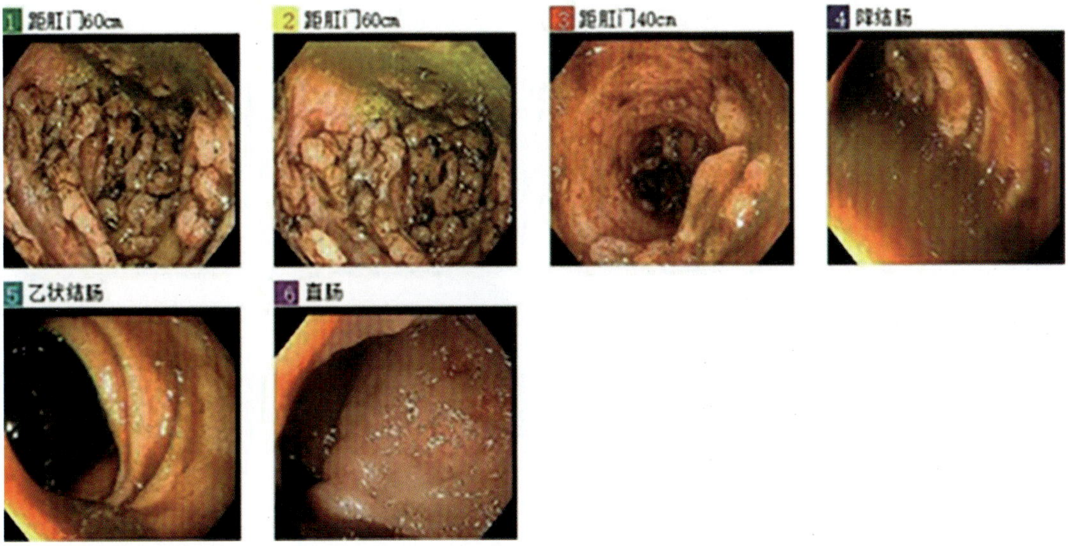

病例14图6　电子结肠镜检查显示结肠黏膜剥脱伴广泛的炎性息肉增生

住院第13天，进行多学科疑难病例讨论。神经内科意见：患者MRV提示脑梗死伴出血，复查后脑血栓未完全消退，目前D-二聚体仍然较高，停止抗凝治疗有可能血栓进一步加重，导致意识丧失可能，故建议继续抗凝治疗，目前因颅内仍有水肿，故甘露醇需要继续使用，可以观察3～5天之后酌情减量至停用。胃肠外科意见：根据其CT表现肠道呈铅管样表现，伴黏膜脱落坏死，系膜侧支循环丰富，不排除合并缺血性肠病可能，故继续抗凝治疗有效。目前患者因其脑梗及肺栓塞情况，不建议急诊手术治疗，有可能手术及麻醉风险较大导致病症加重并死亡可能。可以待内科治疗有效，症状控制之后再考虑择期手术。麻醉科意见：患者有脑梗、肺栓塞情况，麻醉风险极高，需根据外科情况，若仍考虑手术，则需向患者及家属充分沟通并交代风险。呼吸内科及感染科意见：呼吸道13项病毒、导管细菌培养、真菌G试验、GM试验阴性，目前患者仍然考虑肠道感染可能性大，同意目前治疗方案。患者使用激素治疗（甲泼尼龙琥珀酸钠），观察第4天便血次数仍未见明显减少，两次使用类克200mg治疗，目前大便3次/天左右，仍以暗红色血便为主，偶解黄色稀便。此后使用免疫制剂他克莫司。

停用甘露醇，继续予依诺肝素钠。住院第39天复查MRI（病例14图7）：左侧丘脑，左侧海马区，胼胝体压部见散在斑片状长T_1短T_2信号，考虑陈旧性梗死，部分软化伴陈旧性出血可能，与上次MRI相比梗死较前缓解，出血趋向陈旧；MRV：右侧横窦，乙状窦，直窦，大脑静脉见静脉血栓。

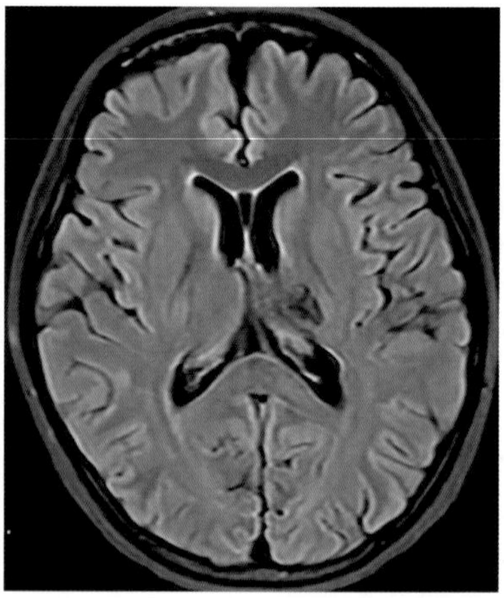

病例14图7　复查MRI

住院第41天复查电子肠镜顺利到达直肠距肛70cm可能在脾曲—横结肠区域，患者感不适遂退镜。肠道准备较差，可见少量血凝块及粪水，大量黏液。降结肠、乙状结肠：距肛70～40cm肠壁部分黏膜脱失，其旁见残留黏膜岛，肠壁广泛炎性增生性息肉，呈指状或广基状，附着大量黏液及血迹，肠腔相对狭窄，袋囊消失，活检质脆。距肛40厘米以远黏膜弥漫性颗粒样改变，活检质脆，血管纹理及袋囊消失，肠腔无狭窄，未见溃疡及新生物（病例14图8）。请胃肠外科会诊协助诊治意见：有手术指征，但患者合并血栓性疾病，围手术期出现血栓加重的风险较大，严重时可能导致致残或致死。若患者及其家属强烈要求手术，即使人财两空也能接受，可与我科护士站联系转入我科手术。因患者及家属手术意愿强烈，与再次沟通，目前手术风险仍大，有可能术后致残或致死。患者及家属表示知情，并充分考虑后仍愿意手术。做好术前支持准备，密观患者病情变化。

住院第44天在全身麻醉下行“腹腔镜下全结肠切除＋病损大网膜切除术＋直肠残端封闭＋回肠造瘘”。术中：发现少量淡黄色腹水，胆胰脾未见明显异常，小肠外观无异常，结肠浆膜充血水肿，慢性炎症改变，以右半结肠及横结肠为甚，炎症波及大网膜并粘连成团。术毕剖开肠管见除乙状结肠外，结肠广泛黏膜剥脱，肌层裸露（病例14图9）。术后：继续 依诺肝素钠0.4ml ih qd，术后第8天复查CT（病例14图10）：全结肠切除术后，无其他特殊表现，术后第10天出院出院后到血管外科门诊随访调整抗凝方案：利伐沙班片20mg qd po 30天。

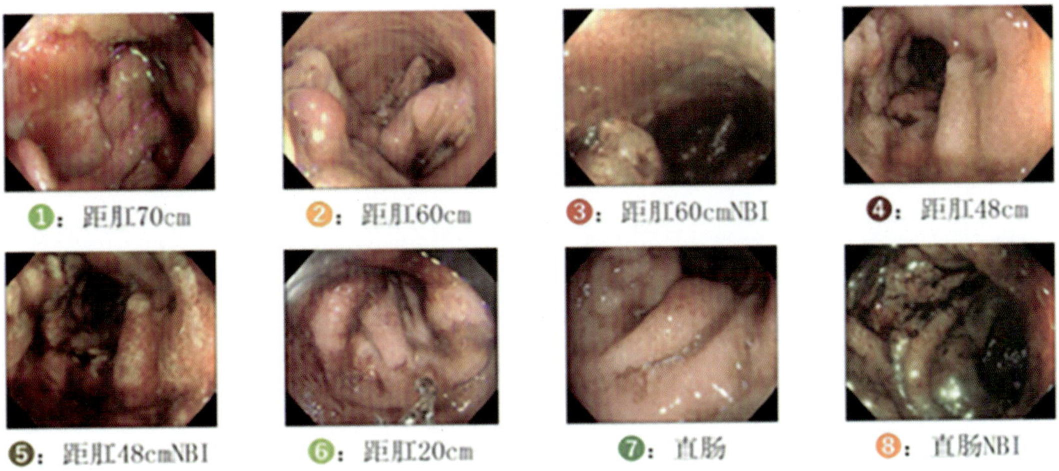

病例14图8　复查电子结肠镜检查显示结肠炎症无好转

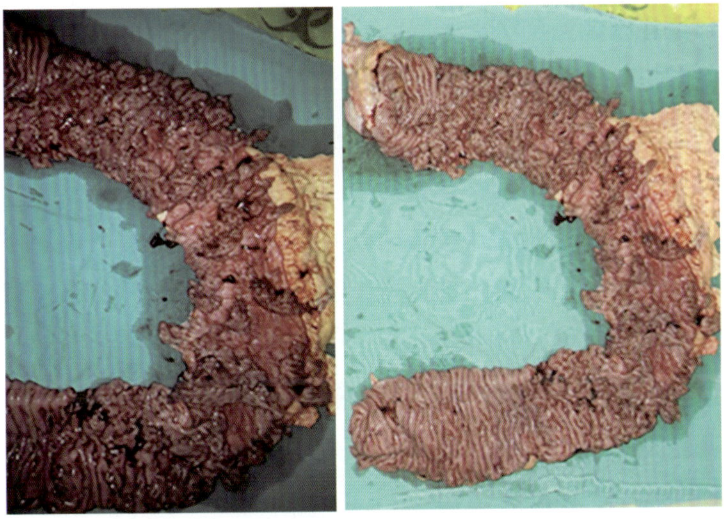

病例14图9　全结肠切除后标本显示结肠广泛黏膜剥脱，肌层裸露

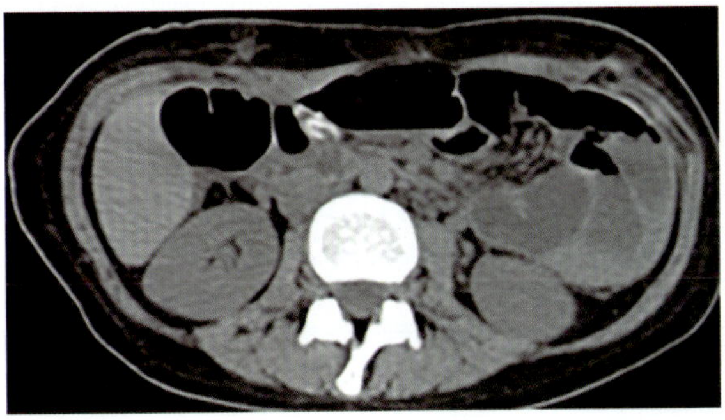

病例14图10　复查CT

（六）随访

出院8个月后患者再次入院，完善相关检查后，全麻下行腹腔镜下直肠切除小肠储袋-肛管吻合+小肠储袋成形+小肠造瘘还纳术+肠粘连松解术，手术顺利，术后病理报告：黏膜慢性炎伴局灶糜烂，间质灶性淋巴组织增生，黏膜下层水肿，间质血管扩张充血。术后予预防感染、补液、止痛、雾化吸入及营养支持等治疗，术后恢复良好，于术后第9天出院。

二、病例分析

1．病例特点　该患者为青年女性，病程长，溃疡性结肠炎的临床表现以及肠镜炎症表现严重，在治疗过程中同时出现静脉窦血栓形成继发颅内出血梗死及肺栓塞，在治疗上抗凝以及促凝溶栓存在矛盾及风险，患者炎症活动情况平稳后的手术切除亦有相当的难度，这是该病例最主要的特点。

2．诊疗思路分析　患者入院后，请神经内科、神经外科、呼吸内科、感染科等科室协助诊治，与患者家属沟通交代风险后，按专科意见处理，予低分子肝素钠抗凝治疗。同时舒普深、甲硝唑抗感染，更昔洛韦抗病毒，莎尔福口服及保留灌肠，后期使用激素、类克等控制肠道症状，双歧杆菌乳杆菌三联活菌片（金双歧）、枯草杆菌二联活菌肠溶胶囊（美常安）、布拉氏酵母菌胶囊（亿活）调节肠道菌群。肠内外营养支持，纠正贫血，地榆升白片提升白细胞，以及止血等治疗。后期患者症状控制后，经胃肠外科会诊患者有手术指征，经充分的围术期准备后，患者分2阶段手术，第一阶段行病变全结肠切除，临时造瘘，患者平稳渡过风险期；第二阶段行小肠储袋与肛管吻合，提升后期生活质量。

三、疾病介绍

（一）概述

溃疡性结肠炎（ulcerative colitis，UC）是一种局限于结肠黏膜层，以结肠黏膜连续性、反复发作的炎症为特征的慢性炎症性肠病（inflammatory bowel disease，IBD）之一，常累及直肠，并向近端连续蔓延而累及结肠其他部位。其症状包括腹泻、便血、腹痛等，严重者还可能导致贫血、营养不良、肠穿孔等严重并发症。UC患者罹患结肠癌的长期危险高于无UC人群。

流行病学：UC的发病在世界各地均有报道，但发病率在西方国家较高，尤其是北欧国家、英国、美国和加拿大等地区。发病年龄通常在20～40岁，男女患病比例接近1∶1，但女性在妊娠期和月经期的发病率稍高。

（二）病因及发病机制

目前UC的发病机制仍然尚未完全阐明，遗传因素是UC发病的一个重要因素，患有家族史的人患病风险较高。据研究，如果一个人的一级亲属中有患者，则他患UC的风险会增加5～20倍。环境和生活方式也可能与UC发病有关，如吸烟、饮食习惯、心理压力等。研究表明，吸烟对UC的保护作用与其他类型的炎症性肠病相反，即吸烟可以减少UC的发病率。UC的种族和地域差异明显，白种人患病率明显高于非洲裔和亚洲裔人群，而在亚洲地区，UC的发病率相对较低，但在日本等地区的发病率逐渐增加。

（三）临床表现

UC的临床表现因个体差异而有所不同，通常包括以下症状：

1．腹泻　UC患者最常见的症状之一是腹泻，病程不定，一般为水样或泥样便，可带有黏液和血液。

2．腹痛和里急后重感　UC患者常常感到腹痛和里急后重感，疼痛一般出现在左下腹部。

3．便秘　部分UC患者在疾病活动期会出现便秘的症状。

4．直肠排便感　UC患者可能会感觉到直肠内还有大便未排出，引起直肠排便感。

5．贫血　由于长期腹泻和消化道出血，UC患者易出现贫血。

6．体重减轻　由于食欲减退和腹泻，UC患者可能会出现体重下降的症状。

7．发热　在严重的情况下，UC患者可能会出现发热和寒战等全身症状。

8．其他　UC患者还可能出现口腔溃疡、关节疼痛、皮肤病变等其他症状。

（四）临床分型

UC的临床分型，通常可根据病变部位和临床症状进行分型。

1．根据病变范围分类

（1）全结肠型：指UC病变涉及整个结肠，包括直肠、乙状结肠、升结肠和横结肠。

（2）左侧结肠型：指UC病变范围仅限于乙状结肠、升结肠和部分横结肠。

（3）直肠型：指UC病变范围局限于直肠，称为局限性溃疡性结肠炎（proctitis ulcerosa）。

2．根据病程和临床症状分类

（1）初发型：无既往史的首次发作。

（2）慢性复发型：临床最常见，发作期与缓解期交替。

（3）急性暴发型：病程短暂，病情急剧加重，严重腹泻、脱水、血便等症状，可能导致危及生命的急性并发症如中毒性巨结肠，肠穿孔，败血症等，需要及时治疗。

（4）慢性持续型：病程较长，临床症状缓慢加重，常表现为腹泻、腹痛、里急后重、贫血等。

3．临床严重程度分类

（1）轻度：腹泻＜4次/日，便血轻或无，无发热，贫血无或轻，血沉正常。

（2）重度：腹泻＞6次/日，有明显黏液脓血便，体温＞37.5℃、脉搏＞90次/分，血红蛋白＜100g/L，血沉＞30mm/h。

（3）中度：介于轻度与重度之间。

（五）诊断

UC的诊断包括病史采集、体格检查、实验室检查、影像学检查和内镜检查等方面。下面是一般的诊断流程。

1．病史采集　包括症状出现时间、症状表现、病程、家族史等内容。

2．体格检查　包括腹部触诊、直肠指诊等内容。

3．实验室检查　包括血液检查、粪便检查等内容。

4．影像学检查　包括结肠钡餐检查、腹部CT检查等内容。

5．内镜检查　包括结肠镜检查、直肠镜检查等内容。

根据以上检查结果，医生可以做出以下诊断：

1．病程超过6周，有腹痛、腹泻、便血、里急后重等结肠炎症状，同时结肠镜检查显示结肠黏膜呈现连续性病变，则可以考虑UC的诊断。

2．影像学检查、内镜检查、组织病理学检查的结果均符合UC的特征，则可以确认UC的诊断。需要注意的是，UC的诊断需要排除其他结肠炎和肠道疾病，如克罗恩病、传染性肠炎、结肠癌等。因此，诊断过程需要综合考虑多种因素，确保诊断准确。

（六）治疗

UC的治疗原则是：减轻症状、控制疾病活动、防治并发症和提高生活质量。治疗方法根据病情轻重和病变范围而有所不同，包括药物治疗和手术治疗两种。

1．药物治疗

（1）5-氨基水杨酸类药物：如美沙拉嗪等，可以减轻炎症反应和症状。

（2）类固醇：如泼尼松等，可以控制炎症和病情活动，但长期使用可能会导致副作用，应谨慎使用。

（3）免疫抑制剂：如硫唑嘌呤、甲氨蝶呤等，可以抑制免疫反应，减轻炎症和控制疾病活动。

（4）生物制剂：如抗肿瘤坏死因子（TNF）α单克隆抗体、抗白细胞介素（IL）-12/23单克隆抗体等，可以针对特定分子靶点，减轻炎症反应和症状。

（5）其他药物：如抗生素、止泻药、铁剂等，可以针对特定症状进行治疗。

2．手术治疗

（1）结肠切除术：在疾病活动无法控制，或出现严重并发症如大出血、结肠穿孔等情况下可以考虑手术治疗，常规手术为全结肠切除伴末端回肠造口术，但手术后仍可能有复发的风险。

（2）其他手术：如结肠切除伴肠造口术、子宫卵巢切除等，针对特定的并发症或治疗需求进行手术治疗。

（七）预后

UC的预后与病情严重程度、治疗措施、患者年龄等因素有关。

一般来说，UC患者的预后是比较良好的，大多数患者可以通过积极的治疗措施获得症状缓解和疾病控制。但是，一些患者病情可能会反复发作，需要长期的治疗和监护。另外，UC也会增加患者患其他疾病的风险，如肠道感染、结肠癌等。因此，患者需要定期进行体检和随访，以便早期发现和治疗其他潜在的健康问题。

四、病例点评

UC最常发生于青壮年期，临床表现为持续或反复发作的腹泻、黏液脓血便伴腹痛、里急后重和不同程度的全身症状，病程多在 4 周。黏液脓血便是UC最常见的症状。大多UC患者通过内科治疗病情能得到有效控制，但仍有23%～45%的UC患者需要手术干预。该例患者肠镜及CT均提示结肠炎症较重，经内科治疗效果不佳，有全结肠切除手术指征，但患者在住院初期合并肺栓塞及脑出血，为明显的手术禁忌，经内科积极对症治疗，渡过肺栓塞及脑出血的急性期，实时采用腹腔镜全结肠切除，远端直肠封闭，近端回肠造瘘。待半年后一般情况好转，再行直肠切除及小肠储袋成型，储袋肛管吻合术。因此，外科手术应该根据患者病变情况及身体状况，平衡风险和获益，分期分步骤手术，最终达到良好的治疗效果。

（病例提供：杨旭洋　孟文建　四川大学华西医院）

（点评专家：舒　烨　四川大学华西医院）

参考文献

[1]Cooke PS，Heine PA，Taylor JA，et al.The role of estrogen and estrogen receptor-alpha in male adipose tissue[J].Molecular and Cellular Endocrinology，2001，178（1-2）：147-154.

病例 15 易误诊为肠穿孔的结肠气囊肿症

一、病历摘要

（一）基本信息

患者女性，65岁。

主诉： 右上腹痛4小时。

现病史： 患者4小时前无明显诱因出现右上腹痛，为持续性疼痛，无放射性痛，无发热，不伴恶心、呕吐、呕血等不适，遂来我院求治，于急诊科完善CT提示："腹腔散在积气，部分游离，部分位于升结肠及结肠肝曲周围，周围脂肪间隙清晰，局部结肠壁显示不清，上述考虑肠气囊肿破裂可能，空腔脏器穿孔不除外"。急诊科以"空腔脏器穿孔？"收入胃肠外科。

既往史： 高血压10年，药物治疗不详，血压未监测。糖尿病10年，口服阿卡波糖、格列美脲降糖治疗，空腹血糖波动在10～12mmol/L。高血脂10年，药物治疗不详。

发病以来，患者饮食正常，大小便正常，体重无明显减轻。

一般情况良好，否认肝炎、结核或其他传染病史，已接种乙肝疫苗、已接种卡介苗、已接种脊灰、已接种麻疹疫苗、已接种百白破疫苗、已接种乙脑，无过敏史，无外伤史，无手术史，无输血史，无特殊病史。

个人史： 长期居住于原籍，离退休人员，未到过牧区及疫区，无冶游史，无吸毒史，无吸烟史，无饮酒史。

婚育史： 适龄结婚，配偶体健，无离异、再婚、丧偶史。育有4子。

家族史： 父母已故，兄弟姐妹体健，无家族史及遗传病史。

（二）体格检查

生命体征平稳。神志清楚，皮肤巩膜无黄染，全身浅表淋巴结未见肿大。颈静脉无怒张。心界正常，心律不齐，各瓣膜区未闻及杂音。胸廓未见异常，双肺叩诊呈清音，双肺呼吸音清，未闻及干湿啰音及胸膜摩擦音。腹部外形正常，右上腹压痛，无明显反跳痛、肌紧张；肠鸣音2次/分。腹部未触及包块，肝脏肋下未触及，脾脏肋下未触及，双肾未触及。

（三）辅助检查

1．实验室检查　降钙素原：0.04ng/ml，肌酐104 μ mol/L，钠131.4mmol/L，氯94.8mmol/L，红细胞计数2.75×10^{12}/L，血红蛋白86g/L，血小板计数171×10^{9}/L，白细胞计数13.04×10^{9}/L，中性分叶核粒细胞百分率90.2%。

2．全腹增强CT（病例15图1）　腹腔散在积气，部分游离，部分位于升结肠及结肠肝曲周围，周围脂肪间隙清晰，局部结肠壁显示不清，上述考虑肠气囊肿破裂可能，空腔脏器穿孔不除外，请结合临床及其他检查。肝脏小囊肿。胆囊体积增大，胆表壁稍肿胀，胆囊炎待排，请结合超声检查。脾脏点状钙化灶。左肾囊肿；双肾盂旁囊肿或肾盂肾盏稍扩张。肠系膜根部周围脂肪间隙模糊、密度增高，多发淋巴结显示，脂膜炎可能，请结合临床。右侧坐骨见高密度结节，骨岛可能。腹主动脉及其分支壁钙化。双肺散在炎症伴间质性改变。双肺散在结节，炎性可能，请随诊。心脏饱满，升主动脉稍粗，主动脉及左右冠状动脉壁广泛钙化。纵隔淋巴结钙化。

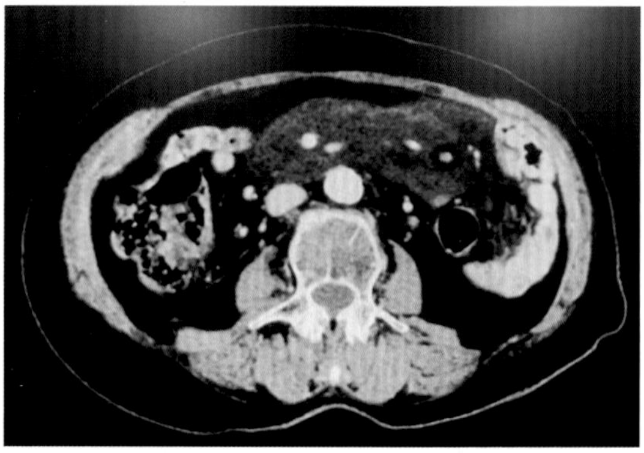

病例15图1　CT扫描

注：显示腹腔散在积气，部分游离，部分位于升结肠及结肠肝曲周围，周围脂肪间隙清晰，局部结肠壁显示不清，考虑肠气囊肿破裂可能。

（四）诊断

1．升结肠气囊肿破裂。

2．高血压。

3．2型糖尿病。

4．高脂血症。

5. 胆囊炎？

6. 肝囊肿。

7. 左肾囊肿。

8. 脂膜炎？

9. 双肺小结节　炎性？

10. 左右冠状动脉壁钙化。

（五）诊疗经过

入院后，患者腹痛症状无明显缓解，综合评估，不除外肠穿孔可能，有急诊剖腹探查指征，遂行腹腔镜探查术，术中见（病例15图2）：腹腔内见少量腹水。腹腔内未见脓苔附着，升结肠浆膜下见气囊肿，囊肿壁破裂，其余消化道未见明显肠壁病变及穿孔。遂行回肠造瘘术，手术顺利，术后予以预防感染、止痛、营养支持、补液等治疗。术后10天造瘘口排气、排便，进食流质饮食后无恶心呕吐，无腹痛腹胀等不适，查体：生命体征平稳，腹软，全腹无压痛及反跳痛，手术切口敷料干燥无渗出，伤口Ⅲ/甲愈合，造瘘口黏膜红润通畅，准予出院。

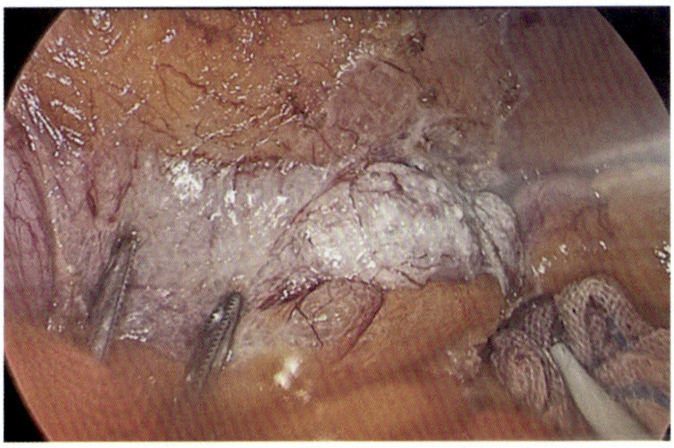

病例15图2　升结肠气囊肿术中图片

（六）随访

术后恢复良好，造口排气排液通畅，进食流质饮食顺利，半年后拟行肠造瘘还纳术。

二、病例分析

本病例为老年女性，起病急，无明显腹膜刺激征，CT可见腹腔游离气体，并提示结肠气囊肿，同时不除外消化道穿孔。由于该病不除外空腔脏器穿孔，故急诊行腹腔镜探查术，术中发现结肠气囊肿破裂，未发现肠穿孔。由于担心不能发现的小穿孔，故行回肠末端双腔造口。术后患者恢复顺利。本病例采用的及时探查和以防万一的最稳妥治疗方案，最终是患者安全出院。本治疗方案可供通道探讨。对于专科医师，应加强对肠气囊肿及其并发症的认识，凡双膈下可见游离气体而能排除一般常见气腹之原因者，应高度考虑肠气囊肿症，进一步行腹部平片或气钡双重造影检查，可提高诊断率。本病还需与缺血性肠病、多发性结肠憩室等疾病相鉴别。

三、疾病介绍

（一）概述

肠气囊肿症（pneumatosis cystoides intestinalis，PCI）又称肠囊样积气症、Duvernoy综合征，是一种非常少见的消化道疾病，其特点为肠壁黏膜下或浆膜下存在许多气囊，患者可出现不同的临床表现，多数患者以腹部胀痛难忍而急诊就医。可发生于任何年龄，多见于30～50岁的青壮年，新生儿也可患病。肠气囊肿病的发病率较低，男女之比为（3～4）：1，病变多发生于空肠、回肠，亦可发生于直肠、结肠、肠系膜、大网膜、肝胃韧带和其他部位。

（二）病因

肠气囊肿症多继发于其他疾病，包括消化系统疾病（幽门梗阻、肠梗阻、肠扭转、肠憩室炎等）和非消化系疾病（慢性阻塞性肺气肿、低气压、多发性硬化症、坏疽、系统性红斑狼疮等），偶可发生于结肠镜检后，少数则无原发病可寻。国外有学者认为PCI不是一种疾病，而是一种症状，是许多疾病的一种临床表现。PCI的发病机制尚未完全阐明，主要学说有：

1．机械梗阻学说　目前较占优势，囊内气体可来自：①胃肠梗阻时，腔内压力升高，黏膜可有微细破损，气体得以进入黏膜的淋巴间隙而形成气囊肿；②阻塞性肺气肿等使肺泡内压力增高。肺泡破裂，气体通过纵隔沿大血管周围的筋膜下行至腹膜，再沿肠系膜血管到达肠壁。

2．肺源学说　肺部疾病如阻塞性肺气肿、支气管哮喘、间质性肺炎等伴有剧烈咳嗽，使肺泡内压力增高，肺泡破裂，气体通过纵隔沿大血管周围的筋膜下行至腹膜，继而沿血管周围间隙到达肠系膜及肠壁浆膜下，形成气囊肿。

3．细菌学说　Stone在豚鼠肠壁注入产气的革兰阴性杆菌发生肠气囊肿病。婴儿死于本病者，在其囊肿内可培养出此菌，吸氧治疗后气囊肿可消失，提示发病可能与产气的厌氧菌有关。

4. 营养失调与化学反应学说 不少学者认为气囊肿是淋巴管扩张。正常淋巴液中含有碱性碳酸盐，当其与肠腔内发酵的酸性产物接触时，即分解出二氧化碳，后者又被血中的氮气所取代，以致气囊肿内的氮气含量占70%以上。

（三）病理

气囊肿多位于肠壁黏膜下或浆膜下，一般呈大小不等的圆形或类圆形，密集分布，聚集成团，亦可散在分布，其直径从数毫米至数厘米，囊内有气体。其发生若与幽门梗阻等有关，则气囊肿多见于空肠、回肠；若与肺部疾病有关，则主要聚集于回盲部。显微镜检见囊壁系薄层结缔组织，囊内表面覆有单层扁平或立方形上皮，并有多核巨细胞，囊肿周围组织充血、水肿，有炎性细胞浸润，有时并有结缔组织增生和巨细胞性肉芽肿形成。多数学者认为PCI为良性病变，但近来国外报道，通过内镜取活检，发现恶性病变也不少见。

（四）分类

国外学者一般将其分为婴儿型和成人型两型：①婴儿型见于未满月的婴儿，气囊肿多位于肠壁黏膜下层；②成人型病变常发生于结肠，气囊肿多位于浆膜下。国内学者认为气囊肿在肠壁的分布并非如此规律，肠壁各层同时受累亦非少见，上述分型不能完全反映出其病理改变的全貌，建议将成人型再分为黏膜下型、浆膜下型及混合型较为实际。

（五）临床表现

PCI大多继发其他疾病，临床上原发病的表现较突出。该病本身并无特异表现，一般有腹痛、腹泻、便秘、黏液便、血便，甚至可出现大便失禁。儿童尤其是婴儿黏膜下的气囊肿，可致肠腔狭窄，发生不完全性或完全性肠梗阻，并可并发肝门静脉气栓。成人表现较缓和，有的仅有腹部不适或直肠激惹。便血并不少见，偶可发生小肠麻痹、肠扭转。浆膜下气囊肿破裂，则发生气腹，但一般无急腹症表现，这与胃肠道穿孔者不同，体征也无特殊，偶可扪及富有弹性的肿块，多在左下腹。发生气腹时，腹部膨隆，满腹鼓音，肝浊音界消失。

（六）诊断

1. 疑诊

（1）幽门梗阻患者膈下有游离气体，而无明显的急腹症表现者。

（2）凡有慢性肺部疾患，同时有腹痛、腹胀而难用其他病因解释者。

2．检查

（1）X线检查：腹部平片。主要依据有：①肠壁上可见囊样透光区，形如葡萄、串珠或蜂窝，或孤立存在于小肠周围而衬托出肠壁的双重轮廓影像：②气腹征：③间位肠曲。

（2）钡剂造影检查。可见肠腔内有多数圆形充盈缺损，挤压可变形：或囊状透亮区位于充钡肠腔的外缘。X线检查下，肠气囊肿与肠息肉或肿瘤的鉴别见病例15表1。

病例15表1　X 线检查下肠气囊肿与肠息肉或肿瘤的鉴别

肠气囊肿	肠息肉或肿瘤
X 线透过	为软组织样的病变
当肠管扩张时，囊肿大小和形状可发生变化	形状不变
透亮区可延伸到钡剂充盈的轮廓之外	无透亮区
基底较宽，黏膜表面光滑	息肉基底小，肿瘤表面不光滑

（3）超声、CT检查：PCI的超声检查，国内外报道均很少。国外资料显示PCI的B超表现为在增厚的肠壁中可见多发和固定的线状或不规则形高回声区。若应用高频超声探头则更加有利于诊断。另外，应用彩色多普勒超声检查可以证实：若不存在气囊开口，可帮助排除急性肠气囊肿病。CT检查如应用螺旋CT多层次扫描，并口服造影剂可提高PCI的诊断率。

（4）内镜检查：黏膜下气囊肿凸入肠腔，表面黏膜苍白，半透明，大小不一，可部分阻塞肠腔，刺破可逸出气体，囊肿塌陷，其间隙为正常或炎性的黏膜。

（七）鉴别诊断

PCI需与以下疾病鉴别：

1．缺血性肠病　在肠管发生急性坏死时，肠壁下可见“串珠状”积气，并常伴有肠壁、门静脉系统积气及栓塞，可与PCI鉴别。

2．消化道穿孔　常同时伴随肠液外溢，腹膜炎症状较重，而当浆膜下肠气囊肿壁破裂并气体外溢形成游离性气腹时，无肠液外溢，腹膜炎不如胃肠道穿孔明显。

3．多发性结肠憩室　多表现为突出于肠外的圆形气囊影，其存在较厚的肠壁，部分憩室内可有钙化灶。

（八）治疗

肠气囊肿症无特殊治疗，主要是治疗原发病，以去除形成气囊肿原因。吸入高浓度的氧，能使气囊肿消失。口服维生素B族，亦可改善症状。PCI一般不需手术治疗。继发于胃肠道梗阻者，当梗阻解除后，气囊肿可消失；继发于慢性肺部疾患者，如原发病未得到控制，即使手术切除了病变的肠段，术后仍可复发。另外，在内镜下行气囊肿刺破的局部治疗，对缓解消化道表现有一定效果。

四、病例点评

肠气囊肿破裂临床少见，CT检查常可见肠壁气囊肿和腹腔游离气体，术前难于排除肠穿孔，因此面临此类病例，是否行探查手术对外科医生具有较大的挑战性。可以借鉴的做法是：若患者体征轻、生命征平稳，CT提示肠气囊肿，虽有游离气体，但是无明显腹膜炎表现和腹腔积液，可以予以口服水溶性造影剂后行腹部CT，若无造影剂漏出，可以密切观察，不行探查。反之，若虽有CT提示肠气囊肿，但是结合腹膜炎体征和血象，不能除外肠穿孔，应积极手术探查。

（病例提供：杨剑扬　四川大学华西医院）

（点评专家：陈志新　四川大学华西医院）

参考文献

[1]康文全，付剑云，张厚德.肠气囊肿症的诊治进展[J].医学综述，2015，21（9）：1622-1625.

[2]Wu SS，Yen HH.Images in clinical medicine.Pneumatosis cystoides intestinalis[J].N Engl J Med，2011，365（8）：e16.

[3]Iida A，Naito H，Tsukahara K，et al.Pneumatosis cystoides intestinalis presenting as pneumoperitoneum in a patient with chronic obstructive pulmonary disease：a case report[J].J Med Case Reports，2017，11（1）：55.

[4]Nancy FY，Kim E，Bressler B.Pneumatosis intestinalis after colonoscopy in a Crohn’s disease patient with mucosal healing[J].Inflamm Bowel Dis，2013，19（1）：E7-E8.

[5]Lee YS，Han JJ，Kim S，et al.Pneumatosis cystoides intestinalis associated with sunitinib and a literature review [J]. BMC Cancer，2017，17（1）：732.

[6]Kaneko M，Sasaki S，Teruya S，et al.Pneumatosis cystoides intestinalis in patients with systemic sclerosis：a case report and review of 39 Japanese cases[J].Case Rep Gastrointest

Med，2016，2016：2474515.

[7]Yuki M，Kazuki T，Takashi K，et al.Chronic intestinal pseudo-obstruction with pneumatosis cystoides intestinalis in a patient with systemic sclerosis：a case report[J]. Medicine，2019，98（18）：e15480.

[8]Suzuki E，Kanno T，Hazama M，et al.Four cases of pneumatosis cystoides intestinalis complicated by connective tissue diseases[J].Intern Med，2017，56（9）：1101–1106.

[9]Telegrafo M，Stabile Ianora AA，Angelelli G，et al.Reversible pneumatosis cystoides intestinalis after liver transplantation[J].G Chir，2017，38（5）：239–242.

[10]Wu LL，Yang YS，Dou Y，et al.A systematic analysis of pneumatosis cystoids intestinalis[J].World J Gastroenterol，2013，19（30）：4973–4978.

[11]Donovan S，Cernigliaro J，Dawson N.Pneumatosis intestinalis：a case report and approach to management [J].Case Rep Med，2011，2011：571387.

[12]Nishimura JM，Farzaneh T，Pigazzi A.Pneumatosis colicausing pneumoperitoneum[J].J Surg Case Rep，2017，2017（1）：w233.

[13]Nakatani K，Kato T，Okada S，et al.Successful treatment with hyperbaric oxygen therapy for pneumatosis cystoides intestinalis as a complication of granulomatosis with polyangiitis：a case report[J].J Med Case Rep，2017，11（1）：263.

[14]Feuerstein JD，White N，Berzin TM.Pneumatosis intestinalis with a focus on hyperbaric oxygen therapy [J].Mayo Clin Proc，2014，89（5）：697–703.

[15]Wada Kensuke，Takeuchi N，Emori Masakazu，et al.Two cases of pneumatosis cystoides intestinalis with intraperitoneal free air. Gastroenterology Research，2017，10（3）：208–211.

[16]Wu LL，Yang YS，Dou Y，et al.A systematic analysis of pneumatosis cystoids intestinalis. World Journal of Gastroenterology，2013，19（30）：4973–4978.

[17]Wu SS，Yen HH.Images in clinical medicine. pneumatosis cystoides intestinalis.N Engl J Med，2011，365（8）：e16.

[18]Kaya B，Celik K，Karip AB，et al.Pneumatosis cystoides intestinalis mimicking acute abdomen.Turk J Gastroenterol，2014，25（4）：426–428.

病例 16 直肠癌的个体化治疗

一、病历摘要

（一）基本信息

患者男性，53岁。

主诉：血便12天。

现病史：自诉12天前无明显诱因出现血便，呈鲜红色，无腹痛腹胀腹泻、恶心呕吐、头晕头痛等症状，期间未做任何处理，至我院门诊就诊，门诊以“直肠中段癌”收治入院。自患病以来，患者精神、饮食、睡眠可，大便如上述，小便如常，体重未见明显变化。

既往史：一般情况良好，否认肝炎、结核或其他传染病史，已接种乙肝疫苗、已接种卡介苗、已接种脊灰、已接种麻疹疫苗、已接种百白破疫苗、已接种乙脑，无过敏史，无外伤史，无手术史，无输血史，无特殊病史。

个人史：长期居住于原籍，公务员，未到过牧区及疫区，无冶游史，无吸毒史，无吸烟史，无饮酒史。

婚育史：适龄结婚，配偶体健，无离异、再婚、丧偶史。育有1女。

家族史：父母已故，兄弟姐妹体健，无家族史及遗传病史。

（二）体格检查

全身浅表淋巴结未扪及，腹部平坦，全腹柔软，中上腹深压痛，无反跳痛及肌紧张，未扪及明显异常包块，肝肾脾肋下未触及；肠鸣音正常，移动性浊音阴性。指检未扪及肿物，指套退出无血染。

（三）辅助检查

1．盆腔MRI　直肠中段占位，考虑直肠癌（$T_{4a}N_{2b}$）。MRF状态（斜轴位）：阴性。侧方淋巴结：可疑阳性（左侧髂内动脉旁淋巴结）。

2．全腹部CT　直肠上段、乙状结肠交界区肠壁不均匀增厚、强化，局部管腔狭窄，浆膜面毛糙，周围系膜血管影增多，直肠系膜及腹主动脉旁小淋巴结增多显示，多系肿瘤性病变，请结合临床及内镜检查。

3．肠镜　升结肠近回盲部见一直径约0.4cm息肉，退镜距肛约27cm见一大小约0.9cm息肉样肿物，蒂粗，退镜距肛10～17cm见新生物生长，环管腔约1/2周，质脆，肛门见混合痔。

4．病理活检　直肠查见腺癌，请结合临床及影像学综合评估，升结肠管状腺瘤，乙状结肠送检黏膜呈管状腺瘤样改变，建议完整切除病灶送检评估。

5．实验室检查　癌胚抗原（CEA）8.45ng/ml；血清糖类抗原19-9（CA19-9）36.90ng/ml。

（四）诊断

直肠中段腺癌（$cT_{4a}N_{2b}M_0$）；结肠多发息肉。

（五）诊疗经过

患者入院后，完善辅助检查，经MDT讨论后，行4周期xleox方案化疗，考虑直肠中上段癌，未行放疗。再次入院评估为部分缓解，后行腹腔镜直肠癌低位前切除术，术中见：腹腔内无腹水，肝脾表面及腹膜未见转移结节，肿瘤位于距肛门10cm处，侵出浆膜，未累及周围组织。手术顺利，术后患者恢复良好，术后病理分期ycT3N0M0。术后继续进行辅助化疗。

（六）随访

术后1月行肠镜下结肠多发息肉切除，以后每6个月定期复查，目前随访3年，无复发、转移。

二、病例分析

患者老年男性，确诊为直肠中段癌，术前临床分期为cT4aN2bM0, 按照现有NCCN指南应做全程新辅助治疗，包括化疗及放疗。在MDT讨论中，考虑患者病变位于腹膜反折部以上，与周围组织无侵犯，根据现有关于术前新辅助化疗的临床证据，结合华西医院胃肠外科的治疗经验和理念，故未行放疗。本病例化疗后获得部分环节，手术行直肠癌低位前切除术，由于未行放疗，故未做预防性造口，患者从远期生存和生活质量方面均获得很好的治疗结局。

该患者符合直肠癌经典特征，症状不明显，因血便而就诊。在就诊时注意询问病史的同时，特别注意鉴别诊断，如血便时是否伴有疼痛感等。指检可以首先初步判断病因。结合辅助检查发现肿瘤标志物升高，MRI、CT及肠镜及活检提示患者为直肠腺癌，且提示有可疑淋巴结转移。临床分期判断为Ⅲ期。且患者肿瘤侵犯程度严重（T_{4b}），直接手术困难，因此考虑结合新辅助治疗＋根治性手术＋辅助治疗的方案。

三、疾病介绍

（一）概述

结直肠癌是全球性高发的恶性肿瘤，在所有恶性肿瘤中发病率排名第三位，死亡率位居第二。在中国，结直肠癌是第二常见恶性肿瘤和第四大癌症死亡原因。中国人直肠癌与西方人比较，有两个流行病学特点：①直肠癌比结肠癌发生率高，大约占60%；最近的资料显示结肠癌和直肠癌发生率逐渐靠近，有些地区已接近1∶1，主要是结肠癌发生率增高所致；②低位直肠癌所占的比例高，占直肠癌的60%～70%，绝大多数癌肿可在直肠指诊时触及。

（二）病因及发病机制

直肠癌与结肠癌相似，具体病因尚不清楚。目前研究进展发现，结直肠癌从腺瘤到癌的演变过程约经历10～15年，在此癌变过程中，遗传突变包括癌基因激活（KRAS，MYC，EGFR）、抑癌基因失活（APC，MYC，TP53）、错配修复基因突变（MLH1，MSH2，PMS1，PMS2）及基因过度表达（PTGS2，CD44）。APC基因失活致杂合性缺失，APC/β-catenin通路启动促成腺瘤进程；错配修复基因突变致基因不稳定，可出现遗传性非息肉病结肠癌，称之为林奇综合征（Lynch syndrome）。

目前已经发现有多个高危因素，比如：①饮食与生活习惯：过多脂肪蛋白质的摄入、缺乏膳食纤维与结直肠癌发病正相关，钙和维生素D摄入与结直肠癌发病负相关，多项基于人群的研究发现吸烟饮酒是结直肠癌的危险因素而较为频繁的体育活动是保护因素；②慢性炎症：炎症性肠病、血吸虫病等使黏膜反复破坏修复；③遗传因素：常见的有家族性腺瘤样息肉病（FAP）和遗传性非息肉病性结肠癌；④癌前病变：主要为直肠腺瘤，尤其是绒毛状腺瘤；⑤其他影响直肠癌发病的因素还包括：近年研究表明阿司匹林对结直肠癌有一定预防作用，以及肠道菌群的失调在结直肠癌发病中起重要作用等

（三）临床表现

症状 直肠癌早期无明显症状，当肿瘤因压迫或刺激等影响排便或肿瘤破溃出血时才出现症状。

1. 直肠刺激症状 便意频繁，排便习惯改变；便前肛门坠胀感、里急后重、排便

不尽感，晚期可能出现下腹痛。

2. 肿瘤破溃出血症状　大便表面带血及黏液，甚至有脓血便。

3. 肠腔狭窄症状　肿瘤侵犯致肠管狭窄，可能出现不同程度的肠梗阻，初时大便进行性变细，随着梗阻加重可能会有腹痛、腹胀、肠鸣音亢进等不全性肠梗阻表现。

4. 癌肿侵犯周围组织或转移远处器官引起相应症状，如侵犯前列腺、膀胱，可出现尿频、尿痛、血尿。侵犯阴道，可出现阴道异常分泌物。侵犯骶前神经可出现骶尾部剧烈持续性疼痛。

5. 查体　60%～70%直肠癌能在直肠指诊时触及。因此，直肠指诊是诊断低位直肠癌最重要的体格检查，凡遇直肠刺激症状、便血、大便变细等均应采用。此外直肠癌患者可能出现腹股沟淋巴结肿大，由于齿状线上下淋巴引流的不同特点，直肠癌罕见转移到腹股沟淋巴结。腹股沟淋巴结肿大多见于累及齿状线以下的直肠癌，提示肿瘤可能含有鳞癌成分。并发症或晚期体征 肠梗阻可表现为腹部膨隆、肠鸣音亢进；肝转移可表现为肝大、黄疸、移动性浊音；晚期可表现为营养不良或恶病质。

（四）疾病类型/临床分型

按照大体分型可分为：①隆起型：肿瘤的主体向肠腔内突出，呈结节状、息肉状或菜花状隆起，境界清楚有蒂或广基，表面坏死、脱落可形成溃疡。该溃疡较浅，使肿瘤外观如盘状，称盘状型，是隆起型的亚型。溃疡部一般高于周围肠黏膜；②溃疡型：最为常见，此型肿瘤中央形成较深的溃疡，溃疡底部深达或超过肌层，根据溃疡外形及生长情况又可分为局限溃疡型（溃疡呈火山口状外观，中央坏死凹陷，边缘为围堤状明显隆起于肠黏膜表面）和浸润溃疡型（主要向肠壁浸润性生长使肠壁增厚，继而肿瘤中央坏死脱落形成凹陷型溃疡）。溃疡四周为覆以肠黏膜的肿瘤组织，略呈斜坡状隆起；③浸润型：以向肠壁各层呈浸润生长为特点。病灶处肠壁增厚，表面黏膜皱襞增粗、不规则或消失变平。早期多无溃疡，后期可出现浅表溃疡。如肿瘤累及肠管全周，可因肠壁环状增厚及伴随的纤维组织增生使肠管狭窄，即过去所谓的环状缩窄型；④胶样型：当肿瘤组织中形成大量黏液时，肿瘤剖面可呈半透明的胶状，称胶样型。此类型见于黏液腺癌。胶样型的外形不一，可呈隆起巨块状，也可形成溃疡或以浸润为主。

按照组织学分类可分为：

1. 腺癌　直肠腺癌细胞主要是柱状细胞、黏液分泌细胞和未分化细胞，进一步分类主要为管状腺癌和乳头状腺癌，占75%～85%，其次为黏液腺癌，占10%～20%。

①管状腺癌：最为常见的组织学类型。癌细胞呈腺管或腺泡状排列。根据其分化程度可分为高分化腺癌、中分化腺癌和低分化腺癌；②乳头状腺癌：癌细胞排列组成粗细不等的乳头状结构，乳头中心索为少量血管间质；③黏液腺癌：由分泌黏液的癌细胞构成，癌组织内有大量细胞外黏液为其特征，恶性程度较高；④印戒细胞癌：肿瘤由弥漫成片的印戒细胞构成，胞核深染，偏于胞质一侧，似戒指样，恶性程度高，预后差；⑤未分化癌：癌细胞弥漫呈片状或团状，不形成腺管状结构，细胞排列无规律，癌细胞较小，形态较一致，预后差。

2．腺鳞癌　亦称腺棘细胞癌，肿瘤由腺癌细胞和鳞癌细胞构成。其分化多为中度至低度。腺鳞癌和鳞癌主要见于直肠下段和肛管，较少见。

（五）疾病分级

直肠癌的临床分级目前使用的是公认的美国肿瘤联合会（AJCC）分级（病例16图1）。

1．T分期代表原发肿瘤　①T_X，为原发肿瘤无法评价；②T_0，无原发肿瘤证据；③T_{is}为原位癌；④T_1，肿瘤侵及黏膜下层为；⑤T_2，肿瘤侵及固有肌层；⑥T_3，肿瘤穿透固有肌层，侵犯无腹膜覆盖的结直肠旁组织；⑦T_{4a}，肿瘤穿透脏腹膜；⑧T_{4b}，肿瘤侵犯或粘连于其他器官或结构。

2．N分期代表区域淋巴结　①N_x，代表区域淋巴结无法评价；②N_0，无区域淋巴结转移；③N_1，有1～3个区域淋巴结转移；④N_2，有4个及4个以上区域淋巴结转移。

3．M分期代表远处转移　①M_x，代表无法估计远处转移；②M_0，无远处转移；③M_1，有远处转移。

病例16表1　直肠癌TNM临床分期

	T 分期	N 分期	M 分期
0 期	T_{is}	N_0	M_0
Ⅰ期	$T_{1\sim2}$	N_0	M_0
Ⅱ期	$T_{3\sim4}$	N_0	M_0
Ⅲ期	任何	$N_{1\sim2}$	M_0
Ⅳ期	任何	任何	M_1

（六）辅助检查

1．实验室检查　与结肠癌类似，直肠癌没有敏感而且特异的实验室检查。①大便潜血：由于其经济性可作为结、直肠癌的初筛手段，阳性者再作进一步检查；②肿瘤标志物：癌胚抗原（carcinoembryonic antigen，CEA）缺乏对早期结、直肠癌的诊断价值，仅45%的结、直肠癌病人初诊时升高。大量研究表明结、直肠癌患者的血清CEA水平与肿瘤分期呈正相关，Ⅰ、Ⅱ、Ⅲ、Ⅳ期的血清CEA阳性率分别约为25%、45%、75%和85%，因此CEA主要用于评估肿瘤负荷和监测术后复发。CA19-9的临床意义与CEA相似。

2. 内镜检查　根据检查范围不同分为肛门镜、乙状结肠镜和结肠镜。乙状结肠镜在中国使用较少。结肠镜在肠道准备充分的情况下可以观察自肛门至回盲部的全部大肠，并可早期处理癌前病变（如腺瘤）和定期筛查结直肠癌。结肠镜通过活检取得病理学诊断，是制订治疗方案的主要依据。已诊断的直肠癌在手术治疗前也必须行结肠镜检查，因为结、直肠癌有5%～10%为多发癌。术前梗阻无法行结肠镜的，术后6个月内应检查梗阻近端以排除多源癌。

3. 影像学检查　直肠癌获得病理诊断以后需要进一步评估临床分期，用于评估预后和制订治疗

方案：①直肠腔内超声，通过将超声探头置入直肠，可以探测肿瘤浸润肠壁深度以及有无侵犯邻近器官；②盆腔增强 MRI，不但能评估肿瘤浸润肠壁深度、淋巴结是否转移，更重要的是能准确分辨直肠系膜筋膜是否受累；③胸腹盆增强CT，主要用于评估多发于肝、肺的远处转移，以及有无侵犯膀胱、子宫及盆壁。肝、肺多数大于1cm的病变可以通过CT准确判定是否转移。也可以判断淋巴结转移情况但盆腔CT对软组织的分辨能力不如MRI；④全身PET-CT，主要被推荐用于已有淋巴结转移的结直肠癌或术后检查怀疑复发转移。

（七）诊断

直肠癌一般根据病史可以首先判断可能为直肠癌，查体（肛门指检）再结合内镜和影像学检查不难做出临床诊断，最终确诊依靠内镜下活检的病理检查确定为直肠癌。

（八）鉴别诊断

1. 痔　由于直肠癌症状并不明显，当出现血便的时候，需要注意痔等肛门良性疾病可能，其临床表现为肛门出血，血色鲜红，一般量不多，为手纸染血、便后滴血、粪池染血等，大便本身不带血，或仅有少许血迹。痔出血一般为间歇性，多为大便干结时或进食辛辣刺激食物后出现。不伴腹痛、腹胀。无大便变细或大便性状改变。直

肠指诊无明显肿块，指套一般不染血。

2．腺瘤　临床可见便血或大便隐血试验阳性，腹部不适，腹痛腹泻，脓血黏液便相对直肠癌少见，息肉较大可见脱垂。直肠腺瘤指诊可扪及肠腔内有柔软的球形肿物，活动，有蒂或无蒂，表面光滑，直肠癌常呈质地较硬的肿块，一般无蒂。内镜下活检可以鉴别。

3．多发性息肉病　指检可扪及肠腔内有葡萄串样大小不等的球形肿物，指套血染，肠镜可见单个息肉呈红色肉样，有蒂，可取病理活检与直肠癌鉴别。

（九）治疗

直肠癌的主要治疗手段为手术切除，配合术前（新辅助）和术后（辅助）的放疗和化疗可一定程度上提高无瘤生存的概率。Ⅰ期不建议新辅助或辅助治疗；Ⅱ～Ⅳ期中低位直肠癌建议新辅助放化疗；Ⅲ～Ⅳ期直肠癌建议辅助化疗，高危Ⅱ期也可获益。姑息治疗适用于无法进行根治性手术的晚期直肠癌，原则是尽量解除痛苦、改善生活质量、延长生命。

1．手术治疗

（1）局部切除术：适用于T_1以内的直肠癌，并保证至少3mm切缘。手术方式主要有经肛局部切除术和骶后入路局部切除术。

（2）根治性切除术：整块切除肿瘤以及足够的切缘、区域淋巴结和伴行血管以及完整的直肠系膜。经典的手术方式包括Miles手术、Dixon手术及其衍生术式和Hartmann手术。近年来的创新手术方式包括ISR手术以及极限类保肛手术等。可以选择的手术方式除去传统的开放手术外，现在最多选的是腹腔镜下的手术，也可以选择机器人手术，以及更为创新的NOSES手术。施行直肠癌根治术的同时，要充分考虑病人的生活质量，术中尽量保护排尿功能和性功能。可根据肿瘤侵犯程度进行扩大切除，直肠癌侵犯子宫时，可一并切除子宫，称为后盆腔脏器清扫；直肠癌侵犯膀胱行直肠和膀胱（男性）或直肠、子宫和膀胱（女性）切除时，称为全盆腔清扫。如伴发能切除的肝、肺或腹股沟淋巴结转移，可同时切除及清扫。腹腔镜下的直肠癌根治术具有创伤小、恢复的优点。①腹会阴切除术（Miles手术），同时经腹部、会阴两个入路进行整块肿瘤切除和淋巴结清扫。会阴部需切除部分肛提肌、坐骨肛门窝内脂肪、肛管及肛门周围3～5cm的皮肤、皮下组织及全部肛管括约肌，并于左下腹行永久性乙状结肠单腔造口；②低位前切除术（Dixon手术），切除肿瘤后一期吻合、恢复肠管连续性，是目前应用最多的直肠癌根治术。根治原则要求肿瘤远端距切缘至少2cm；低位直肠癌至少1cm。只要肛门外括约肌和肛提肌未受累，保证环周切缘阴性的前提下，均可行结肠直肠低位吻合或结肠-肛管超低位吻合（如Parks手术或ISR手术）。低位直肠癌术后吻合口漏的发生率较高，推荐低位吻合、超低位吻合后行临时性回肠造口；③经腹直肠癌切除、近端造口、远端封闭手术（Hartmann手术），切除肿瘤后近端结肠造口，远端残腔封闭。由于避免了肛门部操作，手术时间缩短，适用于一般情况很差，不能耐受Miles手术或急性梗阻不宜行Dixon手术的患者。

（3）姑息手术：晚期直肠癌的姑息手术以解除痛苦和处理并发症为主要目的。例如：排便困难或肠梗阻可行乙状结肠双腔造口；肿瘤出血无法控制可行肿瘤姑息性切除。应充分评估手术获益和风险。

2. 化疗

（1）术前化疗：多用于局部晚期直肠癌，通常与放疗联合应用。也越来越多地应用于潜在可切除的结直肠癌肝转移患者。

（2）术后化疗：对TNM Ⅲ期的根治性切除术后患者应采用辅助性化疗，化疗方案有多种。常用的方案为氟尿嘧啶类药物及甲酰四氢叶酸联合或不联合第三代铂类药物（奥沙利铂）。对TNM Ⅱ期患者术后是否需要辅助性化疗尚有争议，目前认为高危TNM Ⅱ期病人应该行术后辅助化疗。

3. 放疗　直肠癌大多数为腺癌，对放射线敏感度较低。放射治疗上要用于：①根治术的辅助治疗；②体外照射加近距离照射用于有禁忌或拒做手术的直肠癌患者；③姑息性体外照射治疗用于晚期直肠癌缓解疼痛、改善症状。术前放疗可以提高手术切除率，目前用的方法是“三明治”疗法，即术前外照射＋手术＋术后外照射。临床上取得了较满意的效果。

4. 同期放化疗　对$T_{3\sim4}$ N_0或$TXN_{1\sim2}$ M_0的中低位直肠癌患者，目前常规在于术前同期给予化疗及放疗，亦称为新辅助放化疗。可使肿瘤缩小和降期，有利于提高保肛手术成功率，降低局部复发率。

5. 分子靶向治疗　常用的靶向药物包括以表皮生长因子受体（EGFR）信号传导通路为靶点和以血管内皮生长因子（VEGF）为靶点的两类药物。针对晚期结直肠癌，靶向药物与化疗药物联合使用增加了疗效。靶向药物疗效与结直肠癌基因分型相关（如K-ras基因野生型病人使用西妥昔单抗有效，K-ras突变病人则无效）。

6. 生物免疫治疗　仍处于临床研究阶段，在结直肠癌的综合治疗中起重要的辅助作用。

（十）预后

直肠癌的预后与分期有着重要关系，据美国数据统计，直肠癌整体5年生存率为63%，而对于局部直肠癌的患者，5年生存率可达91%。一项基于我国数据的荟萃分析显示结直肠癌整体5年生存率为62%，Ⅰ～Ⅳ期分别为85%、81%、57%和30%，而结肠癌和直肠癌相比无统计学差异。

四、病例点评

该病例是较为典型的直肠癌病例，从症状体征的特点以及辅助检查结果等，都提示直肠癌，诊断明确。诊疗过程也充分体现科学性、个体性，针对患者情况合理的选择了治疗方案，且取得较好的治疗效果。

需要注意直肠癌这一疾病早期症状不明显，到了晚期可能也和痔等良性疾病具有相似的症状，很容易耽误诊治最佳时机。Ⅰ期和Ⅱ期直肠癌患者的预后要远优于III期和IV期患者。因此在规范、提升直肠癌的治疗基础上，更重要的是强调对人群进行早期筛查。

（病例提供：汪晓东　刘健博　四川大学华西医院）

（点评专家：李　立　四川大学华西医院）

参考文献

[1]Fujita T.Colorectal cancer[J].Lancet，2010，376（9738）：331[J].author reply 331-2. doi：10.1016/S0140-6736（10）61183-X.PMID：20674718.

[2]Wang R，Lian J，Wang X，et al.Survival rate of colorectal cancer in China：A systematic review and meta-analysis[J].Front Oncol，2023，13：1033154.

[3]陈孝平，汪建平，赵继宗.外科学（第9版）[M].北京：人民卫生出版社，2018：390-394.

病例 17 直肠 G1 神经内分泌肿瘤 ESD 术后扩大根治术

一、病历摘要

（一）基本信息

患者男性，31岁。

主诉： 直肠隆起病变黏膜下剥离术（ESD）术后半月。

现病史： 半月前患者体检发现直肠隆起病变，遂于外院行黏膜下剥离术（ESD）。病理活检示：神经内分泌瘤，1级（WHO，NET，G1）；免疫组化示：肿瘤细胞PCK（+）、CgA（-）、Syna（+）、CD56（+）、CDX-2（-）、Ki-67（+，2%）；伴有表面糜烂，送检组织中见肿瘤浸润至肠壁黏膜下层。现患者为求进一步诊治入我院。患者步入病房，精神进食可，睡眠可，大小便如常，体重无明显变化。

既往史及个人史： 无特殊。

家族史： 无肿瘤家族史。

（二）体格检查

全身浅表淋巴结未扪及，腹部平坦，未见胃肠型及腹壁静脉曲张，腹软，未触及包块，肝脾肋下未触及，无压痛、反跳痛，墨菲氏征阴性，肝脾及双肾区无叩痛，移动性浊音阴性，肠鸣音无明显增强或减弱。肛门指检：距肛缘5cm直肠后壁可扪及稍隆起瘢痕，表面可扪及可疑夹子样异物，上界不能扪及，肠腔无狭窄。

（三）辅助检查

PET/CT示：直肠系膜内、骶前及肠系膜下血管旁淋巴结病变均系肿瘤转移，肝右叶钙化灶。胃镜示：慢性非萎缩性胃炎（非活动性）。ESD术前外院肠镜示：直肠隆起，性质？入我院再行肠镜示：直肠ESD术后改变。

病理活检：神经内分泌瘤，1级（WHO，NET，G1）；免疫组化：肿瘤细胞PCK（+）、CgA（-）、Syna（+）、CD56（+）、CDX-2（-）、Ki-67（+，2%）；伴表

面糜烂，送检组织中见肿瘤浸润至肠壁黏膜下层。

（四）诊断

1. 直肠神经内分泌瘤ESD术后，1级（WHO，NET，G1）伴淋巴结转移。

2. 慢性非萎缩性胃炎。

（五）诊疗经过

患者男性，31岁，因“直肠隆起病变黏膜下剥离术（ESD）术后半月”入住我科。完善相关检查，排除手术禁忌在全身麻醉下行直肠恶性肿瘤扩大根治术，术中电子肠镜示：距肛缘7cm处可见一约0.8cm大小手术瘢痕。术后予预防感染、补液、止痛、雾化吸入及营养支持等治疗，术后4日患者一般情况可，无特殊不适，遂出院。2个月后患者来院复查CT未见明显复发征象。

二、病例分析

本例为青年男性患者，因体检发现直肠黏膜隆起并行ESD术，病理活检诊断为神经内分泌瘤，按照WHO分类，为G1级别，这是一种较为罕见的低度恶性肿瘤。ESD术后病理活检见肿瘤浸润至肠壁黏膜下层，术后PET/CT提示直肠周围淋巴结转移，ESD手术切除对于该患者来说是不彻底的，需要进行直肠恶性肿瘤扩大根治术。

三、疾病介绍

（一）概述

神经内分泌肿瘤（neuroendocrine neoplasm，NEN）是一种罕见的起源于干细胞且具有神经内分泌标志物、能够产生生物活性胺和（或）多肽激素的肿瘤。它可以发生在全身各个部位，其中以肺、胃肠和胰神经内分泌肿瘤最为常见。世界范围内发病率约为3.5/10万～9/10万。在亚洲人群中，直肠和胰腺是最常见的神经内分泌肿瘤发病部位，而在欧美人群中，中肠和胰腺是最常见的发病部位。根据是否存在特定基因的胚系突变，神经内分泌肿瘤可以分为散发性和遗传性，但后者相对少见。不同基因（如MEN1）的胚系突变会引发具有特定特征的遗传综合征。而根据肿瘤是否分泌激素以及是否产生与激素相关的症状，又可以分为功能性和非功能性神经内分泌肿瘤。根据病理学上的分化程度，神经内分泌肿瘤可分为分化良好的神经内分泌瘤（neuroendocrine tumor，NET）和分化差的神经内分泌癌（neuroendocrine carcinoma，NEC）两种类型。不同部位的神经内分泌肿瘤具有不同的病理学命名、分类和分级，常用的分级标准为

WHO分级标准（病例17表1）。

病例17表1　2019版WHO消化系统神经内分泌肿瘤的分类和分级标准

分类和分级	分化程度	分级	Ki-67 指数（%）	核分裂象数（个 /2mm^2）
NET				
NET G1 级	分化好	低	＜3	＜2
NET G2 级	分化好	中等	3 ~ 20	2 ~ 20
NET G3 级	分化好	高	＞20	＞20
NEC				
小细胞 NEC	分化差	高	＞20	＞20
大细胞 NEC	分化差	高	＞20	＞20
混合性神经内分泌－非神经内分泌肿瘤	分化好或差	不定	不定	不定

注：NET：神经内分泌瘤；NEC：神经内分泌癌。

（二）临床表现

临床表现上，NEN部位来源不同以及其是否分泌激素存在不同的症状表现。能够分泌激素并引起激素相关临床症状的神经内分泌肿瘤称作功能性神经内分泌肿瘤，约占所有神经内分泌肿瘤的20%。功能性肿瘤常见于胰腺，其次是小肠、支气管肺和胸腺。胰腺功能性神经内分泌肿瘤包括胰岛素瘤、胃泌素瘤、胰高血糖素瘤、异位ACTH瘤、VIP瘤和生长抑素瘤等。小肠和支气管肺的功能性神经内分泌肿瘤常伴有类癌综合征。胸腺常见异位ACTH瘤。胰岛素瘤（最常见的功能性神经内分泌肿瘤）的典型临床表现是“Whipple三联征”，包括发作性低血糖症候群、发作时血糖低于2.2mmol/L、补充葡萄糖后症状消失。发作性低血糖症候群具体表现为自主神经症状，包括肾上腺素能症状（如心悸、颤抖等）和胆碱能症状（如出汗、饥饿、感觉异常等），以及中枢神经症状（如焦虑、反应迟钝、意识模糊、短暂意识丧失、癫痫发作等）。胃泌素瘤则主要表现为难治性消化性溃疡和慢性腹泻。其他常见症状包括反酸、烧心、恶心、呕吐以及由消化性溃疡引起的慢性腹痛，甚至可能导致消化道出血和穿孔等严重并发症。

相比之下，大多数非功能性神经内分泌肿瘤在临床上往往无明显症状，患者可能多年甚至终身没有明显症状。它们通常是在体检过程中偶然发现，或者由于非特异性肿瘤相关的一些临床症状，如压迫、梗阻、出血和转移征象而被发现。不同部位的非功能性肿瘤具有不同的临床表现。例如，胰腺神经内分泌肿瘤可能导致梗阻性黄疸、胰源性门脉高压和胰腺炎等症状。胃神经内分泌肿瘤可能引起腹痛、腹胀、反酸、嗳气、烧心等症状，如果肿瘤较大，还可能出现消化道梗阻和出血等症状。肠道神经内分泌肿瘤的表现可能包括腹痛、腹胀、排便习惯改变、肠梗阻和消化道出血等。总体而言，非功能性神经内分泌肿瘤的起病隐匿，临床表现缺乏特异性。在临床上，一些神经内分泌肿瘤初期为非功能性肿瘤，但随着病程的发展，可能逐渐开始分泌激素，转变为功能性肿瘤。因此，对于神经内分泌肿瘤的临床表现需要进行动态观察和评估。

（三）诊断

1. 生化指标　神经内分泌肿瘤能够分泌多种肽类或胺类激素，这些激素是神经内分泌肿瘤重要的生物标志物。常见的循环标志物包括嗜铬粒蛋白A（chromogranin A，CgA）、神经元特异性烯醇化酶（neuron specific enolase，NSE）和胰多肽等。CgA是一种水溶性酸性糖蛋白，其临床检测灵敏度受肿瘤类型、肿瘤负荷和分泌水平的影响。由于其检测结果容易受到药物或非肿瘤性疾病的干扰，因此在神经内分泌肿瘤的诊断和预后评估方面具有一定的局限性。多种神经内分泌源性肿瘤还表达NSE，其中最常见的是小细胞肺癌和分化差的NEC，而分化良好的NET导致的NSE升高不明显。对于功能性神经内分泌肿瘤，由于其能够分泌特定激素，如胃泌素、胰岛素、胰高血糖素、VIP、生长抑素、5-羟色胺和ACTH等，因此这些激素才是特定类型的功能性神经内分泌肿瘤的特征。少数功能性神经内分泌肿瘤（如胰腺神经内分泌肿瘤）在合并类癌综合征的情况下，可释放大量的5-羟色胺（5-hydroxytryptamine，5-HT），进而代谢生成5-羟吲哚乙酸（5-hydroxyindoleacetic acid，5-HIAA）。测定24小时尿液中的5-HIAA是诊断类癌综合征的重要指标。不过部分非典型类癌综合征患者的血液中5-HT或尿液中5-HIAA水平可能正常。

2. 影像学检查　常规的影像学检查方法如CT、MRI和超声可用于神经内分泌肿瘤定位诊断、临床分期、疗效评估和随访监测。同时分子影像作为一种无创、实时、可视化且具有特异性的成像技术也在神经内分泌肿瘤的诊断中发挥重要作用。分子影像诊断包括单光子发射计算机断层显像（SPECT）和正电子发射计算机断层显像（PET）。SPECT利用单光子核素标记药物来反映体内的功能和代谢状态，其显像能够展示组织器官的血液灌注和物质代谢信息。SPECT/CT结合了SPECT和CT图像，能够精确融合两者，弥补了SPECT在解剖定位和分辨率方面的不足，在神经内分泌肿瘤的诊断中具有一定的应用前景。PET显像通过使用正电子核素标记机体的基本物质（如葡萄糖、氨基酸、核酸等）后注射到体内，展示活体的能量代谢、细胞增殖、血流灌注和脏器功能等信息，从而达到诊断的目的。PET显像具有高灵敏性、高分辨率和准确的病灶定位等特点，已广泛用于神经内分泌肿瘤的诊断。由于约80%的神经内分泌肿瘤表达生长抑素受体（somatostatin receptor，SSTR），因此使用放射性核素标记生长抑素类似物（somatostatin analogs，SSA）的SPECT和PET被广泛应用于神经内分泌肿瘤的诊断中，尤其是G1、G2、G3的NET。

3. 病理学诊断　对于发生在胃、肠道、胰腺的神经内分泌肿瘤的诊断，上皮标志物（例如CK、CK8/18等）、突触素（synaptophysin，Syn）、CgA、Ki-67增殖指数是必要进行的免疫组化指标。而对于那些根据病理形态和细胞增殖指数仍然难以分类的病例，可以采用免疫组织化学检测TP53、RB1、死亡结构域相关蛋白（death domain-associated protein，DAXX）、α地中海贫血伴智力低下综合征X连锁（α thalassemia mental retardation syndrome-X linked，ATRX）蛋白的表达，以帮助确定分化良好的NET G3或分化差的NEC。对于功能性神经内分泌肿瘤，特定激素（如胰岛素、生长抑素、胰高血糖素、胃泌素、促肾上腺皮质激素等）的免疫组织化学检测往往更加行之有效。

因此，对于神经内分泌肿瘤的诊断往往需要结合包括临床症状、与该疾病相关的特殊生化指标如胰岛素瘤、胰高血糖素瘤的血糖水平以及相应激素、影像学检查以及病理学结果等检查最终明确诊断。

4. 治疗　手术是神经内分泌肿瘤的主要治疗方式。其中内镜下的治疗主要适用于局限于黏膜和黏膜下层，无区域淋巴结和远处转移，病灶最大直径≤1cm的胃、十二指肠及结直肠的低级别（G1/G2级）、分化好的NET。

手术选择方面，对于直肠神经内分泌肿瘤：①直径为1～2cm的直肠NET，如果分期为T1、没有淋巴结转移，并且病理分级为G1或G2，建议进行局部切除；如果分期为T2或伴有淋巴结转移，建议进行根治性手术切除，手术切除范围和区域淋巴结清扫范围与直肠腺癌相似；②直径＞2cm或病理分级为G3的直肠NET，建议进行根治性手术切除，手术切除范围和区域淋巴结清扫范围与直肠腺癌相似；③直肠NEC，也建议进行根治性手术切除，手术切除范围和区域淋巴结清扫范围与直肠腺癌相似。对于局部可切除无功能胰腺神经内分泌肿瘤，建议手术切除。而对于所有功能性神经内分泌肿瘤在手术前都需要有效控制由激素过量分泌引起的临床症状。比如胰岛素瘤，无论大小和是否为MEN1（多发性内分泌腺瘤1综合征），建议进行手术切除。药物治疗方面，目前可用于晚期神经内分泌肿瘤的抗肿瘤增殖药物包括：①生长抑素类似物，生长抑素类似物是一类药物，如奥曲肽和拉莫特肽，它们能够模拟体内的生长抑素，抑制某些激素的分泌和肿瘤细胞的增殖，从而减缓胃肠神经内分泌肿瘤的生长；②分子靶向药物如舒尼替尼与索凡替尼，作为口服多靶点酪氨酸激酶抑制剂（tyrosine kinase inhibitor，TKI），可抑制包括血管内皮生长因子受体（vascular endothelial growth factor receptor，VEGFR）在内的多种受体酪氨酸激酶；③化疗，如奥沙利铂、顺铂、氟尿嘧啶等药物。

四、病例点评

本例中的直肠神经内分泌肿瘤是最常见的神经内分泌肿瘤之一，尽管直肠与结肠均属于肠道神经内分泌肿瘤，但两个部位发生的神经内分泌肿瘤有很大区别。结肠神经内分泌肿瘤多数为NEC，预后较差，5年生存率为43%～50%，大部分患者确诊时已出现转移，平均生存时间仅为5个月。直肠来源的神经内分泌肿瘤90%都是NET，大多表现为直肠息肉，总的转移率为2.3%。一般来说，神经内分泌肿瘤发生转移的概率随着肿瘤的大小增加而增加。＜1cm直肠NET发生淋巴结转移概率约为1%～4%，＞2cm的息肉以及淋巴血管受侵犯的直肠神经内分泌肿瘤则相对更高。直肠神经内分泌肿瘤多表现为息肉样隆起或黏膜下隆起，临床上常容易与普通息肉混淆而按息肉切除。因此往往需要根据病理检查结果辅助诊断。

虽然直肠神经内分瘤是低度恶性的肿瘤，但是即使不足1cm的肿瘤，也有一定的概率发生转移，转移部位主要是肠周、盆腔淋巴结和肝脏，因此原则上建议做腹部和盆腔MRI或CT，排除转移。对于直径超过1cm，CT/MRI等影像检查有可疑结节或病灶的直肠神经内分泌肿瘤往往还需要做生长抑素SPECT/CT或者PET/CT明确是否存在周围淋巴结或脏器的转移。综上所述，直肠神经内分泌肿瘤早期发现手术治疗后预后较好，对于该部分病人，术后每1～2年访视一次，复查可考虑CT、MRI，生长抑素显像亦可作为备选。对于高危人群：Ki67指数＞10%，淋巴结转移阳性率高，则应该增加访视频率。

（病例提供：沈朝勇　四川大学华西医院）

（点评专家：张　波　四川大学华西医院）

参考文献

[1]中国临床肿瘤学会神经内分泌肿瘤专家委员会.中国胃肠胰神经内分泌肿瘤专家共识（2022年版）[J].中华肿瘤杂志，2022，44（12）：1305-1329.

[2]中国抗癌协会神经内分泌肿瘤专业委员会.中国抗癌协会神经内分泌肿瘤诊治指南（2022年版）[J].中国癌症杂志，2022，32（6）：545-579.

[3]Yao JC，Hassan M，Phan A，et al.One hundred years after "carcinoid"：epidemiology of and prognostic factors for neuroendocrine tumors in 35，825 cases in the United States[J].J Clin Oncol，2008，26（18）：3063-3072.

[4]Oronsky B，Ma PC，Morgensztern D，et al.Nothing But NET：A Review of Neuroendocrine Tumors and Carcinomas[J].Neoplasia，2017，19（12）：991-1002.

[5]S Yalcin，K Öberg.Neuroendocrine Tumors：Diagnosis and Management[J].Berlin，Heidelberg：Springer-Verlag，2015.

[6]Ito T，Sasano H，Tanaka M，et al.Epidemiological study of gastroenteropancreatic neuroendocrine tumors in Japan[J].J Gastroenterol，2010，45（2）：234-243.

病例 18 急性肠系膜上动脉栓塞

一、病历摘要

（一）基本信息

患者女性，70岁。

主诉： 腹痛6小时。

现病史： 6小时前进食海鲜后突然出现腹痛，位于上腹部，持续性胀痛，蜷卧不能缓解。随后逐渐出现胸前区痛，伴心跳加快，心累气紧，冷汗。无发热，无意识障碍及大小便失禁，无恶心、呕吐，无腹胀、腹泻及血便。120急诊送入我院，急诊行夹层动脉瘤CT增强扫描CTA示“主动脉、左侧髂总动脉少许钙化，左肾见副肾动脉。未见确切夹层及动脉瘤征象”。患者腹痛症状未见明显好转，为求进一步治疗，急诊收入我科。自患病以来，患者精神、睡眠差，体重近期以来无明显变化。小便少，大便未解。

既往史： 高血压病史，平时收缩压为160mmHg左右，未规律治疗；糖尿病病史，规律治疗，血糖控制差；房颤病史，口服达比加群抗凝治疗，3^+个月前因消化道出血停药。

甲亢病史，脑梗病史。

个人史： 否认肝炎、结核或其他传染病史，否认过敏史，7^+年前行直肠癌手术，术后恢复良好；曾行腰间盘手术。

家族史： 无特殊。

（二）体格检查

体温36.2℃，心率134次/分，呼吸21次/分，血压132/81mmHg。神志清楚，急性病容，皮肤巩膜无黄染，全身浅表淋巴结未见肿大。颈静脉无怒张。心界正常，心律不齐，各瓣膜区未闻及杂音。胸廓未见异常，双肺叩诊呈清音，双肺呼吸音清，未闻及干湿啰音及胸膜摩擦音。下腹部手术瘢痕，腹部饱满，未见肠型及蠕动波；腹肌紧张，全腹压痛及反跳痛，腹部未触及包块，肝脾脏肋下未触及；叩诊鼓音，移动性浊音阴性；肠鸣音未闻及。双下肢无水肿。肛门指诊：直肠空虚，退出指套无血染。

（三）辅助检查

实验室检查：

血常规：血红蛋白172g/L，白细胞计数20.32×10^9/L，中性分叶核粒细胞百分率91.6%；凝血功能：凝血酶原时间12.9秒，D-二聚体3.53mg/L；心肌标志物：肌红蛋白313.70ng/ml，肌酸激酶MB同工酶质量4.02ng/ml，尿钠素2260pg/ml，肌钙蛋白-T 20.3ng/L；甲状腺功能：游离三碘甲状腺原氨酸2.91pmol/L，游离甲状腺素15.26pmol/L，抗甲状腺球蛋白抗体>4000.00U/ml，抗甲状腺过氧化物酶抗体10.26U/ml。

影像学检查：全腹增强扫描CTA：①肠系膜上动脉主干可见充盈缺损，部分小肠强化减弱；②主动脉、左侧髂总动脉少许钙化，左肾见副肾动脉。未见确切夹层及动脉瘤征象；③甲状腺左叶见稍低密度肿块，轻度强化，多系肿瘤性病变，请结合临床相关检查。甲状腺右叶见不规则钙化灶；④双侧肾上腺呈结节状增粗，增生？或其他；⑤直肠见吻合口影，吻合口黏膜肿胀。

心电图：房颤心率，窦性心律不齐。

（四）诊断

1. 急性肠系膜上动脉栓塞伴肠坏死。

2. 急性弥漫性腹膜炎。

3. 房颤。

4. 高血压病。

5. 凝血功能紊乱。

6. 心功能不全。

7. 甲状腺左叶肿物：性质?

8. 直肠癌术后。

（五）诊疗经过

入院后，患者腹痛症状无明显缓解，并出现弥漫性腹膜炎体征，复查CT考虑肠系膜上动脉栓塞致小肠缺血坏死，引起小肠不全性肠梗阻，综合评估排除相关禁忌，遂在全麻下行急诊剖腹探查术。术中见（病例18图1）：腹腔内褐色腹水100ml，伴恶臭，距treitz韧带70cm以远小肠、盲肠、升结肠、结肠肝区发热、缺血坏死、肠壁变薄，坏死肠管对应系膜血管未触及搏动。其余小肠、横结肠、降结肠、乙状结肠、直肠无坏死表现，蠕动可，色泽红润，相应肠系膜动脉搏动良好。遂行坏死小肠、升结肠切除＋小肠造瘘术。术中联系血管外科台上会诊，由于患者大量小肠及升结肠已完全缺血坏死，且患者一般情况差，手术取栓意义不大，建议术后给以足量抗凝。手术顺利，术后予以足量抗凝、抗感染、治疗房颤、营养支持、补液等治疗。10天后造瘘口排气排便，进食流质饮食后无恶心呕吐，无腹痛腹胀等不适。查体：生命体征平稳，腹部柔软，无压痛及反跳痛，手术切口敷料干燥无渗出，伤口甲级愈合，造瘘口黏膜红润通畅，遂办理出院。

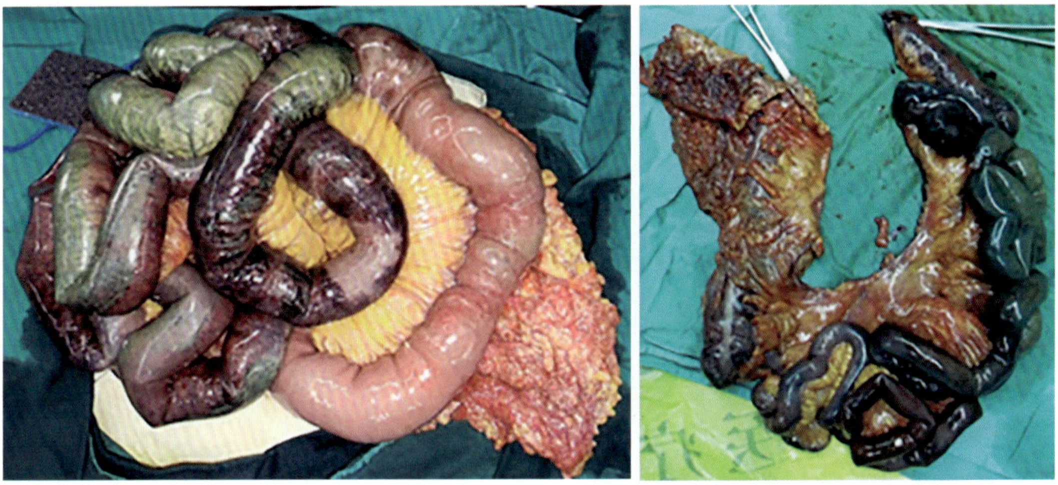

病例18图1　手术切除肠管图片

（六）随访

患者术后恢复良好，房颤开始正规用药，控制INR，但由于近端空肠距离短，患者术后出现高排量，电解质紊乱，短肠综合征等表现，需定期进行肠外营养。经再次评估，患者于半年后完成肠造瘘还纳术，短肠综合征改善，目前一般情况良好。

二、病例分析

本病例为老年女性，合并症多，既往房颤，因消化道出血近期停用抗凝药物，因此患者肠系膜上动脉栓塞多为心房血栓脱落导致，造成大面积小肠及结肠坏死。手术需切除相应坏死肠管，并行造瘘术。血管外科同台手术评估血管切开取栓，由于患者大量小肠及升结肠已缺血坏死，且术中生命体征不稳，综合评估建议仅术后积极足量抗凝治疗。术后由于短肠综合征，在控制基础疾病之后，尽早完成还纳手术。

本病一般起病急，发展迅速，早期常被漏诊，患者早期因无肠坏死征象，所以查体常无明显腹膜炎体征，患者可诉突发定位不确切的腹痛，即所谓的“症状体征分离”。该患者有以下三点特点：①高龄房颤；②突发腹痛；③D二聚体升高。对于专科医师，来诊患者出现以上三点需高度警惕肠系膜栓塞导致肠缺血的可能，完善全腹部CTA检查进行诊断。本病还需与动脉瘤破裂、动脉夹层、肠系膜上动脉血栓形成等血管性疾病鉴别，同时需鉴别过敏性紫癜、穿孔等突发腹痛疾病。

三、疾病介绍

急性肠系膜上动脉栓塞（acute superior mesenteric arterial embolism）是胃肠急诊中危害最重，死亡率最高的疾病之一，死亡率高达50%～80%，早期诊断和治疗是降低死亡率的关键。此病起病急，突发腹痛是早期的首发症状，但无明显腹膜炎体征，常表现为“症状体征分离”，全腹部CTA是诊断的金标准。门脉相CT多数栓子嵌顿在SMA根部3～10cm处，约20%的SMA栓塞同时伴有脾脏、肾脏动脉栓塞。栓子常来源于左心房/心室/左心瓣膜。常见疾病为房颤、心内膜炎、心功能不全等。早期在无肠坏死时，CTA可能仅仅表现为：①肠系膜上动脉内低密度；②部分肠管肠壁强化减弱。此时，肠系膜无明显炎症及渗出，腹腔可无积液，肠管可无扩张，诊断时最为迷惑，易漏诊。后期出现肠坏死时，可表现为肠道扩张积气，肠壁菲薄，腹腔积液等。此时，患者已有明显腹膜炎体征，诊断容易，但已错过最佳治疗时机。

本病治疗的基本原则为肝素抗凝、液体复苏、广谱抗生素、肠道休息、纠正原发病因、及时评估急诊手术。当有明确肠缺血坏死时，应急诊手术探查，切除坏死肠段，保留有活力的肠段，同时行血管探查（介入/切开取栓、血栓切除、血管成型、旁路吻合术）。当尚无明确肠坏死征象时，也建议积极腹腔镜探查，同时血管外科协同处理，尽早通过术中切开取栓或介入取栓打通血管通路，避免术后肠坏死的发生/再发。

笔者根据自己经验总结了影像CT的阅片顺序——SHAPES。S：指Solid organ，即肝、胰、脾、肾等；H：指Hollow organ，胃、十二指肠、小肠、结直肠、胆囊、膀胱等；A：指Artery/vein，SMA（病例18图2）、SMV、门静脉、IMA、IMV、腹腔干等；P：指Peritoneum，腹膜、网膜、游离积气、积液等；S：指Skin，腹壁（各类疝）等。按照一个严格的顺序进行腹部CT阅片能够减少漏诊，对于初学者尤为重要。

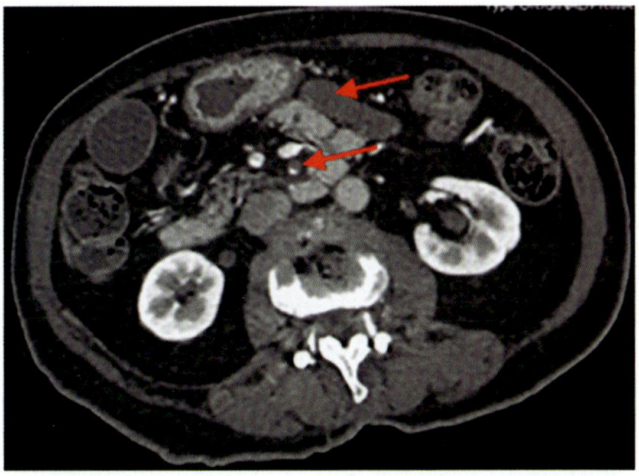

病例18图2　早期SMA血栓和肠壁强化减弱图片

四、病例点评

这是一个典型的肠系膜上动脉栓塞患者，典型高龄、房颤、突发腹痛、D二聚体升高，这些特征在急腹症诊断里尤其应该引起重视。肠系膜上动脉栓塞患者早期出现症状体征分离，即突发剧烈腹痛，定位不确切，但无任何腹膜炎表现（无压痛、反跳痛及肌紧张）。当肠缺血加重引起肠坏死就可出现腹膜炎表现，但是此时进行干预为时已晚。因为肠系膜上动脉栓塞若发生在主干可短时间内引起肠缺血坏死，因此，需要及早发现及早干预，这也是肠系膜上动脉栓塞病死率高的原因。对于肠系膜上动脉栓塞，应结合患者患病史、症状及辅助检查第一时间进行诊断，联合血管外科、胃肠外科多学科同时处理，做到早发现早治疗。

（病例提供　魏明天　四川大学华西医院）

（点评专家　王自强　四川大学华西医院）

参考文献

[1]Taourel P，Hoa D，Bruel JM.CT of the acute abdomen[J].Springer，2011.

[2]Garzelli L，Nuzzo A，Copin P，et al.Contrast-Enhanced CT for the Diagnosis of Acute Mesenteric Ischemia[J].AJR Am J Roentgenol，2020，215（1）：29-38.

[3]朱明杰，王自强.应重视培养急腹症诊断中急性肠缺血的病理生理与CT影像相关联的系统性思维模式[J].Chinese journal of bases and clinics in general surgery，2020，27

（12）：1473-1479.

[4]Calame P，Malakhia A，Turco C，et al.Transmural Bowel Necrosis From Acute Mesenteric Ischemia and Strangulated Small-Bowel Obstruction：Distinctive CT Features[J].AJR Am J Roentgenol，2020，214（1）：90-95.

[5]Rondenet C，Millet I，Corno L，et al.Increased unenhanced bowel-wall attenuation：a specific sign of bowel necrosis in closed-loop small-bowel obstruction[J]. Eur Radiol，2018，28（10）：4225-4233.

[6]Nakashima K，Ishimaru H，Fujimoto T，et al.Diagnostic performance of CT findings for bowel ischemia and necrosis in closed-loop small-bowel obstruction[J].Abdom Imaging，2015，40（5）：1097-1103.

[7]Millet I，Boutot D，Faget C，et al.Assessment of Strangulation in Adhesive Small Bowel Obstruction on the Basis of Combined CT Findings：Implications for Clinical Care[J]. Radiology，2017，285（3）：798-808.

病例 19 肠系膜上静脉血栓——观察与探查的纠结

一、病历摘要

（一）基本信息

主诉： 右上腹痛10天，黑便1天。

现病史： 入院前10天，患者无明显诱因出现右上腹疼痛不适，呈持续性隐痛，进食后加重，无向它处放射痛，无畏寒、发热，无胸闷、气紧，无恶心、呕吐，无腹泻、黑便，无肛门停止排气排便，无尿频、尿急等不适。4天前患者于当地医院就诊，完善彩超考虑“胆囊结石伴胆囊炎”，行胆囊切除术，术中发现门静脉海绵样变，考虑“胆囊切除手术风险大”，遂行胆囊造瘘术，术后患者症状缓解不明显。1天前，患者出现便血，一天两次，暗黑色，每次量约100ml，无黏液，遂就诊于我院，急诊以"便血"收入我科。患病以来，患者精神差，食欲差，睡眠差，解黑稀便两次，小便如常。

既往史： 4天前于外院因”胆囊结石伴胆囊炎”行”胆囊造瘘术。乙型肝炎病史，否认过敏史。

个人史： 无特殊。

家族史： 无特殊。

（二）体格检查

神志清楚，急性病容，皮肤巩膜无黄染，全身浅表淋巴结未见肿大。心律齐，双肺叩诊呈清音，双肺呼吸音清，未闻及干湿啰音及胸膜摩擦音。体温36.5℃，心率78次/分，呼吸20次/分，血压126/70mmHg。腹部饱满，右侧腹壁至右侧腰背部见大片红色瘀斑，面积约15cm×20cm×20cm，边界不规则。右侧腹腔引流管引流出淡血性液，胆囊造瘘管引流出胆汁样液体。腹部外形正常，全腹稍软，右侧中上腹轻微压痛及反跳痛，局限性肌紧张，肝区叩痛（+），肠鸣音正常。直肠指诊：未触及异常肿物，指套染暗红色血液。

（三）辅助检查

实验室检查：血常规：白细胞17.79 × 10^9/L，中性粒细胞% 84.5%，血红蛋白168g/L；肝功能：总胆红素32.1 μ mol/L。

影像学检查：全腹增强CT示（病例19图1）：①肠系膜密度增高，肠系膜血管远端密度减低，左中下腹局部小肠壁肿胀，肠管扩张、积液、积气，可见气液平，上述多系肠梗阻，合并血运障碍可能；②肠系膜上静脉、脾静脉远端及门静脉未见确切显影，合并栓塞待排；③门静脉海绵样变，门脉系侧支循环开放；④肠系膜上动脉远端分支纤细、部分管腔显示欠清；⑤胆囊显示不清，术后改变；⑥轻度腹膜炎征象，腹盆腔少量积液。

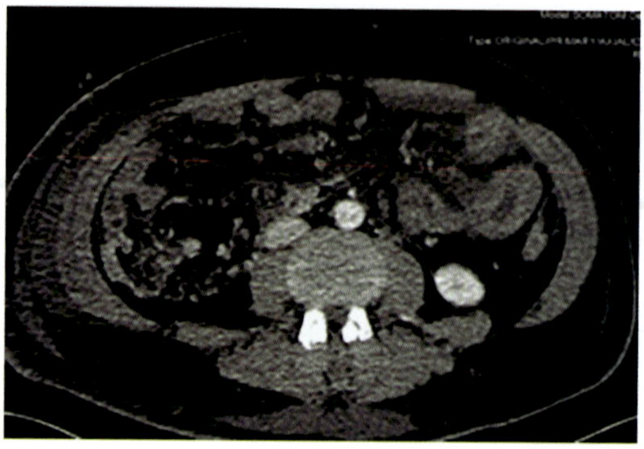

病例19图1　CT表现

（四）诊断

1. 肠系膜上静脉血栓伴肠缺血。
2. 不全性肠梗阻。
3. 局限性腹膜炎。
4. 门静脉海绵样变。
5. 右侧腹壁皮下瘀斑。
6. 胆囊造瘘术后。

（五）诊疗经过

患者入院后，综合评估后有急诊剖腹探查指征，排除相关禁忌，于全麻下行急诊剖腹探查术，术中见（病例19图2）：腹腔淡血性腹水约300ml，距屈氏韧带30cm小肠至远端130cm小肠缺血坏死，肠管色泽暗红，管壁增厚，肠管无蠕动，该段肠系膜肥厚，右上腹见胆囊造瘘管固定妥当，引流通畅，无胆漏。遂行“坏死小肠切除吻合＋小肠双腔造瘘术＋胃造瘘”。术中血管外科会诊，无切开取栓指针，建议术后抗凝治疗。术后转入ICU予以抗炎、抗凝等对症治疗，积极治疗后患者恢复良好，开始半流质进食，无发热，无腹痛、腹胀，肛门排气排便，遂带管出院康复治疗。术后病理：肠壁全层出血坏死伴大量中性粒细胞浸润。肠系膜血管扩张充血，可见血栓形成，部分区域可见坏死伴纤维组织增生及中性粒细胞浸润。符合缺血性肠坏死之改变。

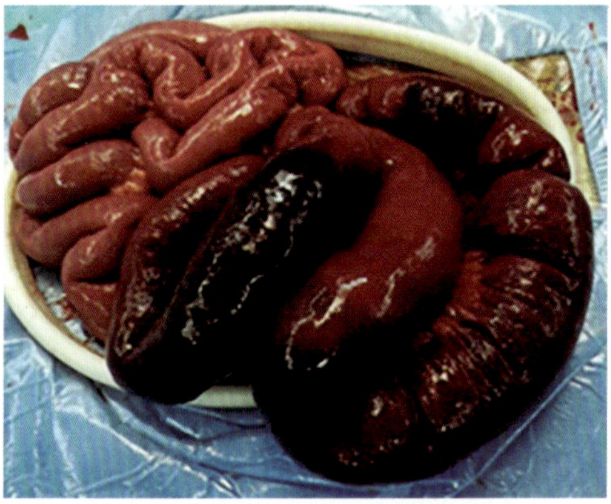

病例19图2　术中照片

（六）随访

患者术后恢复良好，积极抗凝治疗，后于血管外科门诊随访治疗。

二、病例分析

肠系膜上静脉血栓与动脉栓塞不同，发病常缓慢，病程一般几天。肠系膜上静脉血栓以回流障碍为主，肠系膜及肠管肥厚，可伴有腹水。肠系膜静脉血栓若无肠坏死征象，主要以抗凝、观察为主，应密切观察治疗过程中的腹部体征，复查CTA评估治疗效果，一旦不能排除肠坏死，应积极腹腔镜探查，避免延误病情，导致严重的感染性休克。因此，肠系膜静脉血栓的治疗难点在于判断肠坏死和决定手术探查的时机。诊断性腹水穿刺，对于排除肠坏死非常实用，若穿刺液为黄色液体可考虑继续保守治疗，但穿刺液为血性时手术决策相当困难，右下腹麦氏点偏内1～2cm穿刺屡试不爽。怀疑肠坏死急诊手术时，常常对于坏死肠管的界限判定困难，除非迫不得已，可考虑近远端小肠双口造瘘以便观察术后肠管颜色变化，若术后抗凝治疗不及时或不足量可再次发生肠坏死。

本例患者病程较长，初诊为胆囊结石伴胆囊炎，容易漏诊。由于坏死小肠位于空肠近端，造口会造成严重短肠综合征，故行肠吻合术，为减少吻合口漏的风险，术中加做胃造瘘及空肠造瘘。值得一提的是，术后需继续足量给予抗凝，警惕再次肠坏死。

三、疾病介绍

肠系膜上静脉血栓属于血管性疾病，其危害性常小于动脉栓塞。发病机制总结可为三要素（即Virchow三要素）：①血流动力学改变，如肝硬化门脉高压；②血管内皮受损，如创伤、感染、脾切除、胰腺炎等；③血液高凝状态，如蛋白C缺乏、口服避孕药等。

本病的核心症状仍为腹痛，包括肠管肿胀致包膜牵张引起的胀痛、隐痛；小动脉痉挛及肠管痉挛所致的绞痛；周围炎症、坏死所致腹膜炎的腹壁躯体神经痛。与动脉栓塞相比，起病速度较慢，症状持续时间较长，腹膜刺激征不典型。诊断上，对存在血栓危险因素的不明原因腹痛，症状持续不缓解，疼痛伴恶心呕吐、进食后腹痛加重，但无梗阻表现的患者应提高警惕。CT影像学早期征象包括：①静脉内密度升高；②肠壁及肠系膜肿胀。

本病的治疗原则主要为全身抗凝、补液、肠道休息和密切观察。手术探查需警惕，仅局限于高度怀疑肠坏死者，过早探查导致术中决策的尴尬和多次探查的风险，未及时探查导致肠坏死加重和感染性休克的严重后果。因此，对于肠系膜静脉血栓的患者，若不能除外肠坏死，建议积极腔镜探查，但是术前需向患者家属充分沟通，让其理解阴性探查和术后再探查手术的风险。腹水穿刺阴性可以作为保守治疗的重要参考。药物溶栓和机械性取栓效果不确切，证据较少，可考虑作为辅助治疗手段。

本病保守治疗的核心为全身抗凝，抗凝治疗首选基础药物为低分子肝素。治疗必须足量，直至症状缓解；恢复进食后，改为口服药物。应根据体重指导治疗剂量：每千克体重，1mg，q12h。若患者为60千克，治疗剂量应为0.6ml（60mg），q12h。同时，根据病理生理，静脉血栓梗阻常合并动脉痉挛，强烈建议给予扩张血管药物前列地尔（凯时）等。

关于手术治疗的时机选择，需要动态监测症状、生命体征、腹膜炎体征、感染指标及全腹增强CT（病例19图3）。本病腹膜炎不典型，腹膜刺激征出现的时间甚至可能晚于休克，因此，心率、血压、精神状态的变化比腹膜刺激征更有意义。而消化道出血、白细胞一过性升高，很可能是抗凝治疗有效的表现，需结合整体状况判断。

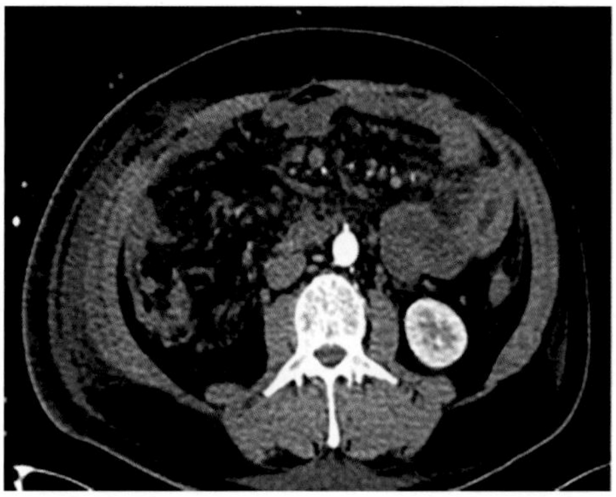

病例19图3 典型肠系膜上静脉血栓的表型

四、病例点评

肠系膜上静脉血栓多数能够通过保守治疗缓解，治疗难点在于如何判断肠坏死和手术探查的时机。过早探查和延误探查均会导致不良的后果，但是一旦临床怀疑肠坏死，还是应积极探查，腹腔镜探查值得推荐。值得注意的是，腹膜炎和血象升高并不是急诊探查的指针，需要结合腹部CTA进行评估，应在治疗过程中及时复查CTA。腹水穿刺是手术探查的重要参考依据，手术探查及术中肠管切除长度的决策应谨慎，因为肠坏死和缺血的界限常常不清。

（病例提供　魏明天　四川大学华西医院）

（点评专家　王自强　四川大学华西医院）

参考文献

[1]Laufman H.Gradual occlusion of the mesenteric vessels：experimental study[J].Surgery，1942，13：1406.

[2]McKinsey JF，Gewertz BL.Acute mesenteric ischemia[J].Surg Clin North Am，1997，77（2）：307.

[3]Boley SJ，Kaleya RN，Brandt LJ.Mesenteric venous thrombosis[J].Surg Clin North Am，1992，72：183.

[4]Blumberg SN，Maldonado TS.Mesenteric venous thrombosis[J].J Vasc Surg Venous Lymphat Disord，2016，4（4）：501–507.

[5]Russell CE，Wadhera RK，Piazza G.Mesenteric venous thrombosis[J].Circulation，2015，131（18）：1599–1603.

[6]Salim S，Ekberg O，Elf J，et al.Clinical implications of CT findings in mesenteric venous thrombosis at admission[J]. Emerg Radiol，2018，25（4）：407–413.

[7]Kanasaki S，Furukawa A，Fumoto K，et al.Acute Mesenteric Ischemia：Multidetector CT Findings and Endovascular Management[J].Radiographics，2018，38（3）：945–961.

病例 20 基于多科协同的代谢综合征的外科治疗

病例1：

一、病历摘要

（一）基本信息

患者男性，27岁。

主诉：体重持续增加7年。

现病史：患者7年前因工作原因暴饮暴食并且活动减少，体重进行性增长伴打鼾，无心悸、烧心、嗳气、夜间憋醒。3年间体重增加约30kg。4年前患者开始通过运动、节食等方式减重，坚持约1年，减重约5kg。后患者间断通过运动、节食控制体重，效果不佳，体重进行性增长，截至目前体重共增加约50kg。目前患者身高172cm，体重122kg，BMI 41.2，腰围135.5cm，臀围120.5cm。患者现为行治疗来我院就诊，综合考虑患者基本情况，建议行代谢手术，门诊以“代谢综合征”收入我科。患病以来患者精神可，睡眠可，食欲佳，大小便正常，体重如上所述。患者4年前于外院诊断“高血压病”，最高174/146mmHg，服用硝苯地平与氯沙坦治疗，平素血压控制在150/110mmHg左右。

既往史：一般情况欠佳，否认肝炎、结核或其他传染病史，已接种乙肝疫苗、已接种卡介苗、已接种脊灰、已接种麻疹疫苗、已接种百白破疫苗、已接种乙脑。无过敏史，无外伤史，无手术史，无输血史，无特殊病史。

个人史：长期居住于原籍，企业销售人员，未到过牧区及疫区，无冶游史，无吸毒史，有吸烟史：约7年，平均10支/日，未戒烟。饮酒史约7年，平均白酒150g/d，戒酒约半年。

婚育史：适龄结婚，配偶体健，无离异、再婚、丧偶史。育有1子。

家族史：父母健在，兄弟姐妹体健，无家族史及遗传病史。

（二）体格检查

身高172cm，体重122kg，BMI 41.2，血压152/106mmHg。体型呈腹型肥胖，颈背部可见脂肪垫，颈部、腋窝、双则乳房下、腹部、腹股沟、腋窝区皮肤褶皱处色素沉着伴粗糙。双侧乳房增大，可触及腺体，大腿内侧、臀部、腹部、膝盖可见白色条纹。腹部膨隆，无压痛，无反跳痛及肌紧张。腋毛、阴毛稀疏，生殖器外观正常。双侧小腿可见色素沉着。

（三）辅助检查

1．空腹血糖5.75mmol/L；餐后2小时血糖8.21mmol/L，空腹胰岛素15.8μU/ml；餐后2小时胰岛素72μU/ml；空腹C肽0.904nmol/L；餐后2小时C肽3.210nmol/L。

2．糖化血红蛋白5.9%。

3．三酰甘油2.11mmol/L。

4．高密度脂蛋白胆固醇0.72mmol/L。

5．尿酸566μmol/L。

6．肾素（立位）30.02μIU/ml；醛固酮（立位）13.7ng/dl。

7．睡眠监测：轻度阻塞性睡眠呼吸暂停。

8．全套肺功能：FEV 1%，FVC 81.47，肺功能正常。

9．腹部彩超：脂肪肝，肝外门静脉增粗，胆囊壁隆起样病变。

10．下肢静脉彩超：双侧股总静脉反流，双侧大隐静脉曲张伴反流。

11．胸腹部CT：右肺少许小结节及钙化，多系炎性；左心室增大，肺动脉增粗，左右冠脉壁钙化；脂肪肝；门静脉增粗；胰腺脂肪代替。

12．经L_4/L_5椎间隙腹部脂肪容积测量结果：腹腔内脂肪容积为122.85cm^3/cm层厚，腹壁脂肪容积为141.6cm^3/cm层厚。

13．超声心动图：EF 65%，心脏结构及血流未见明显异常，左室收缩功能测值正常。

14．心电图：窦性心律。

15．无痛胃镜检查：慢性非萎缩性胃炎，胃体多发小息肉。

（四）诊断

1．代谢综合征（BMI 41.2）。

2．高血压病。

3．脂肪肝。

4. 轻度睡眠呼吸暂停低通气综合征。

5. 高三酰甘油血症。

6. 胰岛素抵抗。

（五）诊疗经过

患者因“体重持续增加7年”入院，入院后完善术前相关检查，排除手术禁忌，经全科讨论后，于全麻下行“腹腔镜袖状胃切除术”。术中见：腹型肥胖，皮下脂肪明显增厚，胃腔大，腹腔无粘连，肝脏边缘圆钝，可见脂肪浸润；胆囊大小正常，肝、脾、小肠、大肠未探及异常。腹腔无腹水，腹膜、肠系膜光滑，无结节，黏膜未见明显水肿。切除胃容积约900ml（病例20图1）。手术顺利，术后安返病房，予以抑酸、预防性抗感染、补液支持等治疗。术后腹部引流管固定在位，引流通畅，引流出少量淡血色液体。出院前复查胃十二指肠造影（欧乃派克）提示：胃切除术后，残胃及十二指肠未见明显异常。拔除引流管，患者病情平稳，全腹软，无压痛，无反跳痛及肌紧张，腹部切口清洁、干燥，未见异常红肿及渗液、愈合良好，顺利出院。

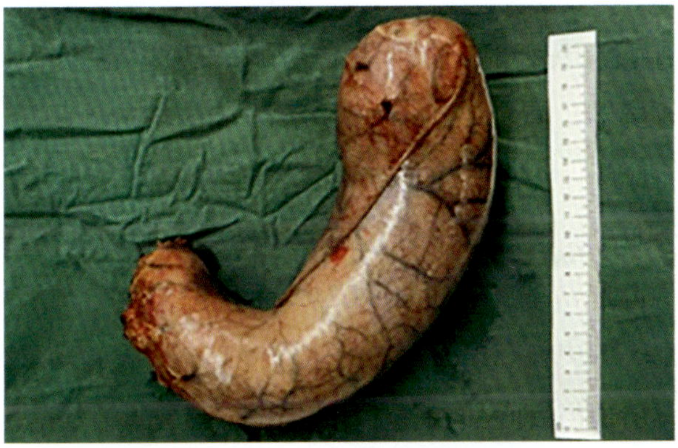

病例20图1　袖状胃切除术切除胃部分

（六）随访

术后1个月：身高172cm；体重115kg；BMI 38.9。

术后3个月：身高172cm；体重102kg；BMI 34.5。

术后6个月：身高172cm；体重91kg；BMI 30.8。

术后12个月：身高172cm；体重84kg；BMI 28.4。

1. 收缩压变化趋势（病例20图2）

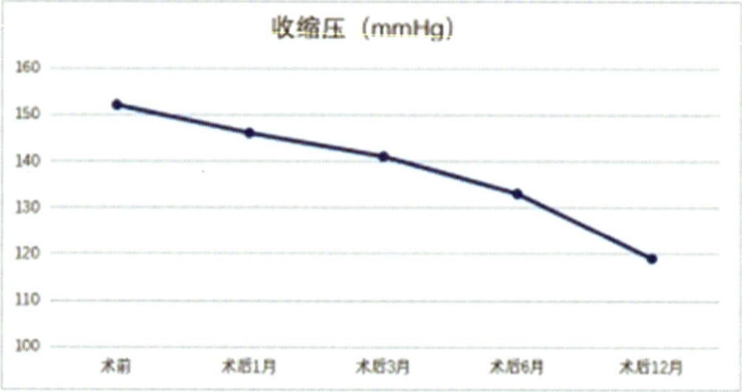

病例20图2　收缩压变化趋势

2. 舒张压变化趋势（病例20图3）

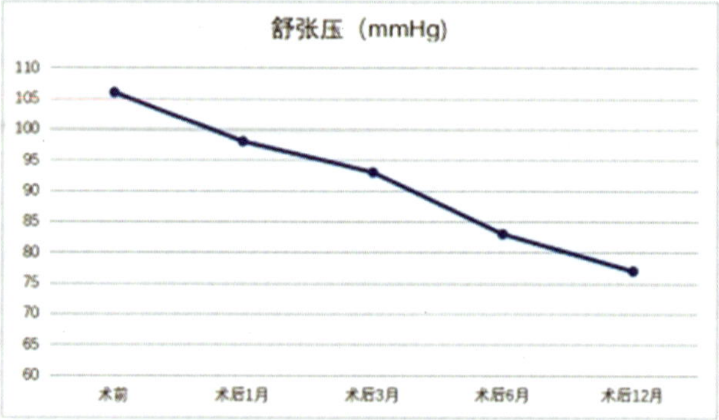

病例20图3　舒张压变化趋势

3. 空腹血糖变化趋势（病例20图4）

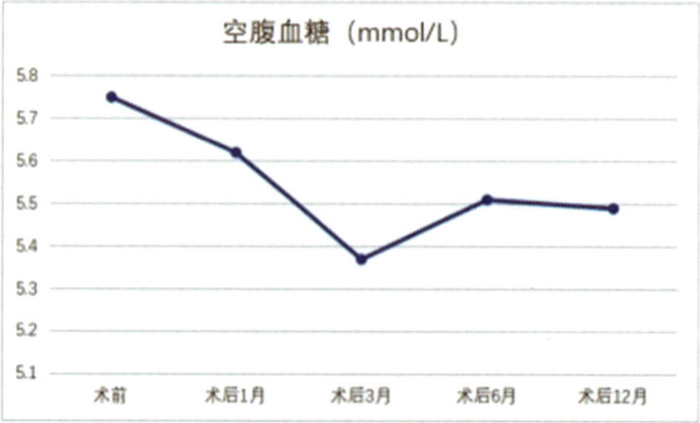

病例20图4　空腹血糖变化趋势

4．糖化血红蛋白变化趋势（病例20图5）

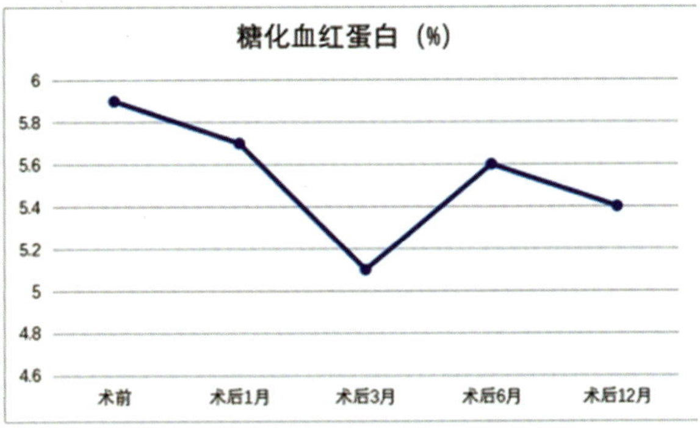

病例20图5　糖化血红蛋白变化趋势

5．三酰甘油变化趋势（病例20图6）

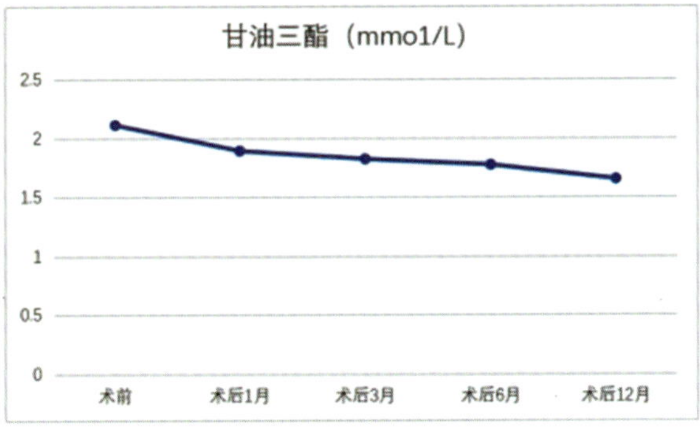

病例20图6　三酰甘油变化趋势

二、病例分析

患者系青年男性，起病缓，病程长，因体重持续增加7年入院。7年前患者出现体重进行性增长，入院前通过运动、节食等方式减重，效果欠佳，体重仍持续增长。患者合并高血压病、脂肪肝、高三酰甘油血症等合并症，符合代谢综合征诊断标准。患者首先采用以生活方式干预为基础的饮食控制及运动疗法进行减重，并且服用硝苯地平与氯沙坦治疗高血压病。但体重仍然进行性增加且平素血压高于正常水平，可考虑手术治疗；患者BMI 41.2，符合减重代谢手术指征，排除手术相关禁忌后行腹腔镜袖状胃切除术。术后一年内随访结果表明患者体重显著减少，同时血压和三酰甘油水平显著改善。

病例2：

一、病历摘要

（一）基本信息

患者男性，31岁。

主诉：体重持续增加12年。

现病史：患者12年前因学习压力大出现暴饮暴食，且活动少，体重进行性增长，但患者饮食仍无节制，4年间体重增长约55kg，7年前患者自行减肥，大量运动和饮食控制后，1个月的时间减重30kg，后未能继续坚持，体重再次增长，到目前为止体重进行性增加约70kg。伴出汗、饥饿感，饮食里增加，伴打鼾，伴活动后喘息、气促。目前身高176m，体重205.5kg，BMI 66.34。为求进一步诊治，至我院多学科联合门诊制订方案控制饮食及运动减重15kg。目前患者身高176cm，体重187kg，BMI 60.36。现来我院求治，综合考虑患者基本情况，建议行减重代谢手术，门诊以“代谢综合征”收入我科。

自患病以来，神志清，精神可，饮食睡眠可，大小便正常。

4年前于我院诊断为2型糖尿病、高三酰甘油血症，出院后规律使用诺合力1.2mg皮下注射 每天1次，使用6个月后自行停药。现规律服用盐酸二甲双胍缓释片1g 每天2次；非诺贝特（力平之）200mg口服 每天1次。

既往史：一般情况稍差，否认肝炎、结核或其他传染病史，已按种乙肝疫苗、已接种卡介苗、已接种脊灰、已接种麻疹疫苗、已接种百白破疫苗、已接种乙脑。有过敏史：芒果、毛发过致，表现为皮肤瘙痒。无外伤史，无手术史，无输血史。

特殊病史：3年前因“重度肥胖、下肢水肿：原因？”于我院内分泌代谢科治疗，诊断为：①重度肥胖；②重度睡眠呼吸暂停低通气综合征；③房室阻滞（间歇性一度、时见二度，型及二度呈2：131下传）心率变异指标中度下降；④2型糖尿病；⑤高血压；⑥高三酰甘油血症；⑦高尿酸血症；⑧脂肪肝；⑨男性乳房增生；⑩左肺下叶前内基底段邻近胸膜结节样增生：性质？；⑪双眼结膜炎；⑫房中隔偏曲；⑬黑棘皮症；⑭右眼下睑内翻倒睫；⑮维生素D缺乏。入院后予控制饮食、适当增强运动，控制血糖、减重等对症治疗。期间空腹血糖控制在6.0～7.5mmol，餐后2小时血糖控制在5.5～7.0mmol。血压110～140/75～95mmHg，双下肢水肿消退，体重较前减轻，出院时体重下降5kg。1⁺年前因“急性附睾睾丸炎”入我院治疗，病情好转出院。

个人史：长期居住于原籍，职业：自由职业者，未到过牧区及疫区，无冶游史，无吸毒史，吸烟史约10年，平均20支/日，戒烟6个月；饮酒史约10年，平均12瓶啤酒/日，戒酒约1年。

家族史：父亲健在。患有高血压；母亲健在，患有高血压；否认家族史及遗传病史。

（二）体格检查

身高178cm，体重187kg，BMI 60.36，血压122/70mmHg。体型呈均匀性肥胖，颈背部可见脂肪垫，颈部、腋窝、双则乳房下、腹部、腹股沟、腋窝区皮肤褶皱处色素沉着伴粗糙。双侧乳房增大，可触及腺体，大腿内侧、臀部、腹部、膝盖可见白色条纹。腹部膨隆，无压痛，无反跳痛及肌紧张。腋毛、阴毛稀疏，生殖器外观正常。双侧小腿可见色素沉着及湿疹样改变。

（三）辅助检查

包括实验室检查、影像学检查等。

1. 实验室检查

（1）空腹血糖7.19mmol/L，餐后半小时血糖8.68mmol/L，空腹胰岛素64.9μU/ml，餐后半小时胰岛素129.0μU/ml，餐后1小时胰岛素132.0μU/ml，餐后2小时胰岛素68.4μU/ml，空腹C肽2.890nmol/L，餐后2小时C肽4.130nmol/L。

（2）三酰甘油1.89mmol/L。

（3）高密度脂蛋白胆固醇0.57mmol/L。

（4）尿酸588μmol/L。

（5）25-羟基维生素D 34.5mmol/L。

（6）睡眠监测：重度阻塞性睡眠呼吸暂停。

（7）全套肺功能：FEV 1%FVC 95.93，肺功能轻度受损。

2. 影像检查

（1）腹部彩超：脂肪肝。

（2）超声心动图：EF 63%，心脏结构及血流未见明显异常。

（3）心电图：窦性心律；ST段改变；左房大?

（四）诊断

1. 代谢综合征BMI 58.7。

2．2型糖尿病。

3．脂肪肝。

4．中度睡眠呼吸暂停低通气综合征。

5．高三酰甘油血症。

6．高尿酸血症。

7．营养风险。

（五）诊疗经过

因“体重增加12年”入院，入院后完善相关检查，排除手术禁忌。经全科讨论后，于全麻下行“腹腔镜袖状胃切除术+肝活检术”。术中见：腹型肥胖，皮下脂肪明显增厚，胃腔大，腹腔轻度粘连，肝脏色泽可，边缘圆钝，可见脂肪浸润；胆囊大小正常，外观呈慢性炎症改变。肝、脾、小肠、大肠未探及异常。腹腔无腹水，腹膜、肠系膜光滑，无结节，黏膜未见明显水肿。切除胃容积约850ml。手术顺利，术后安返病房给予心电监护、吸氧、补液等对症支持治疗，腹部引流管固定在位，引流通畅，引流出少量淡血色液体。术后复查胃十二指肠造影（欧乃派克）提示：胃切除术后，残胃及十二指肠未见明显异常并拔除引流管，后患者病情平稳，全腹软，无压痛，无反跳痛及肌紧张，腹部切口清洁、干燥，未见异常红肿及渗液、愈合良好，顺利出院。

（六）随访

术后1个月：身高176cm，体重172.6kg，BMI 55.7。

术后6个月：身高176cm，体重142kg，BMI 45.8。

1．糖化血红蛋白变化趋势（病例20图7）

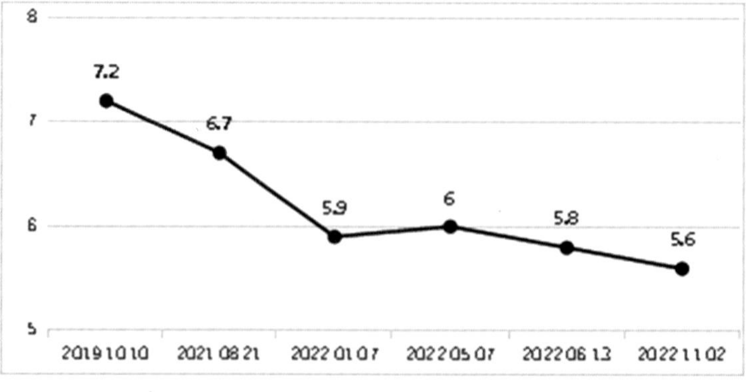

病例20图7　糖化血红蛋白变化趋势

2．三酰甘油变化趋势（病例20图8）

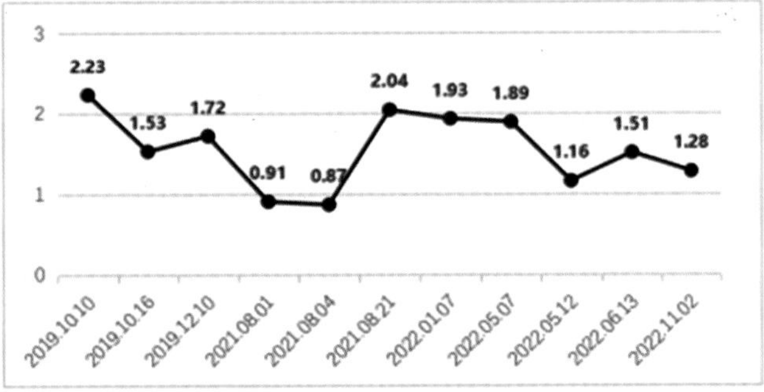

病例20图8　三酰甘油变化趋势

3．尿酸变化趋势（病例20图9）

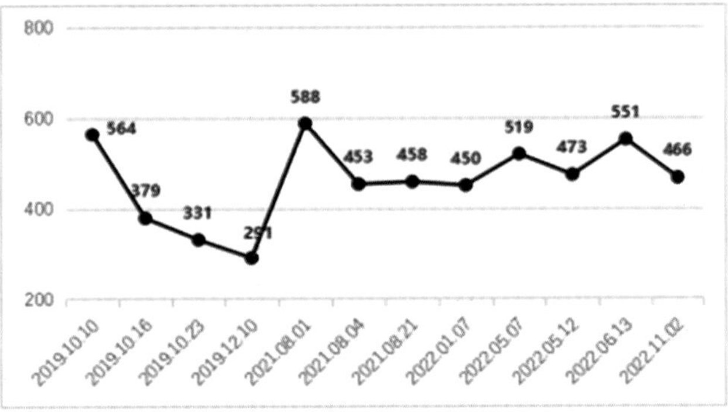

病例20图9　尿酸变化趋势

4．空腹胰岛素变化趋势（病例20图10）

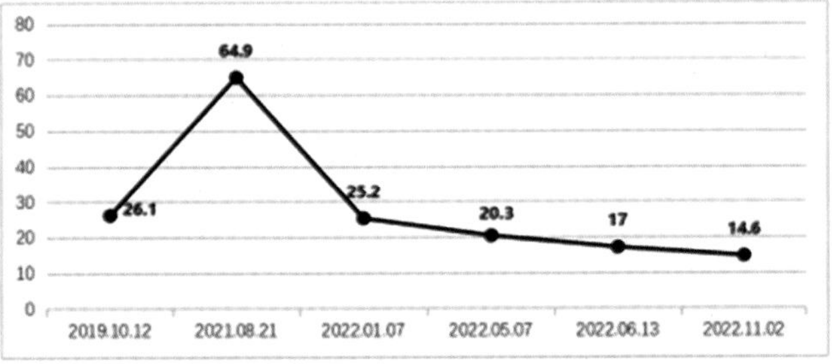

病例20图10　空腹胰岛素变化趋势

5．空腹C肽变化趋势（病例20图11）

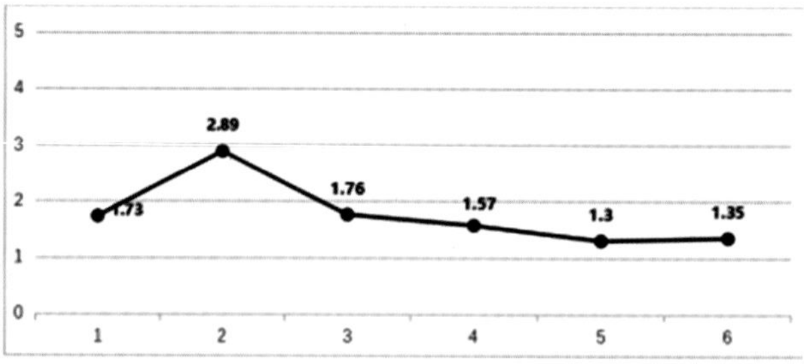

病例20图11　空腹C肽变化趋势

二、病例分析

患者系青年男性，体重持续增加12年，且合并2型糖尿病、高血压、高三酰甘油血症、高尿酸血症、脂肪肝，符合代谢综合征诊断标准。首先采用以生活方式干预为基础的饮食控制及运动疗法；其次针对各组分采取相应治疗措施：盐酸二甲双胍缓释片1g bid po控制血糖，非诺贝特200mg qn po降血脂，继续饮食+运动减轻体重，各项代谢指标改善欠佳，病态肥胖状态仍存在，因此具备手术治疗指征；患者BMI 60.36，符合减重代谢手术指征，排除相关禁忌证后行腹腔镜袖状胃切除术。手术后体重逐步下降，各项指标逐渐恢复正常，取得满意疗效。

对于代谢综合征患者，应该严格把握手术指针，基于MDT多学科讨论，为患者提供个体化综合治疗方案。

附：华西医院代谢综合征MDT诊疗流程图（病例20图12）。

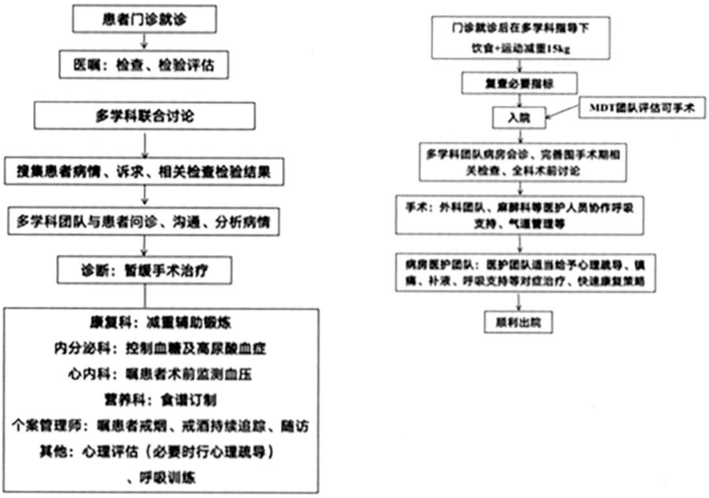

病例20图12　华西医院代谢综合征MDT诊疗流程图

三、疾病介绍

1. 概述　代谢综合征（metabolic syndrome，MS）是一组以肥胖、高血糖（糖尿病或糖调节受损）、血脂异常［高三酰甘油血症和（或）低高密度脂蛋白胆固醇（HDL-C）血症］及高血压等聚集发病，严重影响机体健康的临床征候群，是一组在代谢上相互关联的危险因素的组合，这些因素直接促进了动脉粥样硬化性心血管疾病（ASCVD）的发生，也增加了发生2型糖尿病（T2DM）的风险。

MS发病隐匿，但在人群中的患病率较高，不同人种及地区的人群间存在差异。美国的一项全国性调查研究发现MS发病率为34.5%，我国近年来在不同年龄及不同地区人群中的调查发现MS的发病率约为29.7%～59.1%。由于近年来人们的物质生活不断丰富，不健康的饮食及生活习惯使得MS的发病率逐年增高，其带来的心脑血管意外等疾病危害也逐渐显现。加强该病的预防、早期诊断和干预是改善国民健康的迫切需要。

2. 病因及发病机制　MS的危险因素涉及环境因素、遗传因素和免疫因素等多种因素。胰岛素抵抗（insulin resistance，IR）是MS的中心环节，胰岛素抵抗的发生与肥胖及MS的病理变化密切相关，互为因果，关系错综复杂。胰岛素抵抗指胰岛素作用的靶器官（肝脏、肌肉、脂肪组织、血管内皮细胞等）对胰岛素敏感性降低。在病程早期，机体为了克服胰岛素抵抗，代偿性分泌过多胰岛素，引起高胰岛素血症。胰岛素抵抗和高胰岛素血症是MS的重要致病机制。

肥胖引起胰岛素抵抗的机制与脂肪细胞来源的激素/细胞因子水平异常有关，如游离脂肪酸（FFA）、肿瘤坏死因子-α（TNF-α）、瘦素、抵抗素、纤溶酶原激活物抑制因子1（PAI-1）等的增多以及脂联素的不足。胰岛素抵抗通过多种直接或间接机制参与MS相关疾病的发生：①2型糖尿病（T2DM）：胰岛素抵抗状态下，胰岛β细胞通过代偿性分泌胰岛素维持血糖正常，对胰岛素抵抗失代偿时，则发生T2DM；②高血压：高胰岛素血症刺激交感神经，增加心输出量，引起血管收缩和平滑肌增殖，肾脏对钠的重吸收增加；③血脂异常：TG增加、sLDL增加和HDL-2 降低是MS血脂异常的特征；④血管内皮细胞功能异常：胰岛素抵抗状态下，血管内皮细胞释放NO减少、血管舒张功能降低；⑤血液凝溶异常：胰岛素抵抗状态下，纤维蛋白原、血管性血友病因子（vWF）和PAI-1增加，引起高凝状态；⑥慢性低度炎症状态：炎症细胞因子增多、急性期反应产物增加和炎症信号通路激活，发生慢性、低度炎症反应。

胰岛素抵抗并非MS发生的唯一机制。MS人群并不一定都有胰岛素抵抗，而有胰岛素抵抗的人群也不一定都发生MS，提示这种心血管病多种代谢危险因素集结在个体的现象可能具有更为复杂或多元的病理基础。

3. 临床表现　MS的临床表现即它所包含各个疾病及其并发症、伴发病的临床表现，这些疾病可同时或先后出现，如肥胖症、血脂异常、糖尿病、高血压、冠心病和脑卒中等。

4. 诊断　我国关于代谢综合征的诊断标准如下（具备3项或更多项即可诊断）。

（1）腹型肥胖（即中心型肥胖）：腰围男性≥90cm，女性≥85cm。

（2）高血糖：空腹血糖≥6.1mmol/L或糖负荷后2h血糖≥7.8mmol/L和（或）已确诊为糖尿病并治疗者。

（3）高血压：血压≥130/85mmHg（1mmHg=0.133kPa）和（或）已确认为高血压并治疗者。

（4）空腹三酰甘油（TG）≥1.70mmol/L。

（5）空腹HDL-C＜1.04mmol/L。

5. 鉴别诊断

（1）库欣综合征：多呈向心性肥胖，伴有满月脸、高血压、多血质外貌、痤疮、皮肤紫纹等，可行尿游离皮质醇测定，皮质醇昼夜节律和小剂量地塞米松抑制实验等可以明确。

（2）甲状腺功能减退症：常见怕冷、乏力、少言、黏液性水肿、体重增加等症状，可伴有血糖升高，实验室检查显示TSH、T_3、T_4异常。

（3）多囊卵巢综合征：主要特点是持续无排卵和雄激素过多症，还常常伴有双侧卵巢增大，呈多囊性改变。患者表现为肥胖、胰岛素抵抗、不孕、月经紊乱、多毛和痤疮等。

6. 治疗　目前代谢综合征防治的主要目标是预防临床心血管疾病以及T2DM的发生，对已有心血管疾病者则要预防心血管事件。积极且持久的生活方式治疗是达到上述目标的重要措施。原则上应先启动生活方式治疗，如果不能达到目标，则应针对各个组分采取相应药物治疗，必要时可采取手术治疗。

（1）生活方式干预：保持理想的体重、适当运动、改变饮食结构以减少热量摄入、限盐、减少含糖或代糖饮料摄入、戒烟、不过量饮酒和保持良好情绪等，不仅能减轻胰岛素抵抗和高胰岛素血症，也能改善糖耐量和其他心血管疾病危险因素。

（2）针对各个组分的药物治疗：①改善胰岛素抵抗：改变不良的生活习惯是有效

治疗胰岛素抵抗的最为关键的措施，包括饮食调节、运动疗法以及心理行为治疗。在此基础上，可适当选用胰岛素增敏剂；②降糖治疗：包括空腹血糖受损与葡萄糖耐量异常的治疗和2型糖尿病的治疗；③降压治疗：降压治疗在代谢综合征的处理中亦扮演十分重要的角色。多项研究发现积极降压治疗可减少大血管疾病发病率，包括心肌梗死、猝死、脑卒中和周围血管病变，而且微血管病变的发生率也会减低。对代谢综合征个体，最好不要选择噻嗪类利尿剂和较大剂量的β受体阻滞剂；④调脂治疗：调脂药物的种类有很多，适合代谢综合征治疗的药物主要包括他汀类和贝特类药物，这些药物可预防含有代谢综合征组分的患者发生心脑血管并发症，减少病死率；⑤抗凝治疗：代谢综合征患者往往合并高凝状态，因此抗凝治疗十分重要，抗血小板治疗可缓解无症状性2型糖尿病患者动脉粥样硬化的进程。代谢综合征患者使用阿司匹林也可显著减少发生心血管疾病的风险，甚至降低糖尿病的发生率。

（3）手术治疗：临床上通常用代谢手术来治疗肥胖和伴有胰岛素抵抗的2型糖尿病患者，具体的手术方式有：胃袖状切除术（sleeve gastrectomy，SG）、Roux-en-Y胃旁路术（Roux-en-Y gastric bypass，RYGB）、可调节胃绑带（adjustable gastric banding，AGB）、胆胰分流并十二指肠转位术（biliopancreatic diversion with duodenal switch，BPD-DS）、胃袖状切除术联合单吻合口十二指肠-回肠旁路术（single anastomosis duodenal-ileal bypass with sleeve，SADI-S）、胃内球囊（intragastric balloon，IGB）技术等。

（4）治疗目标如下：①体重在1年内减轻7%～10%，争取达到正常体重指数（BMI）和腰围；②血压：糖尿病患者＜130/80mmHg，非糖尿病患者＜140/90mmHg；③低密度脂蛋白胆固醇＜2.60mmol/L，TG＜1.70mmol/L，HDL-C＞1.04 mmol/L（男）或＞1.30mmol/L（女）；④空腹血糖＜6.1mmol/L，糖负荷后2h血糖＜7.8mmol/L及糖化血红蛋白（HbA1c）＜7.0%。

四、病例点评

目前中国超重和肥胖症的发病率迅速攀升，如今已居全球之首。目前中国肥胖治疗原则遵循慢性病管理原则，以疾病的三级预防预防和治疗为主：生活方式干预、药物治疗及代谢性手术治疗。2019年发布的《中国减重手术指南》推荐当BMI≥37.5时建议采取手术；32.5≤BMI＜37.5时推荐手术治疗；27.5≤BMI＜32.5经生活方式干预和药物治疗体质量难以控制，且至少伴有两项代谢综合征组分，或存在肥胖相关并发症时，也推荐手术治疗。近20年来，随着减重代谢手术的成熟发展，其对治疗肥胖症及其相关代谢性疾病的疗效及安全性得到广泛认可。据中国肥胖代谢外科数据库（chinese obesity and metabolic surgery databse，COMES database)2020年度报告显示，估算全国年手术量超过14 000例，有越来越多的肥胖与代谢病患者接受了减重手术。该肥胖合并代谢综合征患者典型病例，诊治过程全面且规范，对于合并多种代谢综合征的肥胖患者而言，围手术期全程多学科规范化个体化管理，对于术前代谢疾病调控、手术时机、术后随访监测至关重要。对于外科医生而言，减重代谢疾病诊治绝非单纯手术治疗，需要具备综合临床思维，为患者提供最优质的诊疗。

由于饮食结构和生活方式的改变，中国的肥胖人群数量快速增高。肥胖不只是单纯的体重增加，而且还能引起全身的代谢异常并引起糖尿病、高血压等疾病风险增高，最终导致肥胖人群死亡风险上升。2023年*JAMA*发表的一项最新综述表明成人肥胖的管理措施包括生活方式、营养、运动、药物及减重代谢手术5个方面。体重的减少能够有效改善肥胖相关合并症，如体重每减少5%～10%，就能使肥胖合并高血压患者收缩压减少约3mmHg，使肥胖合并2型糖尿病患者糖化血红蛋白降低0.6%～1.0%。在减少体重和维持减重效果方面，减重代谢手术已被证实是最有效的手段，并且其安全性以及对肥胖合并症的改善作用也得到广泛认可。对于合并糖尿病、高血压等慢性病的肥胖患者而言，需要多学科规范化的个体化管理，特别是在生活方式及药物干预对体重及肥胖合并症无明显效果的情况下，应积极评估减重代谢手术指征，及时通过减重代谢手术降低体重，进而改善肥胖合并症。

（病例提供：陈　亿　四川大学华西医院）

（点评专家：程　中　四川大学华西医院）

参考文献

[1]Cooke PS，Heine PA，Taylor JA，et al.The role of estrogen and estrogen receptor-alpha in male adipose tissue[J]. Molecular and Cellular Endocrinology，2001，178（1～2）：147-154.

[2]Lan Y et al. Prevalence of metabolic syndrome in China： An up-dated cross-sectional study[J]. PLOS ONE，2018.DOI： 10.1371/journal.pone.0196012.

[3]中华医学会糖尿病学分会.中国2型糖尿病防治指南（2020年版）[J]. 中华糖尿病杂志，2021，13（4）：315–409.

[4]de Ferranti SD，Gauvreau K，Ludwig DS，et al.Prevalence of the metabolic syndrome in American adolescents：findings from the Third National Health and Nutrition Examination Survey[J].Circulation，2004，110（16）：2494–2497.

[5]Ford ES，Giles WH，Dietz WH.Prevalence of the metabolic syndrome among US adults：find ings from the third National Health and Nutritio n Examination Survey[J].JAMA，2002，287（3）：356–359.

[6]Beck–Nielsen H and the European Group fo r the Study of Insulin Resistance（EGIR）.Genera I characteristics of the insulin resistance syndrome[J].Drugs，1999，1：1–7.

[7]Noubiap JJ，Nansseu JR，Lontchi–YimagouE，et al.Global，regional，and country estimate s of metabolic syndrome burden in children and adolescents in 2020：a systematic review an d modelling analysis[J].Lancet Child Adolesc Heaalth，2022，6（3）：158–170.

[8]Peiris AN，Mueller RA，Smith GA，et al.Splan chnic insulin metabolism in obesity. Influence of body fat distribution[J].J Clin Invest，1986，78（6）：1648–1657.

[9]陈家伦.临床内分泌学[M].上海：上海科学技术出版社，2011：1024–1036.

病例 21 误诊为阑尾炎的右侧腹膜后坏死性筋膜炎

一、病历摘要

（一）基本信息

患者男性，76岁。

主诉： 右侧髂腰部皮下疼痛伴红肿7⁺天。

现病史： 7⁺天前，患者诉因搬重物弯腰后右侧髂腰部疼痛，无发热、呕吐、腹泻等不适，至当地医院治疗，考虑右腰部扭伤，予以保守输液，具体治疗方案不详。2⁺天，当地医院行CT示阑尾炎？转至上级医院，行保守治疗，建议转我院治疗。现患者及家属为求进一步治疗至我院急诊就诊，急诊以“急性阑尾炎”收入我科。自患病以来，患者精神、饮食、睡眠可，大小便无特殊，体重未见明显变化。

既往史： 一般情况良好，否认肝炎、结核或其他传染病史，已接种乙肝疫苗、已接种卡介苗、已接种脊灰、已接种麻疹疫苗、已接种百白破疫苗、已接种乙脑，无过敏史，无外伤史，无手术史，无输血史，无特殊病史。

个人史： 长期居住于原籍，未到过牧区及疫区，无冶游史，无吸毒史，无吸烟史，无饮酒史。

婚育史： 已婚，配偶已故。无离异、再婚史。育有3子。

家族史： 父母已故，兄弟姐妹体健，无家族史及遗传病史。

（二）体格检查

一般生命体征平稳，腹部平坦，腹部未见明显异常包块；右侧髂腰部皮肤按压痛，皮温升高、皮肤红肿伴表皮破损；右下腹肌紧张，右下腹压痛，无反跳痛。未扪及明显异常包块，肝肾脾肋下未触及；肠鸣音正常，移动性浊音阴性。直肠指检未扪及肿物，指套退出无血染。

（三）辅助检查

入院后实验室检查：血细胞分析：血红蛋白92g/L，白细胞21.41×10^9/L，中性粒细胞95.4%；血小板214×10^9/L；炎症指标：C-反应蛋白318.00mg/L，白细胞介素6 1276.00pg/ml，降钙素原32.60ng/ml；B型钠尿肽前体（PRO-BNP）测定，心肌标志物：肌红蛋白＞3000.00ng/ml，肌酸激酶MB同工酶质量18.40ng/ml，B型钠尿肽前体8177ng/L，肌钙蛋白-T 199.0ng/L。

全腹部CT普通扫描（病例21图1）：右下腹阑尾肿胀增厚，较大管径约为1.4cm，边缘毛糙，尖端与壁腹膜分界不清，周围脂肪间隙密度，考虑阑尾炎可能，合并其他待排，邻近右侧腹膜外间隙、腹盆壁、腰背部软组织广泛肿胀、积气，腰部肌层可疑不连续，感染？其他？请结合临床。左肾低密度结节，最大直径约1.0cm，囊肿？左侧肾上腺增粗。胆囊体积增大，腔内密度不均。前列腺钙化。扫及右侧胸腔少量积液，右侧胸壁肿胀积气（病例21图1）。

胸部CT普通扫描：右肺上叶尖段支气管不均匀扩张伴多发纤维灶，局部肺野透光度不均匀稍增高，请结合临床。双肺散在少许炎性灶；双侧胸膜稍增厚、粘连。纵隔淋巴结钙化。心脏未见增大，心包少量积液。双侧胸腔少量积液，右侧较多；右侧颈根部、胸腹壁、腰背部软组织肿胀，散在积气，请结合临床。扫及右侧部分肋骨形态稍欠规则。

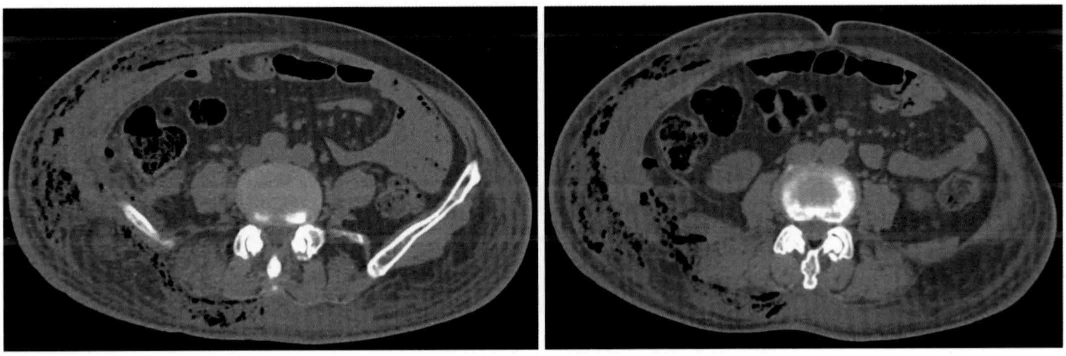

病例21图1　右侧腹膜后坏死性筋膜炎术前CT图片

（四）诊断

1. 右下腹、右腹盆壁、右腰背部及右侧腰部肌坏死性筋膜炎。

2. 急性坏疽穿孔性阑尾炎？

3. 脓毒性休克。

4. 脓毒症。

5. 心功能不全。

6. 肝功能不全。

7. 双肺炎症。

8. 双侧少量胸腔积液。

9. 低蛋白血症。

10. 电解质代谢紊乱。

11. 代谢性酸中毒。

12. 免疫功能低下。

13. 贫血。

14. 双侧小腿部分肌间静脉血栓。

15. 左肾囊肿?

16. 前列腺钙化灶。

17. 进食障碍。

（五）诊疗经过

入院后与患方详细沟通病情及治疗方案后，同意行剖腹探查，术中见右下腹部肠管与大网膜、腹壁之间形成粘连，回盲部与侧腹及后腹壁间致密粘连；可见阑尾位于盲肠后位，粘连包裹于右下腹腹壁与回盲部之间，尖端朝向侧腹膜，浸泡于侧腹膜脓肿中，阑尾肿胀，予以切除，阑尾尖端未见穿孔。仔细分离粘连后，右侧腹膜外及腹膜后扪及明显脓肿，切开右下腹壁腹膜见大量脓液流出，手指深入脓腔探查，破坏脓腔间分隔，大量生理盐水、艾力克盐水反复冲洗脓腔至冲洗液澄清。仔细探胃前壁、胃后壁、十二指肠、小肠、结肠等脏器未见明显穿孔。另行右侧髂嵴水平与腋中线交界切口、髂嵴上方腋后线处切口，充分探查脓腔，破坏脓腔间分隔，大量生理盐水反复冲洗脓腔至冲洗液澄清，脓腔放置引流管加强引流。予以行阑尾切除，腹腔脓肿引流术，皮下脓肿切开引流术。

（六）随访

术后患者转往ICU，予以气管插管接有创呼吸机辅助呼吸、镇痛镇静治疗，先后予以注射用亚胺培南西司他丁钠（泰能）＋万古霉素＋伏立康唑抗感染、CRRT内毒素吸附治疗、补液、输蛋白、抗凝、纠正凝血、纠正酸碱平衡及电解质紊乱、营养支持等治疗。经积极治疗，2周后患者病情仍持续加重，大剂量血管活性药物支持下，循环仍不稳定，反复与患者家属沟通病情，家属决定放弃治疗，要求自动出院。

二、病例分析

该病例患者系老年，起病急，病程短。以右侧髂腰部疼痛伴红肿为首发症状，外院及本院全腹部CT提示右下腹阑尾肿胀增厚，管径增粗，尖端与壁腹膜分界不清，考虑阑尾炎。右下腹、右腹盆壁、右腰背部及右侧腰部肌坏死性筋膜炎，怀疑急性化脓性阑尾炎导致，坏死性筋膜炎原因不明，完善相关检查后急诊行剖腹探查发现坏死性筋膜炎非阑尾炎导致，予以行阑尾切除，腹腔脓肿引流术，皮下脓肿切开引流术，由于本病起病急，患者就诊时病程已经1周，就诊时脓毒血症，病情危重，行脓肿彻底清创引流，术后转ICU，行抗感染、CRRT内毒素吸附治疗，患者仍然脓毒血症，感染指标高导致循环不稳定，最终导致患者死亡。

三、疾病介绍

（一）概述

坏死性筋膜炎（necrotizing fasciitis，NF）是一种严重的皮肤筋膜组织感染，但相对罕见。其特征是进展迅猛且波及范围广的皮下软组织感染，常为多种细菌混合感染。NF在急性期进展迅速，短时间内可进展至脓毒性休克、多器官功能障碍综合征（multiple organ dysfunction syndrome，MODS），甚至多器官功能衰竭。有文献指出，本病死亡率为20%～80%，误诊率在早期为50%～75%。患者年龄多为50～60岁，男性多见，多为会阴、四肢、腹部、口腔和颈部等部位发病。降低NF病死率的关键就是早期及时的诊断和有效的治疗。

（二）病因发病机制

1．病因　NF是一种进展迅速可危及生命的软组织感染，特别是在筋膜组织尤为常见。坏死性筋膜炎是多种细菌的混合感染（各种需氧菌和厌氧菌），主要致病菌为革兰阳性球菌致病，包括化脓性链球菌、金黄色葡萄球菌和肺炎克雷伯菌等，以及创伤弧菌和嗜水气单胞菌。危险因素包括糖尿病、肥胖、心血管疾病、免疫抑制、类风湿关节炎、系统性红斑狼疮、肌内注射非甾体类药物，昆虫叮咬、创伤、烧伤、久久不愈的皮肤溃疡和术后创面感染等。

2．发病机制　NF是主要由病原微生物导致的软组织严重感染的疾病，进展迅速，常累及皮下组织、筋膜蜂窝织炎、肌肉。微生物通过产生的内毒素和外毒素，加上微血管血栓的形成，可导致组织缺血甚至液化坏死，迅速且大面积累及皮肤、皮下软组织、筋膜层。此外，细菌产生的蛋白酶可以损害细胞外基质，从而加速细菌的快速传播。躯干和四肢等特殊部位因缺乏纤维附着，会导致广泛感染和组织破坏。以上因素均可导致NF，甚至进展为脓毒性休克，进而演变为多器官功能障碍，导致患者最终死亡。

（三）分类

根据病原菌的培养和革兰染色结果，NF可分为需氧菌感染型、厌氧菌感染型、化脓性链球菌及葡萄球菌感染。现依据致病菌可分为Ⅰ型（多种微生物协同型）、Ⅱ型（单一菌种型）、Ⅲ型（革兰阴性单-菌血症）和Ⅳ型（真菌型）。其中Ⅰ型与Ⅱ型可占90%以上。

（四）临床表现

NF临床症状主要由感染及继发的组织进行性缺血坏死所致，可分为3个阶段。

早期：外观无明显改变，出现红斑、肿胀、皮温升高，皮肤触诊较柔软，触诊压痛，可产生与症状不成比例的疼痛。

中期：皮肤皲裂并伴发水疱、大疱，皮肤坏死在该时期出现。

晚期：出现出血性大疱及皮下组织坏死，触诊有捻发音。疼痛常因小血管血栓的形成及神经的破坏反而减轻，但受累区域可出现麻木感，多数患者可伴随全身症状（如发热、心动过速和败血症），严重者可出现感染性休克和多器官功能衰竭。由于不同时期无明确界限，且疾病进展迅速，患者常在疑似或确诊后迅速进展到疾病最严重阶段。

（五）诊断

NF诊断的金标准是病变部位的手术探查，如术中发现筋膜组织坏死即可确诊，但是NF的诊断主要取决于医师对临床表现的正确判断，NF起病隐匿，早期缺乏典型的皮肤表现，容易漏诊、误诊。临床医师需仔细询问病史，体格检查，结合实验室检查、病原体检测及影像学检查，即可临床诊断。临床典型征象为皮肤破溃口溢出恶臭咖啡样或灰色稀薄带气泡液体，手指沿筋膜平面可轻松分离筋膜与上层组织。大多数患者B超及X线检查可见病变局部皮下积气及软组织肿胀。CT及MRI提示病变局部皮下可见气体、不对称的筋膜增厚、组织间隙积液等。

（六）鉴别诊断

NF的临床表现与其他一些软组织感染性疾病相似，如肌筋膜炎，筋膜疼痛，产气性皮下蜂窝织炎、丹毒等，因此需要进行鉴别诊断。

1．肌筋膜炎　指有些腰痛病人在骶棘肌的表面或在髂嵴肌附着处有一些小结节，伴有疼痛及压痛。临床多表现为发病部位慢性疼痛，多为酸痛，肌肉僵硬。晨起或天气变化及受凉后症状加重，活动后则疼痛减轻，常反复发作。急性发作时，局部肌肉紧张、痉挛，活动受限，药物或针灸治疗可好转。

2．筋膜疼痛　筋膜与其他软组织在运动中受伤、劳损，出现疼痛、酸痛、麻木、肿胀的症状。肌筋膜软组织受伤后，即可继发骨膜及纤维性炎症，引发白细胞浸润，产生无菌性炎症，从而引起局部结缔组织病变粘连，造成缺血缺氧状态，直接影响到神经末梢，产生疼痛。疼痛又引起肌肉保护性痉挛，一旦疼痛痉挛形成恶性循环，无菌性炎症会进一步加重，导致局部周围组织疼痛机制加剧。

3．产气性皮下蜂窝织炎　多见于下腹与会阴部，常在皮肤受损伤且污染较重的情况下发生。致病菌以厌氧菌为主，病变主要局限于皮下结缔组织，不侵及肌层。初期表现类似一般性蜂窝织炎，但病变进展快，皮下可触及捻发音，破溃后可有臭味，全身状态较快恶化。

4．丹毒：丹毒的致病菌是乙型溶血性链球菌。好发部位是下肢和面部。起病急，开始可有畏寒、发热、头痛、全身不适等。病变多见于单侧下肢，表现为片状微隆起的红疹，色鲜红、中间稍淡、指压稍褪色，边界清楚，有的可起水泡，局部有烧灼样疼痛。

（七）治疗

NF是外科危重急症，其治疗核心策略为：早期快速的识别和诊断、及时扩创引流、敏感抗生素的选择、联合应用VSD及对症支持治疗。

1．手术治疗　成功治疗NF的关键是彻底清创，充分引流。切口应贯穿感染区域和正常组织，同时去除脓液、坏死组织以及正常组织的边缘，此外因炎性血栓形成引起的皮肤和软组织的坏死也应当一并切除，对手术区域微生物的鉴定及药敏实验筛选有效抗生素也必不可少。术后联合使用含银敷料、引流管或负压引流保持创面清洁干燥可减少创面感染。切口难以愈合时，可选择植皮。术后24 h 内应密切观察手术区域，若创面进一步感染进展，术后肾功能进一步恶化、白细胞增多、乳酸增加则提示疾病进展，应及时进行反复清创。

2．抗生素治疗　NF的致病菌通常为多种需氧菌及厌氧菌，经验性治疗应选取广谱抗生素或联合应用抗生素，一般推荐使用双联用或三联用作为基本标准，包括第三代头孢菌素类、氨基糖苷类抗生素、甲硝唑或奥硝唑、美罗培南和哌拉西林他唑巴坦等。后续应以每次的药敏实验作为指导，调整后续抗生素应用。

3．负压封闭引流治疗（vacuum sealing drainage，VSD） 负压封闭引流治疗作为NF的辅助治疗方法在临床研究及实践中有较好的效果。VSD可减少创面细菌入侵及定植，减少炎症介质和乳酸的积聚，同时减少无效空腔，为伤口愈合创造了条件，缩短伤口愈合时间。应用 VSD的时机：完全清除坏死组织；感染已被控制；厌氧菌感染满足脓液培养阴性、血培养阴性、局部感染无异味；可见新鲜肉芽组织生长。

4．高压氧治疗 近年来外科感染中合并厌氧菌的混合性感染日益增多，而高压氧对厌氧菌有效。高压氧治疗（hyperbaric oxygen therapy，HBOT）可作为辅助手段有效治疗NF，通过增加扩散到组织中的氧气，可针对性减少厌氧菌带来的感染。但是，目前缺乏足够的实验数据来证明高压氧治疗对于NF的疗效。

5．支持治疗 积极纠正水、电解质紊乱。贫血和低蛋白血症者，可输注新鲜血、白蛋白或血浆；可采用鼻饲或静脉高营养、要素饮食等保证足够的热量摄入。在治疗全程中均应密切观察患者的血压、脉搏、尿量，做血细胞比容、电解质、凝血机制、血气分析等检查，及时治疗心肾衰竭，预防弥散性血管内凝血与休克的发生。

四、病例点评

尽管NF的诊疗方法以及临床医生对于NF的认识有了长足的进步，但因其发病隐匿，进展快速，病死率和截肢率仍居高不下。早期快速的识别和诊断、及时扩创引流、敏感抗生素的选择、联合应用VSD及对症支持治疗是NF治疗的核心策略。采取外科、内科综合治疗促使创面愈合，缩短住院时间，提高NF患者治愈率。本病例中，由于术前CT提示病变位于右腹膜外间隙、阑尾肿胀，因此易于误诊为急性阑尾炎伴穿孔所致腹膜后感染。无论病因如何，该病例具有明确的腹膜外积气积液，均应及早手术，术中发现阑尾并无坏疽穿孔，经切开引流后治愈，是成功的案例。

（病例提供：陈　鹏　四川大学华西医院）

（点评专家：于永扬　四川大学华西医院）

参考文献

[1]AlMarshad FA，Shah Mardan QNM，Mahabbat NA，et al.Skin preservation in the debridement of necrotizing fasciitis：A demonstrative case report. Plastic and reconstructive surgery[J].Global open，2022，10：e4227.https：//doi.org/10.1097/gox.0000000000004227

[2]Bodansky DMS，Begaj I，Evison F，et al.A 16–year longitudinal cohort study of incidence and bacteriology of necrotising fasciitis in england[J]. World J Surg，2020，44：2580–2591. https：//doi.org/10.1007/s00268–020–05559–2.

[3]Chen LL，Fasolka B，Treacy C.Necrotizing fasciitis：A comprehensive review[J].Nursing，2020，50：34–40.https：//doi.org/10.1097/01.Nurse.0000694752.85118.62

[4]Chen SJ，Chen YX，Xiao JR，et al.Negative pressure wound therapy in necrotizing fasciitis of the head and neck[J].Journal of oral and maxillofacial surgery：official journal of the American Association of Oral and Maxillofacial Surgeons，2019，77：87–92.https：//doi.org/10.1016/j.joms.2018.08.016

[5]Demirdover C，Geyik A，Vayvada H.Necrotising fasciitis or pyoderma gangrenosum：A fatal dilemma[J].International wound journal，2019，16：1347–1353.https：//doi.org/10.1111/iwj.13196

[6]Diab J，Bannan A，Pollitt T.Necrotising fasciitis[J].Bmj，2020，369：m1428.https：//doi.org/10.1136/bmj.m1428

[7]Fayman K，Wang K，Curran R.A case report of primary necrotising fasciitis of the breast：A rare but deadly entity requiring rapid surgical management[J].Int J Surg Case Rep，2017，31：221–224.https：//doi.org/10.1016/j.ijscr.2017.01.049

[8]Ge X，Sun Y，Lin J，et al.Diagnostic key points and surgical management of necrotizing fasciitis：A retrospective study[J].The international journal of lower extremity wounds，2021，15347346211045282.https：//doi.org/10.1177/15347346211045282

[9]Gön ü ll ü D，Ilgun AS，Demiray O，et al.The potential prognostic significance of the laboratory risk indicator for the necrotizing fasciitis（lrinec）score in necrotizing fasciitis[J]. Chirurgia（Bucharest，Romania：1990）（2019）114：376–383.https：//doi.org/10.21614/chirurgia.114.3.376.

[10]Kim T，Park SY，Kwak YG，et al.Etiology，characteristics，and outcomes of community–onset necrotizing fasciitis in korea：A multicenter study[J].PloS one，2019，14：e0218668.https：//doi.org/10.1371/journal.pone.0218668

[11]Leiblein M, Marzi I, Sander AL, et al.Necrotizing fasciitis: Treatment concepts and clinical results[J].Eur J Trauma Emerg Surg, 2018, 44: 279–290.https: //doi.org/10.1007/s00068–017–0792–8

[12]Levine EG, Manders SM.Life–threatening necrotizing fasciitis[J].Clinics in dermatology, 2005, 23: 144–147.https: //doi.org/10.1016/j.clindermatol.2004.06.014

[13]Lin CN, Hsiao CT, Chang CP et al.The relationship between fluid accumulation in ultrasonography and the diagnosis and prognosis of patients with necrotizing fasciitis[J]. Ultrasound in medicine & biology, 2019, 45: 1545–1550.https: //doi.org/10.1016/j.ultrasmedbio.2019.02.027

[14]Myers CM, Miller JJ, Davis WD.Skin and soft tissue infections: A case of necrotizing fasciitis[J].Advanced emergency nursing journal, 2019, 41: 322–329.https: //doi.org/10.1097/tme.0000000000000268

[15]Petreanu CA, Constantin T, Iosifescu R, et al.Necrotizing fasciitis of the chest wall: A clinical case report and literature review[J]. Experimental and therapeutic medicine, 2022, 23: 90.https: //doi.org/10.3892/etm.2021.11013

[16]Rampal S, Ganesan T, Sisubalasingam N, et al.Local trends of antibiotic prescriptions for necrotizing fasciitis patients in two tertiary care hospitals in central malaysia[J].Antibiotics (Basel, Switzerland) (2021) 10https: //doi.org/10.3390/antibiotics10091120

[17]Stevens DL, Bisno AL, Chambers HF, et al.Practice guidelines for the diagnosis and management of skin and soft–tissue infections[J].Clinical infectious diseases: an official publication of the Infectious Diseases Society of America, 2005, 41: 1373–1406.https: //doi.org/10.1086/497143

[18]Wang YS, Wong CH, Tay YK.Staging of necrotizing fasciitis based on the evolving cutaneous features[J].International journal of dermatology, 2007, 46: 1036–1041.https: //doi.org/10.1111/j.1365–4632.2007.03201.x

[19]Wong CH, Chang HC, Pasupathy S, et al.Necrotizing fasciitis: Clinical presentation, microbiology, and determinants of mortality[J].The Journal of bone and joint surgery. American volume, 2003, 85: 1454–1460.

[20]Zhang N, Yu X, Zhang K, et al.A retrospective case series of fournier's gangrene: Necrotizing fasciitis in perineum and perianal region[J]. BMC Surg, 2020, 20: 259. https: //doi.org/10.1186/s12893–020–00916–3